退院支援ガイドブック

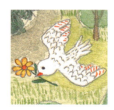

「これまでの暮らし」
「そしてこれから」を
みすえてかかわる

監修 **宇都宮宏子**
在宅ケア移行支援研究所
宇都宮宏子オフィス代表

編集 **坂井志麻**
上智大学総合人間科学部
看護学科老年看護学教授

Gakken

執筆者一覧

監修	宇都宮宏子	在宅ケア移行支援研究所宇都宮宏子オフィス代表
編集	坂井　志麻	上智大学総合人間科学部看護学科老年看護学教授
執筆（執筆順）	宇都宮宏子	前掲
	永田　智子	慶應義塾大学看護医療学部在宅看護学分野教授
	坂井　志麻	前掲
	黒崎　恵子	JCHO東京新宿メディカルセンター 5C病棟師長／訪問看護認定看護師
	原田かおる	高槻赤十字病院看護副部長／老人看護専門看護師
	北浦利恵子	公立福生病院 患者支援センター 入退院管理室主任／訪問看護認定看護師
	井上多鶴子	一般社団法人全国訪問看護事業協会 元）板橋区医師会在宅医療センター
	井上　健朗	東京通信大学人間福祉学部人間福祉学科講師
	宮本　博司	帝京大学医学部附属病院医療連携相談部医療福祉相談室課長補佐
	平原　優美	日本訪問看護財団立あすか山訪問看護ステーション統括所長
	平岡久仁子	帝京平成大学現代ライフ学部人間文化学科社会福祉コース学科長
	山本　繁樹	社会福祉法人立川市社会福祉協議会地域福祉推進課長
	髙橋　智子	公益財団法人東京都福祉保健財団人材養成部福祉人材養成室
	川端　伸子	公社あい権利擁護支援ネット社会福祉士
	川村　孝俊	公益社団法人東京社会福祉士会地域包括支援センター委員会
	進藤祐貴子	社会福祉法人立川市社会福祉協議会地域あんしんセンターたちかわ
	山城　実央	立川市南部西ふじみ地域包括支援センター

カバー・本文デザイン：川上範子
カバー・本文イラスト：長田恵子
DTP：株式会社センターメディア
本文イラスト：株式会社日本グラフィックス

はじめに

「患者が病院という環境から生活の場・暮らしの場へと帰っていくためには，専門的な支援が必要ではないか」という思いで，私が訪問看護の現場から病院へ戻る決心をしたのは，介護保険制度が始まって2年が過ぎようとしていたころでした．

2000年，訪問看護の現場で介護保険の幕開けを迎えた私は，「在宅療養者1人ひとりに専門の相談員（ケアマネジャー）がつき，その方の望む暮らしを支え，生活の場で人生の幕引きを迎えることが当たり前のことになるのではないか」と大きな期待を抱いていました．当時，そのような期待をもっていた訪問看護師は多かったのではないでしょうか．

しかし，思うように在宅医療への移行は進みませんでした．当時は，病院で退院が決まると在宅へ戻ることは諦め，後方病院への転院や介護施設への入所を考えるという状況でした．「在宅医療コーディネーターの役割を担える訪問看護師が専門的にかかわれば，在宅医療へ移行ができるのではないか」と考えた私は，2002年に退院調整看護師として病院へ戻りました．

退院支援は，治癒しない病気や固定する障害を抱えながらもどう生きるか，人生の幕引きが近いことがあってもその時までをどう生ききるかを考え，暮らしを支える医療・ケアへとつなぐ，その方の人生の再構築を支援することです．

また，外来通院中から，その方が望む暮らしの場で生活し続けることを支援するために，「地域居住の継続（aging in place）」を可能にするために何が必要かを考え，マネジメントすることです．これは，地域包括ケアシステムを実現するために病院に求められている役割です．

皆さんの病院や地域では，病院から在宅療養への移行はスムーズですか？　退院後，家族が疲弊して地域包括支援センターに駆け込むようなことは起きていませんか？

この書籍は，2014年にまとめられた『東京都退院支援マニュアル』の「退院支援・退院調整フロー図」に沿った退院支援のガイドブックをつくりたいと，同マニュアルの作成に携わった東京都在宅療養推進会議退院支援検討部会委員を中心に企画しました※．外来・病棟のジェネラリスト看護師からリーダー的な立場の看護師をはじめ，広く退院支援に取り組む医療ソーシャルワーカー（MSW）や福祉職の方にも退院支援のガイドとして長く活用していただける一冊として編集をしています．

第1章では，退院支援の歴史・制度的背景を概観し，退院後，在宅・地域で暮らし続けることを目指す「在宅療養移行支援」についてナースに求められること，退院支援教育のあり方ついて紹介しています．

第2章では，退院支援の実際について，退院支援の経験が少ないジェネラリスト看護師やMSWが退院支援のガイドとして使える「基礎編」，リーダー的な立場で働くナースや退院調整部門の看護師，MSWが活用できる「アドバンス編」と内容を分け，臨床の現場で長く使えるものとして構成しました．

また第3章では，マニュアルだけでは解決できない困難事例への考え方や解決策を，地域で活躍している社会福祉士の方たちに事例をもとに書いていただきました．

退院支援について，いま，あなたの病院でできていることもあるはずです．本書の内容を参考に，いま一度，院内のシステムを見直し，地域との連携・協働を構築していきましょう．

※東京都退院支援マニュアルは，2016年3月改訂版が出ているが，本書は2014年初版を元に製作している．

2015年7月吉日

宇都宮 宏子

目次

はじめに 3
『東京都退院支援マニュアル』と「退院支援・退院調整フロー図」の解説 6
退院支援・退院調整フロー図 9

第1章 「地域居住の継続」を目指す退院支援

1 地域包括ケアシステムを実現するための退院支援／宇都宮 宏子 12
2 退院支援の歴史と制度的な背景／永田 智子 21
3 病棟看護師の退院支援能力の育成
　　——教育プログラム運用の実際／坂井 志麻 26

第2章 退院支援の実際

1 入院前情報の収集とアセスメント
　基本編 ■ 地域からの情報収集と退院支援の必要性の判断／黒崎 恵子 40
　アドバンス編 ■ 退院支援への早期介入と院内支援体制の構築／宇都宮 宏子 53

2 意思決定支援と方向性の共有
　基本編 ■ 入院時から退院までの意思決定支援／原田 かおる 62
　アドバンス編 ■ 意思決定支援を「外来患者への支援」へ／宇都宮 宏子 78

3 療養環境の準備・調整 ①医療上の課題
　基本編 ■ 退院後の「医療上の課題」への対応／北浦 利恵子 86
　アドバンス編 ■ 暮らしの場への安定着地を支援する／井上 多鶴子 101

4 療養環境の準備・調整 ②生活・ケア上の課題
　基本編 ■ 日常生活動作(ADL)のアセスメントと支援／坂井 志麻 115
　アドバンス編 ■ 退院後の環境調整と高齢者施設との連携／坂井 志麻 130

5 地域サービス・社会資源との連携 ①地域とのカンファレンス
- **基本編** ■ 「退院前カンファレンス」の企画と運営／井上 健朗・宮本 博司 …… 141
- **アドバンス編** ■ カンファレンスでの問題整理とチーム形成のコツ／井上 健朗 …… 157

6 地域サービス・社会資源との連携 ②地域への情報提供
- **基本編** ■ 看護師によるサマリーが鍵／平原 優美 …… 165
- **アドバンス編** ■ 情報提供のあり方／宇都宮 宏子 …… 173

コラム：これだけは押さえておきたい！ 制度・社会資源に関する知識／平岡 久仁子 …… 180

第3章 地域の関係者と協働して「困難事例」に向き合う

1 地域におけるネットワーク構築
　　　──「困難事例」にどう対応するか／山本 繁樹 …… 192

2 「困難事例」への支援 ── 関係機関の取り組みから学ぶ
- 事例1 ● 身寄りがない人の住まいの確保への支援／髙橋 智子 …… 197
- 事例2 ● 身寄りがない人への支援／川端 伸子 …… 201
- 事例3 ● 高齢者虐待への対応／川村 孝俊 …… 205
- 事例4 ● 判断能力の低下した人の自己決定支援／進藤 祐貴子 …… 208
- 事例5 ● 同居家族との関係性に課題がある人への支援／山城 実央 …… 213

付録　退院支援関連シート ──『東京都退院支援マニュアル』より
- スクリーニングシート …… 219
- 地域からの入院時情報シート …… 221
- 初期アセスメントシート …… 223
- 退院前カンファレンスシート …… 225
- 地域への情報提供シート（看護サマリーシート）…… 226

索引 …… 228

『東京都退院支援マニュアル』と「退院支援・退院調整フロー図」の解説

当事者目線で作成した「退院支援マニュアル」

❶「同マニュアル」での退院支援の概要

2013年5月から1年間，東京都在宅療養推進会議退院支援検討部会で，多くの仲間たちと「退院支援マニュアル」を作成するための議論を行ってきました．病院やサービスを提供する側からではなく，当事者目線で必要な支援について考えてみようと熱い議論が続きました．それらの検討をもとに，2014年に『東京都退院支援マニュアル』を作成しました．本書籍は，このマニュアルの「退院支援・退院調整フロー図」(p9) に沿って構成されています．

同マニュアルのなかでは，退院支援の概要について次のようにまとめています（**表1**）．

❷ 退院支援の鍵となる病棟看護師

「入院患者は，地域で暮らしていた生活者である」ということを，病院医療者は意識しているでしょうか．皆さんの病院では，在宅チームに対して，入院早期から入院前の暮らしぶりを知りたいというアピールができていますか？

退院支援が充実している病院や地域に共通していえることは，在宅チームが，入院早期から病院に気軽に出向いていることです．ケアマネジャーも地域包括支援センターも，退院調整部門だけではなく，病棟の看護師とも直接，患者のことについて相談しています．

病棟看護師は，入院前の暮らしぶりや医療管理の状況を知り，今回の入院目的となった医療情報から退院時の状態を予測し，退院支援の必要性を判断します．この動きは，筆者が退院調整・退院支援に院内のチームでかかわれるように構築したシステムの第1段階（入院時スクリーニング）になります(p13の図1)．そして，医療上の課題と生活・ケア上の課題に整理しながら，療養環境の準備・調整を地域と協働で進めていき，第2段階（在宅ケア移行に際しての課題の検討），第3段階（制度・資源への調整）へと続いていきます．

入院医療を受けても治癒しない病気・病態であることや，入院してケアやリハビリを受けていても固定した障害を抱えることになる，という事実は，患者にとっても患者を支える家族にとってもつらいことです．ときに，患者が病気または老いによる終末期，人生の最終章に近づいている場合もあります．

退院支援の軸は，患者の「どう生きたいか」という思いに基づいた人生の再構築を支援することです．同マニュアルで「意思決定支援・方向性の共有」をあえて1つの柱にしたのは，退院させるための調整に終わらせないためであり，入院から退院後までを通した大事な軸であることを理解してほしいからです．

表1 退院支援の概要

1	病院の医療者・ケア提供者は，患者のこれまでの暮らしを知る（**地域からの入院時情報**）
2	患者の病状とそれが患者の生活に与える影響をアセスメントしたうえで，今後の治療方針，今回の入院の目標および退院後の暮らしについて患者・家族と話し合う（**意思決定支援・方向性の共有**）
3	地域でこれまで患者・家族を支えてきた医療者やケア提供者と情報を共有し，円滑な療養場所の意向に向けたチームをつくることも重要である．地域にケア提供者との接点がなかった患者や，医療・ケアニーズが増加した患者の場合には，入院中に新たな関係性をつくり，患者・家族も含めたチームで医療・ケア内容の調整を行いながら退院に向けて準備を整える（**療養環境の準備・調整**）

東京都福祉保健局：マニュアル説明．東京都退院支援マニュアル，p3，東京都福祉保健局，2014より筆者作成

「フロー図」で支援・調整を見える化

❶ フロー図の構成

　その『東京都退院支援マニュアル』のなかで，最も時間をかけて議論したのが，「退院支援・退院調整のフロー図」です．

　このフロー図では，入院から退院後2週間までの移行期を俯瞰し，各時点でのアセスメントポイントや実施内容をまとめています．フロー図の赤字は，各時点で活用する情報収集・アセスメント等のシート，指導方法・資源等を記したシートで，各現場で活用できるものとなっています（p217～主なシートを収載）．

　フロー図の横軸は「時期」，縦軸は「患者・家族へ提供する退院支援内容」を示しています．このなかで，情報収集・アセスメントの始まりが，「入院時」からではないことに気づいていただけましたか？　このフロー図は「地域での暮らし・生活状況の情報収集・アセスメント」から始まります．

　今回入院する前に，なんらかの病気を抱えていた人なのか，どこで医療を受けていたのか，病気や老いの変化はどうか，今回の入院をどう受け止めているのかなどを聴くことから，「意思決定支援・方向性の共有」の必要性がみえてきます．

　入院前の暮らしはどうだったのか，すでに支援・介護が必要な状況であれば，介護保険や他制度による社会資源の活用はあったのかなどを知ることで，早期から担当のケアマネジャーや地域包括支援センター，訪問看護との連携・協働の同意をとる場面へとつながります．

　「入院時スクリーニングシート」（p219）は，退院支援の必要な患者を早期に把握するためのツールですが，重要なことはそれがコミュニケーションツールであり，スクリーニングが患者・家族への動機づけの場面になっていくことです．「医療の統合」「ケアの包括化」の実現は，患者を生活者としてみることから始まります．

　地域のケア提供者との接点がなかった患者や，医療・ケアニーズが増加する患者の場合には，入院中に新たなチームをつくることになります．患者・家族を含めたチームで，医療・ケア内容の調整を行いながら，退院に向けての準備を整えていきます（療養環境の準備・調整）．退院に向けた準備は，内容によって「医療上の課題」と「生活・ケア上の課題」に分けて進めます．

❷ フロー図の意図

　退院支援では，患者のこれまでの暮らしを知り，入院目的や治療方針等医療情報から入院の目標や退院後の暮らしについて患者・家族と話し合い，共有することが重要です（意思決定支援・方向性の共有）．そして，地域で患者・家族を支えてきた医療者やケア提供者と早期から情報を共有し，円滑な療養場所への移行に向けたチームをつくります．

　このフロー図で，退院後2週間までを移行期としているのは，なぜかわかりますか？退院後，はじめての外来受診は2週間後が多いということもありますが，ぜひ，退院直後，訪問看護を活用して，安定的な在宅療養の着地を見届けてください．「特別訪問看護指示書」を活用することで，医療保険内での訪問看護の提供が可能です．

＊

　病院機能によっては，スタートラインの状況やゴール設定が異なることは当然ですが，患者の「これまでの暮らし」と「これから」を俯瞰し，自施設の役割は何かということを確認して，地域へのバトンをわたしてください．

＊

　『東京都退院支援マニュアル』は，東京都におけるモデル事業の検討やその後の地域の動きも踏まえて平成28年3月に改訂版を作成しました．

本誌で試用している「退院支援・退院調整フロー図」「スクリーニングシート」等シート類がバージョンアップしていますので，東京都HPを参照ください．

参考文献
1) 東京都福祉保健局：東京都退院支援マニュアル，東京都福祉保健局，2014

退院支援・退院

時期		入院時から48時間以内		入院時から●日以内	治療開始から～
		地域での暮らし・生活状況 情報収集・アセスメント	スクリーニング		
意思決定支援の共有	方向性	□症状経過 □患者・家族が病状をどのように受けとめているかを聞く □患者・家族が今後に向けてどのような思いを描き，今後どのように過ごしていきたいのかを聞く ＊地域からの入院時情報シート参照	＊スクリーニングシート参照	□医療従事者間で治療方針・今後の方向性の一致を図る □患者・家族へ病状説明，今後の治療方針，入院予定期間の説明 □患者・家族の状況の受け止めや思いを院内多職種チームで共有し，今後の方向性を話し合う □病状や治療に伴い，今後起こりうる生活上の変化・医療提供を受けながら生活することを患者・家族へ説明・情報提供する □患者・家族の思いを聞く □療養方法について選択肢を提示したうえで，今後の療養について聞く □患者の思い □家族の思い □患者・家族・医療従事者間で病状理解や生活上のイメージを共有し，患者・家族が選択・心構えができるように支援する	□病状の変化に応じてリアルムド・コンセント □患者・家族の思いの変化が　変化が生じた場合は話し合 □患者・家族・医療従事者間で □患者，家族・医療従事者間ゴールを共有したうえで療 □在宅→必要なサービスの □転院→患者の状況に応じ □施設→患者の医療処置の　況などを考慮し施設入所　患者に合った施設の選択 ＊地域における社会資源情シート参照
療養環境の準備・調整	医療上の課題	□入院前の医療管理 □かかりつけ医の有無，訪問看護の利用の有無および介入内容の確認 □病院通院の有無 □医療処置内容の有無・内容確認 ＊地域からの入院時情報シート参照		□患者の疾患・ADLにより，今後生活で起こりうる課題について検討 □入院前・現状から退院時に目指せる状況のアセスメントおよび課題の抽出 ＊医療に関する初期アセスメントシート参照 ↓ □入院前から担当しているケアマネジャー・担当地域包括や訪問看護師・地域のかかりつけ医と情報共有，退院後の支援内容について相談する（介護保険制度利用・訪問看護・かかりつけ医導入の場合） □新たに在宅容量の導入が必要か検討する 　□患者のニーズに合った在宅医療実施機関の情報収集 　□退院後のサポートについて相談する	□患者・家族へ今後の療養生よう提示 □継続する医療管理・医療処者・家族・医療従事者間で共 □在宅で継続可能な方法の検 □患者・家族の療養生活に合で医療処置を指導 ＊指導シート参照 □在宅生活で起こりうる異常についての指導および理解内
	生活・ケア上の課題	□入院前ADL・IADL □患者の病状に伴う生活状況および経済状況 □家屋状況 □家族構成・キーパーソン □ケアマネジャー・担当地域包括からの情報収集 □在宅サービスの利用状況 □利用されている社会保障制度 ＊地域からの入院時情報シート参照		□患者の疾患・ADLにより，今後生活で起こりうる課題について検討 □入院前・現状から退院時に目指せる状況のアセスメントおよび課題の抽出 ＊ケアに関する初期アセスメントシート参照 ↓ □リハビリチームと協働して日常生活動作についての目標設定を患者・家族と共有 □住宅環境の評価・調整→地域との協働 □入院前より介護保険導入の場合は 　ケアマネジャーと調整し在宅サービスの検討 □介護保険の対象者に，申請方法，サービスについて説明 □介護保険外の対象者に，申請方法，サービスについて説明 □経済問題への援助 □回復期リハビリ病棟への転院が望ましい場合は，情報共有をし，手続き等調整を行う	□リハビリチームと協働してての目標設定の再評価を行終一致 □退院後の居住環境・生活指護指導 　□食事・排泄・清潔・活動・服 　□患者・家族のセルフケア能 □自立支援に向けた在宅療養 　□福祉用具導入の検討 　□在宅改修の必要性の検討 □生活支援や介護サポートの

退院支援の最終評価	在 宅	
患者・家族の自己決定を尊重した退院支援プロセスとなっていたか	・患者・家族が希望する生活が送れているか ・患者・家族が不安なく過ごせているか ・患者の病状に大きな変化はないか ・医療処置の対応がスムーズにできているか ・介護する者の負担は増大していないか	・在宅ケアチームの連携は図れ ・病院への相談はスムーズに行 ・施設入所あるいは再入院にな ・情報，アセスメント内容提供題は生じていないか

調整フロー図

定期	退院に向けての調整期間	退院時 情報共有	退院直後からの移行期（退院後2週間まで）
タイムでインフォー… …いかどうかの確認 …いの場をもつ …合意形成 …で今後の生活上の …養先を選択 …確認 …た病院の選択 …介護必要度・経済状 …基準の調査を行い， 報・病院機能別情報	☐退院に向けての患者・家族の説明 ☐患者・家族の意思決定内容の再確認 ☐退院後の緊急時対応や看取りを含めた対応について病院と地域医療従事者で共通認識をもつ ☐次回外来受診日時の提示	*地域への情報提供シート（看護サマリーシート）参照	☐退院支援評価 　☐患者・家族の説明に対する理解度 　☐移行期に患者・家族が抱く不安への対応・フォローアップ
活をイメージできる 置内容について，患 …有 …討 …わせて統一した内容 …や緊急時の対応に …容の確認	☐関連機関と連携して退院前カンファレンスを開催 ＊退院前カンファレンスシート参照 ☐医療管理・医療処置内容についての最終確認 ＊指導シート参照 ☐退院処方の準備 ☐退院日の患者の全身状態についての最終確認 ☐関係者への退院日時の連絡 ☐外来と病棟間で情報共有 ☐地域への情報提供 　☐病状経過 　☐患者・家族のインフォームド・コンセント内容 　☐患者・家族の理解度・受けとめ方 　☐抱えている課題	退院	☐退院支援評価 　☐外来と病棟間で退院後の様子を情報共有 　☐在宅ケアチームより退院後の在宅療養生活についてフィードバックを受ける 　☐症状マネジメントができているか 　☐指導内容や準備に不足はないか 　☐外来来院時に患者・家族より在宅療養生活についてのフィードバックを受ける ☐その人らしい生活が送れているか 　☐本人の笑顔や表情 　☐家族からの前向きな発言 　☐在宅療養において困っていることの有無
日常生活動作につい …い，患者・家族と最 …居に応じた生活・介 …薬について …力を考慮した指導 …環境を整える 必要性を検討	☐関係機関と連携して退院前カンファレンスを開催 ＊退院前カンファレンスシート参照 ☐退院後の生活状況における注意事項について在宅ケアチームと共有 ☐住宅環境整備状況の確認 ☐介護体制の準備 ☐関係者への退院日時の連絡 ☐地域への情報提供 ☐患者・家族の理解度・受けとめ方 ☐抱えている課題 ☐リハビリチームから地域へ情報提供 （継続リハビリが必要な場合）		☐退院支援評価 　☐外来と病棟間で退院後の様子を情報共有 　☐居住環境における患者の状況から退院支援・調整内容の不備の有無 　☐在宅ケアチームより退院後の在宅療養生活についてフィードバックを受ける 　☐生活指導内容や準備に不足はないか 　☐住宅環境整備状況 　☐介護体制状況 ☐外来来院時に患者・家族より在宅療養生活についてフィードバックを受ける 　☐その人らしい生活が送れているか 　☐本人の笑顔や表情 　☐家族からの前向きな発言 　☐在宅療養において困っていることの有無

	施　設	退院支援の最終評価
…ているか …えているか …っていないか …不足による問…	・患者・家族が希望する生活が送れているか ・患者の病状に大きな変化はないか ・医療処置の対応がスムーズにできているか ・情報，アセスメント内容提供不足による問題は生じていないか	・患者の希望していたリハビリ，療養生活が送れているか ・患者の病状に大きな変化はないか ・ケア内容に大きな変化はないか ・情報，アセスメント内容提供不足による問題が生じていないか

出典：東京都福祉保健局作成「東京都退院支援マニュアル」（平成26年3月）

第1章

「地域居住の継続」を目指す退院支援

1 地域包括ケアシステムを実現するための退院支援
2 退院支援の歴史と制度的な背景
3 病棟看護師の退院支援能力の育成
　── 教育プログラム運用の実際

第1章 「地域居住の継続」を目指す退院支援

1 地域包括ケアシステムを実現するための退院支援

宇都宮 宏子

退院支援にチームでかかわっていますか？

　あなたの病院では，退院について医師が決めていますか？　看護師，リハビリスタッフ，退院調整部門をはじめとするチームでかかわっていますか？

　退院支援は，患者が抱えるさまざまな問題，入院中から退院後も継続するであろうと予測できる問題をアセスメントし，患者の背景や家族問題，経済問題，患者の住む場所の選択も含めてマネジメントし，「生活の場に帰ること」を支える過程です．**受け持ち看護師や，福祉の専門家である医療ソーシャルワーカー（MSW：medical social worker）1人で支援できることではありません．**

　皆さんの病棟では，看護師間のカンファレンス，医師や多職種も交えてのカンファレンスで，患者について包括的に時間軸で考えて話し合い，方向性を検討するシステムができていますか？　必要な場面で，患者・家族に適切に病態を説明し，これからの生活をどのように送っていくかの方向性を患者と共有し，今後の療養の準備をしていますか？

　患者が自分の病気や障害を理解し，退院後も必要な医療・看護を受けながらどこで療養するのか，どのような生活を送るのかを自己決定する支援が「退院支援」です．

　そしてその思い・願いを実現するために，患者・家族の意向をふまえて環境・人・物を社会保障制度や社会資源につないでいくマネジメントする過程が「退院調整」です．

　筆者はこれまで退院支援・退院調整を3つの段階に分けて，役割分担をして院内のチームで行うシステムを構築することを推奨してきました（**図1**）．その要となるのが，最も近くで患者にかかわる私たち看護師なのです．

病院で退院支援が難しいのはなぜでしょうか？

　筆者は，多くの医療機関で退院支援がスムーズに提供できない要因は，以下の3点であると考えています．またその解決には，各医療機関の機能，規模，組織の強みに視点をあてて対策を考えていきます．

病名	疾患・症状・入院目的も記入	
治療方針		
患者・家族思い	患者：　　　　　　家族：　　　　　　介護者：	
第1段階：退院支援が必要と判断するのは	下記の□にチェックし，適宜内容を右欄（　）に記入 □再入院の恐れがある・病状不安定（がん末期・難病等） □退院後も医療処置が必要（医療処置名：　　　　　　） □入院前に比べADL・IADLが低下（　　　　　　　） □独居・家族がいても介護が十分提供できない（　　　） □通常の制度利用が困難（　　　　　　　　　　　　）	その他(備考)
(第2段階：在宅ケア移行に際しての課題の検討) ●退院にかかわる問題点・課題等 ●退院へ向けた目標支援期間・支援概要	〈医療上の検討課題〉 ＊①〜④の課題を列挙し，❶〜❺の視点で解決策を提示する担当者 ①病状確認・治療方針・今後の予測／②退院時も継続する医療管理・処置内容 ③患者・家族への説明内容・理解・受け止め／④②の自己管理能力・家族のサポート体制 ❶患者・家族への教育・指導〜服薬・療養生活・医療処置など（担当者：　　　） ❷生活の場で実施可能なシンプルケア〜投薬の簡素化・カテーテル抜去など（担当者：　　　） ❸症状緩和ができているか（担当者：　　　） ❹在宅医・訪問看護の必要性判断（担当者：　　　） ❺現実と希望のすり合わせ（合意形成）（担当者：　　　） 〈ADL・IADLから生活介護上の課題〉 ＊i〜vの観点で退院時にめざす状態像を患者・家族と共有する．そのとき，「入院前の状態⇒現在の状態⇒退院時に目指せる状態」と時系列に整理し，そのために必要な支援も考えること i 食事／ii 排泄・排尿・排便／iii 移動に介助要／iv 保清／v 家屋評価	
(第3段階：制度・資源への調整) 予測される退院先退院後に利用が予測される社会福祉サービス等	＊ここは退院調整部署の役割だが，病棟ナースも知識として知っておきたい ●利用する必要性のあるサポート 　医療：□訪問看護　□在宅医　□リハビリ　□薬局　□地域医療機関 　介護：□住宅環境調整（　　　）□介護サポート（　　　） 　　　　□生活支援サポート（　　　） ●入院前からの地域資源 　□介護認定／□ケアマネ／□訪問看護／□在宅医／□かかりつけ医 　□自立支援（担当ケースワーカー：　　　／利用サービス：　　　） 　□難病施策（担当保健師：　　　／利用サービス：　　　） 　／□生保（担当ケースワーカー：　　　） ●地域の窓口：　　　　／依頼する在宅サービス調整：	
退院までに準備すること在宅への準備	●病院側が準備すること 　入院中：　　　退院日当日・翌日： ●患者・家族がすること： ●在宅スタッフが用意すること： ●準備する医療材料・衛生材料・手配・退院後の入手方法： ●退院までに必要な療養環境の整備（電動ベッド・車椅子・歩行器等・工事要）：	
退院前カンファレンスと退院時期	●退院前カンファレンス（退院時共同指導）開催時期：　月　日 〈参加者チェック〉□ケアマネジャー／□在宅医(かかりつけ医)／□訪問看護 　　　　　　　　／□患者／□家族／□その他： 　　　　病院側：□医師／□看護師／□リハビリスタッフ／□退院調整部門 　　　　　　　／□その他： ●退院時期：　月　日	
退院後の治療計画療養上の留意点 利用する医療・福祉	受診頻度や初回受診日，訪問日等 例）○○のような症状があれば，早めに受診しましょう 　　　内服を忘れないよう注意しましょう 実際に利用するサービス等記載	

図1　退院支援・退院調整の3段階

1 問題点1：退院支援の取り組みが遅い

　医師は，退院時の状態像をイメージしているでしょうか？　入院での医療提供後も，医療・看護・ケアが継続する患者には，退院支援が必要です．

　退院支援の必要性は，入院時から予測することが可能です．退院支援は，在宅療養の安定を目指す支援です．支援の必要性の予測は，在宅チームや介護施設のケアチームから発信されることも大切な点です．

　退院支援はチームで方向性を共有して取り組むことも重要ですが，**何よりも患者・家族がどこを目指したいのかを知ることです**．目標が明確になることは，患者自身が前を向く強さへとつながります．

　表1のような患者について，いつ，どのような方法で情報をとりながら退院支援をするかを考えていきましょう（p40 第2章-1参照）．

　入院して医療を受けたけれども，退院時に入院前の生活と変化がある場合，退院後も必要な医療・看護を患者・家族だけで自立して行えるか，そのために必要なケアは何か，退院を実現するためどのような方法があるかなど，患者・家族は退院への不安を感じます．

　入院期間が短くなっている現在，必要な医療を効果的に提供し，同時に生活の場に帰ることを早期から意識して医療を行うことが重要です．それは，「治療と同時に始める退院支援」です．入院中，データ管理や病状改善のみを目指していくと，入院が長期化し，高齢者はADLが低下したり精神的に不安定になったりします．加えて医療も複雑になります．

　入院中に，生活の場に帰れない患者をつくっていませんか？　そうならないためには，患者・家族と一緒に，「1日も早く家に（生活の場に）帰ろうね」という目標を共有すること，患者が自分自身のこととして「病気と向き合うこと」を理解できるような働きかけが必要です．

表1　退院支援・退院調整の必要性が高い患者

1. 医療情報からアセスメント
   ①医療管理・医療処置等が継続する
   ② ADL・IADL が低下し，自立した生活が送れない
   ③がんや難病のように，進行する症状を抱えながら療養継続する
   ④再入院を繰り返す（在宅療養上に問題がある）

2. 患者背景・生活情報からアセスメント
   ①年齢／家族構成／介護力
   ②介護保険等制度利用状況
   ③自宅以外からの入院
   ④経済的な問題，社会的な問題がある

❷ 問題点2：退院後の在宅療養をイメージした退院支援・調整ができない

　病院で働く医師・看護師・MSWは在宅での勤務経験がないために，病院での医療・ケアを在宅で継続可能な医療・ケアにアレンジしていくことが苦手です．その結果，「家へ帰るのは無理ね」と在宅復帰を諦めてしまうことが少なくありません．

　24時間体制の病院で提供している医療・看護を，生活の場で提供することはできません．とくに急性期病院では安全性を追求することから患者を管理することが重要視され，結果，廃用性筋力低下を生み出してしまいがちです．自立・自律支援を目指し，患者とともに在宅療養移行に取り組むためには，病院チームの意識改革が必要です．

　急性期病院からリハビリや退院調整を目的に転院をする場合にも，「生活の場へ帰るための何を目的にした転院なのか」を患者・家族と共有することはできていますか？　目指す方向性が見えない長期入院は，患者の意欲低下につながり，家族は施設収容による安心を望み，施設の空き待ちのため転院を繰り返すことになります．

　病棟チームとかかりつけ医や在宅チームと早期に相談することで，生活場面にあったシンプルな医療・ケアへとアレンジすることが可能になります．さらに，具体的な社会保障制度や社会資源につなげる調整を在宅チームと協働で行います．

❸ 問題点3：患者を総合的に，時間軸でとらえることが苦手である

　病院では，入院から退院まで，そしてその後の生活の場までを，時間軸（縦軸）で考えることが難しい状況があります．急性期病院の看護師は，受け持ち看護師として担当患者を決めるようにはなっていますが，実際は入院期間の短縮や勤務交代制のために，患者全体を把握することが難しい状況にあります．

　そのため，意識的に患者に必要な医療管理・ケアをマネジメントする場面が必要です．

　多くの医療機関で，入院患者に対する「退院支援カンファレンス」が実施されるようになってきています．カンファレンスは病棟看護師が開催し，退院調整看護師・MSW・リハビリスタッフ・医師も交えて，「退院に向けた視点」をもってチームで方向性と，誰が・いつまでに・何をするかを共有します．

　患者の治療経過・病状変化から退院時に継続する医療上の課題や生活・介護上の課題をアセスメントし，患者・家族で自立可能か，在宅サポート体制が必要か，カンファレンスなどを通じて医療チームと患者・家族が継続して検討し必要な支援を行います．

　生活の場に戻るために必要な医療は何か，患者・家族の思いを軸に，患者・家族とともに考えます．早い段階から，「患者主体の医療提供・治療法の選択」とともに「療養の選択」ができることが重要であり，医療同意の場面が分岐点となります．

　高齢や慢性疾患等で，病気や老いの影響によって生活がどう変わっていくのか，それでも望む場所でどう生きていくか，その延長線で最期のときをどこで迎えたいかを，医療者からすこしずつ投げかけて，早い段階で一緒に考えていくことを実践しましょう．

　その際，外来での在宅療養支援の場では，アドバンス・ケア・プランニング（ACP：

advance care planning)※1が，クオリティ・オブ・ライフ（QOL：quality of life），クオリティ・オブ・デス（QOD：quality of death）※2を支える医療やケアにつながります（p62第2章-2，p86第2章-3参照）．

「地域包括ケアシステム」とは何でしょうか？

　これからの医療は，病気と共存しながらQOLの維持・向上を目指す医療です．そして「治し・支える医療」の射程には，その時が来たらより納得し満足のできる最期を迎えることができるように支援すること，すなわち死すべき運命にある人間の尊厳ある死を視野に入れた「QODを高める医療」も入ってきます．

　退院支援や外来における在宅療養支援が目指すところは，病院医療の在り方を再考することにつながります．退院の機会だけではなく，外来通院の節目に，患者が病院で受けている医療や看護・ケアを，暮らしの場（在宅療養の場）で提供されうる方法へと移行することが，地域包括ケアシステム実現のために，病院の看護が担う重要な役割であると考えています．

　これからの医療には，病気の原因を追究し病気を治す，治癒することを目的としてきた「治療医学」の時代，「病院の世紀」からの大きな転換が求められているのです．

❶「地域包括ケア」とは？

　「地域包括ケア」は，2010（平成22）年3月に公表された「地域包括ケア研究会報告書」（座長：田中滋）のなかで，「ニーズに応じた住宅が提供されることを基本とした上で，生活上の安全・安心・健康を確保するために，医療や介護のみならず，福祉サービスを含めた様々な生活支援サービスが日常生活の場（日常生活圏域）で適切に提供できるような地域での体制」[1]と定義されています．

　この考え方は，ここ数年で生まれたものではありません．すでに30年以上前，公立みつぎ総合病院の山口昇院長（当時）が，医療（治療）だけではない，予防，リハビリテーション，訪問看護，介護，福祉を包括的な展開することの重要性を説いています．その後，在宅医療の推進と介護保険制度のなかで，地域包括ケアが実践を通じて発展していきました．

　2013（平成25）年3月に公表された「持続可能な介護保険制度及び地域包括ケアシステムのあり方に関する調査研究事業報告書」のなかの「地域包括ケアシステムの基本理念と構成要素の関係性」（**図2**）から，医療機関に求められる役割を理解し，退院支援，在宅療養支援について考えてみましょう[2]．

※1 **アドバンス・ケア・プランニング**　自己決定能力がなくなったときに備えてあらかじめ自分が大切にしていること，治療や医療の希望，代理決定者などを話し合うプロセス．広義には，自分が重篤な病状や状態になったときに，どこでどのようにどうやって過ごしたいかを話し合うプロセス
※2 **クオリティ・オブ・デス**　尊厳ある死

地域包括ケアシステムの基本理念—「尊厳の保持」「自立生活の支援」と「規範的統合」—

高齢者の「尊厳の保持」
- 高齢者の「尊厳の保持」とは，高齢者が自ら住まいや必要な支援・サービス，看取りの場所を選択する社会のあり方
- 高齢者の「尊厳の保持」のためには，その意思を尊重するための支援・サービス体制構築と適切な情報提供，意思決定支援が必要

高齢者の「自立生活の支援」
- 高齢者ケアにおいては，心身の状態の変化や「住まい方」（家族関係や近隣・友人との関係性）の変化に応じて，医療・介護・予防・生活支援を適切に組み合わせて提供する必要がある
- 急激な変化により生じるリロケーションダメージは，自立支援の観点からも必要最小限に抑えられることが望ましい

地域における共通認識の醸成—「規範的統合」—
- 「尊厳の保持」「自立生活の支援」のためのしくみを，「住み慣れた地域」で実現するうえで，自治体は中心的な役割を果たす
- どのように地域包括ケアシステムを構築するかは，地域住民の参画のもと決定すべきであり，自治体にはその選択肢を地域住民に提示する責任がある
- 実際の構築に向けては，自治体には地域住民に加え，支援・サービスに携わる事業者や団体等にも働きかけ，目標像を共有していく「規範的統合」が求められる
- 「規範的統合」は，自治体の首長による強いメッセージの発信が重要．また，自治体・保険者には，まちづくりや医療・介護サービスの基盤整備に関して，明確な目的と方針を各種の計画のなかで示すことが求められる

地域包括ケアシステムの構成要素の関係性

地域包括ケアシステムでは，高齢者は自らの意思で「住まい」（居住の形態）を選択し，本人の希望にかなった「住まい方」（家族・近隣・友人との関係性）を確保したうえで，心身の状態や「住まいと住まい方」の変化に応じて，「支援・サービス」を柔軟に組み合わせて提供する

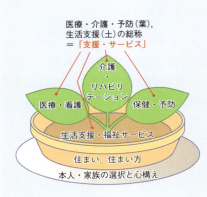

「住まいと住まい方」（植木鉢）と「支援・サービス」（葉・土）の関係
- 従来の施設では，「住まいと住まい方」と「支援・サービス」はあらかじめセットになっており，内部で提供されるサービスで完結していたが，地域包括ケアシステムでは，柔軟に組み合わされる（例：サービス付き高齢者向け住宅の入居者の心身の状態が変化すれば，必要に応じて外部からのケアを利用）

「医療・看護」「介護・リハビリテーション」（葉）と「生活支援・福祉サービス」（土）の関係
- 従来のサービスでは，医療・介護の専門職が「生活支援」を提供することもあるが，「生活支援」が民間事業者や NPO，ボランティア，地域住民など多様な主体により提供されるようになれば，医療・介護の専門職は「医療・介護」に注力することができ，在宅限界点の向上につながる

「本人・家族の選択と心構え」の位置づけ
- 「住まいと住まい方」（植木鉢），「医療・介護・予防」（葉），「生活支援」（土）の柔軟な組み合わせは，「本人と家族の選択と心構え」のうえでこそ成立する．つまり，本人が選択したうえでその生活を送っていることが重要である

図2　地域包括ケアシステムの基本理念と構成要素の関係性

地域包括ケア研究会：地域包括ケアシステム構築における今後の検討のための論点．持続可能な介護保険制度及び地域包括ケアシステムのあり方に関する調査研究事業報告書，平成24年度厚生労働省老人保健医療推進費等補助金（老人保健健康増進事業分），2013

❷ 「尊厳の保持」：退院支援の場面で，「本人不在」になっていませんか？

　病気や老いをもちながら，人は生きています．入院そして退院支援という場面は，その人がどのように生きていくのかを決める大事な分岐点であることが多いのです．治癒が難しい病状や固定される障害をもちながら，ときに食べることができない，前のように一人で生活することができないという状況を認識することは，患者にとっても家族にとってもつらいことです．それでも，人は前を向いて生きる強さや優しさをもち，生き

きる力をもっています．あなたはどこで，誰と生きていきますか？　退院支援は，その方の人生の再構築を支援することです．

　退院支援の際，「認知症があるから」とか「病状について高齢者自身には伝えていないから」という理由で，家族や家族に代わる方を代理決定者と決めていませんか？　「患者さんはどう思っているだろう，どう願っていただろう」という考え方を真ん中におき，「この方（患者）にとって最善な方法」を家族やご本人を支える人たちとともに考えていきましょう．

❸ 「自立生活の支援」：排泄・食事・保清そして移動について，できるかぎり自立を目指すことを支援していますか？

■ できるかぎり入院しないように支える

　高齢者にとって，入院環境は非日常です．ましてやつらい治療を受ける場面も大きなストレスになります．症状緩和や悪化予防の視点で，看護やケアが提供されていないために，できるかぎり入院しないような適切な看護ケアマネジメントが必要です．

■ 入院しても，できるかぎり暮らし方を変えない支援をする

　必要な医療を受けるために入院が必要な場合は，「リロケーションダメージ」[※3]を少なくするために在宅支援チームや介護施設職員から，必要な情報（時計や写真などのなじみのもの，声かけの仕方，安心するもの等の情報）を医療機関へ提供することはできていますか？　そして必要な医療が提供できたら，早期に「なじみの暮らしの場」へ移行することを目指しましょう．

　入院時に急性期医療を提供するための抑制や安静が，そのまま退院日まで続いていませんか？

　暮らしの場に帰ろうという目標を，本人や医療チーム，皆で共有していきましょう．

■ 受ける側の意識も大切

　介護保険制度においては，国民の義務が2つあります．それは「保険料の納付」と「自立を目指す」ということです．

　退院支援でも，「限られた財源・資源を有効に活用し，地域で支え合い，ともに暮らし続ける努力をしましょう」という考え方が重要です．本人とともに「病気や老いと向き合い，折り合いをつけながら暮らす」イメージを，組み立てていきましょう．

　ご自身のこととして退院に向き合うことで，知恵や工夫が生まれ，前向きな気持ちをもてるようになります．

※3　リロケーションダメージ　　住む場所が変わることが精神に与える悪影響

④ 本人・家族の選択と心構え

■ 自己決定に対する支援

　筆者は，図2のイラスト（植木鉢）のなかで最も重要なところは，「本人・家族の選択と心構え」があって，地域包括ケアシステムが活きてくるという点であると考えています．退院支援が必要な患者は，病気や老いによる変化によって，入院医療を受けても以前とは違う暮らしを送ることになる方です．そして，多くの場合，人生における分岐点に立っています．

　それは，どのような医療を受けるのか（治療方針），どこで（住まいを考える），どのようなケアや支援を受けながら暮らしていくのかを考え，決めていく場面でもあります．患者は，医療者や在宅支援チームからのわかりやすい情報提示と助言があってこそ，選択することができます．

- 入院しての大事な病状説明や方向性を決める場面に在宅支援チームと協働できていますか？
　患者にとってなじみの人が同席することで，「思い」が言える場になります．
- 病棟医療チームに，退院後の様子をフィードバックしていますか？
　在宅医療とケアが協働して，最期まで「その人らしく生ききる姿」を地域で共有することが，地域で成功体験の広がりになっていきます．思いが残る事例や成功事例を多職種で振り返ることで，お互いの強み・弱みを知り，チーム力を高めていきましょう．

　自己決定は，長年かかりつけ医としてかかわってきた主治医や，長い間暮らしを支えてきたケアマネジャー等が伴走してこそ可能になります．一歩先を行く道案内をして，望む暮らしの場で人生の最終章までをどう生きるかに寄り添うことが，望まない侵襲性の高い医療や救急搬送を防ぐことにつながります．

　今後の病態予測，人生の最終段階に近づいているとすれば，「最期をどこで過ごすか，どんなケアや医療を受けたいか」を本人・家族・在宅支援チーム・介護施設職員と話し合う場をもちましょう．

　「アドバンス・ケア・プランニング（ACP）」では，もしものときのことをあらかじめ話し合うコミュニケーションのプロセスが重要です．非がんの疾患の場合，予後予測が難しいということもありますが，だからこそ「どうありたいか」を本人が意思表示できるときに場をもちながらゆっくり話していきましょう．

❺ 一体化した医療・介護・予防の提供

■ 医療・介護の連携がとくに求められる取り組み・場面

　医療者には，入院という場面を介護と医療が密につながるチャンスととらえて，「生活を支える視点」をもって病態を把握し，今後の病態予測を介護側・ケアマネジャーに伝え，訪問看護やケア・リハビリ等の介入を見通していくことが必要です．

　医療機関のなかで福祉の専門家としてかかわるMSWには，患者・家族が医療者には伝えにくいであろう思いや暮らしの希望を聴き取り，医療者へ代弁する役割があります．取り組む場面としては，「介護予防」「重度化予防」「急性疾患への対応」「入院・退院支援」そして「看取り」の場面があります．

　入院時連携，退院に向けた連携等，ケアマネジャーとの早期からの協働がとても重要です．今後は外来通院中に医療と介護が連携した「入院回避」，いまの暮らしを続けるために，何が必要かを考えることが，地域包括ケアシステムの目的である「地域居住の継続」を可能にします．

❻ 住まいと住まい方

　地域包括ケアシステムでは，地域において「支援・サービスを受ける場所」に「医療機関」が入っています．医療機関も，地域の1つの資源であるということです．

　急性期治療が必要なとき，医療管理が必要なときのレスパイト的な入院，そして最期を支える場面でも，在宅療養をする人を支える医療機関の役割が求められています．

引用・参考文献
1) 地域包括ケア研究会：地域包括ケア研究会報告書．平成20年度老人保健健康増進等事業，p6，2010
2) 地域包括ケア研究会：地域包括ケアシステム構築における今後の検討のための論点．持続可能な介護保険制度及び地域包括ケアシステムのあり方に関する調査研究事業報告書．平成24年度厚生労働省老人保健医療推進費等補助金（老人保健健康増進等事業分），2013
3) 地域包括ケア研究会：地域包括ケアシステムを構築するための制度論等に関する調査委研究事業報告書．平成25年度老人保健事業推進費等補助金老人保健健康増進等事業，2014
4) 厚生労働省社会保障制度改革国民会議：社会保障制度改革国民会議報告書．2013
5) 猪飼周平：病院の世紀の理論．有斐閣，2010

2 退院支援の歴史と制度的な背景

永田 智子

退院支援は"生活の場へ戻るため"の支援

　慢性疾患の増加，高齢者人口の増加は，病気や障害をもちながら暮らす高齢者が今後ますます増加していくことを示しています．これまでも，医療資源の適切な利用を促進するために在院日数の短縮・在宅ケアの推進が叫ばれてきましたが，その方向への取り組みはさらに加速しています．

　実際，病院は疾患の検査・治療を行うための場であり，生活の場ではありません．よって，入院が必要な検査・治療を終えたら退院し，生活の場に戻るのは本来は自然なことなのです．患者は，病気や障害をもつ人である以前に，生活者であり，家族や職場や地域のなかでの役割をもっています．自宅にはふだんの暮らし，なじんだ部屋，いつものご近所，見慣れた風景があります．そして，多くの場合，病気や障害があっても適切なサービスを使ったり環境を調整したりすることにより，住み慣れた場所で暮らしていくことができるのです．

　そうはいっても，患者・家族にとって，病気が完全に治らないこと，障害をもちながら暮らすことを受け止めるのは難しいことでもあります．病気とともに生きていかなければならないことに直面した場合や，療養生活での困難や介護負担が蓄積している場合には，退院に対する不安が大きくなり，病院への不満を抱くこともあるかもしれません．家族構成や社会・経済情勢の変化により，患者を支える家族の力が減少していることも事実です．

　一方，こうした状況下で，医療者側も十分な意思確認やアセスメントなしに自宅への退院をあきらめてしまっている場合もあるのではないでしょうか．しかし，適切なタイミングでの適切な支援があれば，自宅での暮らしを取り戻せる患者がいることを忘れてはいけません．

　患者が病気や障害をもちながら，生活の場に帰って安心して暮らしていけるようにするためには，病院と地域の医療者・ケア提供者が協力して，患者の退院後の暮らしに向けたサポートを行う必要があります．患者が病院から生活の場に戻っていくための支援，それがすなわち「退院支援」です．

諸外国での退院支援

　退院する患者に対する社会的・経済的支援は，主に精神疾患患者を対象に，欧米で19世紀から実施されてきました．長期に入院していた精神疾患患者が地域での生活を再開するには，住宅と経済的な保障，そしてさまざまな支援をマネジメントすることが必要だったのです．

　ときを経て，1980年代，医療費の増大に伴い入院日数の短縮化を大幅に推し進めた米国では，早すぎる退院による病状の悪化・再入院が発生するようになりました．そこで，退院前のアセスメント・退院指導・退院後のサービス調整などを含めた退院支援（discharge planning）を行うことが必要とされ，のちには，病院が高齢者の保険制度適用を受けるための必須条件となりました[1]．現在では，48時間以上病院に滞在するすべての患者に対して，退院に向けてのアセスメントを行い，患者のセルフケア能力とサービスニーズを評価して，必要に応じて資源につなげています[2]．

　英国では，国民保健サービス（NHS：national health service）のもと，入院後早期に退院予定日を決定し，退院への道のりが複雑と予測されるケースでは，多職種チームによるケアパッケージのデザインとそれに向けた準備が進められます．高度な医療ケアを継続的に要する場合には，NHSによる継続的ヘルスサービスが適用されます．これはNHSによるほかの医療サービスと同じく無料で，場所を問わず利用できるサービスです[3]．

　フランスでも，「在宅入院」として高度な医療を含めて自宅で行えるようにする制度があり，これは自宅に居ながら「入院」とカウントされます．英仏とも，高度医療のためのケアを要すると厳密に判断する基準を設けており，ニーズがなくなればほかのサービスに移行するしくみです．医療ニーズを有する患者の退院を促進するためには，これらの国のように，退院後に集中的にサービスを投入するしくみを整える必要があると考えられます．

日本での退院支援

❶ 医療ソーシャルワーカーによる「退院援助」と看護師による「継続看護」

　日本では，1970年代に高齢者医療費の無料化が実施されますが，医療へのかかりやすさに加えて高齢化が進行したことから医療費の高騰につながり，1980年代には自己負担の増加に転じます．受療を抑制する方向のなか，1980年代に「退院援助」が医療ソーシャルワークの業務の1つとして位置づけられました．同時に，家族による高齢者介護の問題，施設ケアの質の問題もクローズアップされました．

　医療・保健・福祉の連携が重要とされ，地域包括ケアの重要性も指摘されるなか，1990（平成2）年にはいわゆる「ゴールドプラン」により在宅医療が推進されるようになりまし

た．一方で，看護師による退院した患者への継続看護は，一部の先進的な病院で実施されていましたが，1992（平成4）年には老人訪問看護制度が創設され，自宅での看護が公的に提供されるようになりました．日本の退院支援は，医療ソーシャルワーカー（MSW）による「退院援助」と，看護師による「継続看護」の2つの流れが合流したものととらえられます．

2 介護保険制度開始以後の流れ（表1）

2000（平成12）年に介護保険制度が始まり，在宅ケアへの移行が促進されるなか，診療報酬においては2002（平成14）年に「急性期入院加算等の施設基準」として「退院指導計画の作成・実施」が設定されました．これが，日本の一般病院における退院に向けたケアを評価する初めての基準です．その後，2004（平成16）年には，病床の機能分化の一環として「亜急性期入院医療管理料」が新設され，「専任の在宅復帰支援の担当者」の配置が要件となりました．退院支援を行う人員の配置が診療報酬に初めて明記されたことになります．

2006（平成18）年には，介護保険制度において，要支援1・2の開始，地域包括支援センターの設置などの動きがありました．診療報酬においては，**在宅療養支援診療所が新設され**，看取りまで含めた在宅療養を推進する動きが鮮明となりました．併せて，在宅の多職種が共同して行う退院指導の評価が引き上げられ，**地域連携パスが新設される等**，「入院から在宅への円滑な移行」が促進されました．

2008（平成20）年の報酬改定では，**長期療養者・後期高齢者に対する退院調整加算が新設され**，**施設要件として「退院調整部門」の設置が求められました**．これは，診療報酬上初めて，「退院支援部門があること」が評価されたことになります．2002年以来，計画の

表1　退院調整に関係する主な診療報酬の変遷

2000年	（介護保険制度開始）
2002年	急性期入院加算等の施設基準：退院指導計画の作成・実施（新）
2004年	「亜急性期入院医療管理料」の新設→「専任の在宅復帰支援の担当者を1名以上配置」等の要件あり
2006年	「入院から在宅療養への円滑な移行の促進」 在宅療養支援診療所の新設 在宅の他職種が共同して行う退院指導について評価引き上げ 地域連携診療計画（地域連携パス）新設
2008年	長期療養者・後期高齢者への退院調整加算（新）（新設要件：退院調整部門） 退院時共同指導料（加算）（条件変更）：三者以上が集まると＋2000点 退院支援指導加算（新）：退院日の訪問看護への算定
2010年	退院調整加算：後期高齢者→介護保険該当者に拡大 在宅復帰後を目指した地域連携診療計画 がん患者の治療連携計画策定（新）／認知症患者・NICUの退院調整加算（新）
2012年	「医療と介護の役割分担の明確化と地域における連携訂正の強化及び在宅医療等の充実」 退院調整加算の要件変更：在院日数短いと高点数，スクリーニング実施要介護報酬改定も含め，医療と介護の情報共有に対し加算

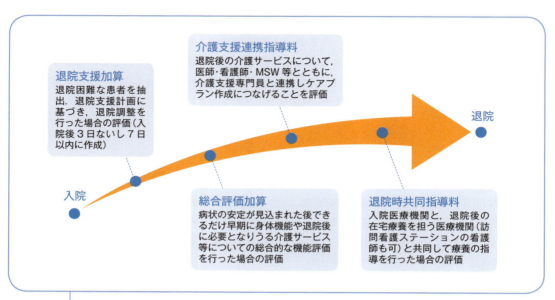

図1 早期の在宅療養への移行や地域生活への復帰に向けた取り組みの促進
（入院から退院までの算定イメージ）

作成，担当者の配置，部門の配置と，徐々に退院支援のための院内システムの設置が促進されていることが読み取れます．

　2012（平成24）年には，地域包括ケアシステムの構築が謳われました．そのなかでは，病気になったら，各医療機関が自らの役割を発揮するとともに，互いに密接に連携することにより，円滑に生活の場に移行できるように支援すること，そして退院後は医療・介護・生活支援などのサービスを受けながら，自宅あるいはそれに準ずる場所で生活することとされています．これを実現するため，診療報酬上では，**介護支援専門員と医療機関等の情報共有を促進する加算が設定されました．また，退院支援に関わる加算については，スクリーニングを実施して早期に支援を開始することが求められるようになりました．**

　診療報酬の改定は2年ごとに行われており，直近では2016（平成28）年度に改定が行われました．この改定では，「地域包括ケアシステム」の推進と，「病床の機能分化・連携」を含む医療機能の分化・強化・連携を一層強めること，「かかりつけ医等」のさらなる推進など，患者にとって安心・安全な医療を実現すること，重点的な対応が求められる医療分野を充実すること，効率化・適正化を通じて制度の持続可能性を高めることにより，地域で暮らす国民を中心とした，質が高く効率的な医療を実現することが目指されています．診療報酬上の重点課題のなかには，退院支援等の取り組みによる在宅復帰の推進，質の高い在宅医療・訪問看護の確保，外来医療の機能分化などが含まれています．

質の高い退院支援に向けて

　現在の診療報酬による退院支援に対する加算等の算定イメージを**図1**に示しました．

退院支援部門を有するなど条件を満たす病院では，スクリーニングにより退院困難な患者を早期に抽出し，退院支援計画に基づいて退院調整を行えば，「**退院支援加算**」を得ることができます．あわせて，病状の安定が見込まれた後に総合的な機能評価を行った場合には，「**総合評価加算**」が算定できます．退院後の介護サービスについて，医師・看護師・MSWらとともに，介護支援専門員と連携し，ケアプラン作成につなげることができれば，「**介護支援連携指導料**」を算定できます．さらに，退院後の在宅療養を担う医療機関や訪問看護師らが，院内スタッフと協働して患者・家族に対して，カンファレンス等を通して指導を行った場合，「**退院時共同指導料**」が算定可能です．

　以上より，早期の支援開始，介護支援専門員や在宅でのケア提供者との早期連携が求められていることがわかります．一方で，退院支援計画の策定や，実際の退院に向けたプロセスにおいては，**患者・家族が納得して意思決定できることが，退院支援の担当者にとっては重要である**ことはいうまでもありません．意思決定支援，退院に向けた調整，患者の準備状態を整えるための通常ケアなどが総合的に行われてこそ，質の高い退院支援であるといえます．

引用・参考文献
1）手島陸久：アメリカにおける退院計画．退院計画－病院と地域を結ぶ新しいシステム，第2版（手島陸久ほか編），p12-16，中央法規出版，1996
2）Improving the patient discharge planning process : CMS requires more discharge planning under medicare conditions of participation. Featured Health Business Daily Story, June 21, 2013
3）白瀬由美香：イギリスにおける退院支援システムと医療・介護の連携．社会政策 3（3）：68-77，2012

3 病棟看護師の退院支援能力の育成
―教育プログラム運用の実際

坂井 志麻

地域における医療と介護を取り巻く現状と教育

　人口の高齢化に伴う慢性疾患の増加や，医療技術の進歩により医療費が年々急増するなかで，財源確保と必要な医療を効率的に提供するために，病院から施設，あるいは病院から在宅へと短期間で患者が移動することが日常となっています．

　こうした社会背景において，2008（平成20）年の診療報酬改定では，円滑な退院支援を目的に「退院調整加算」が新設されました．これによって退院調整部門を設置して，早期より退院支援計画を立案・実施した病院は，報酬を得ることができるようになりました．2011（平成23）年の全国調査[1]によると，150床以上の一般病床を有する病院の67.1％が退院調整部署を設置しており，さらに退院調整の必要な対象者の選定を病棟看護師が行う病院が56.2％を占めると報告されています．

　しかし，病棟看護師がスクリーニングの必要な退院困難ケースに気づかず，在院日数が増加すること[2]や，病棟看護師が対応可能なケースも退院調整部署にすべて依頼することによって，退院支援がスムーズに進まないなどの課題が過去に指摘されています[3]．このため，病棟看護師が退院支援に関する能力を身につけ，退院調整部署と病棟の効果的な協働システムを確立していくことが必要であると考えます．

　病棟看護師を対象とした退院支援に関する研修は院内研修に組み込まれていることが多く，プログラム内容や評価方法も院内独自のもので実施されている現状にあります．筆者らが新宿区の病院地域連携事業で行った調査[4]より，在宅や施設経験のある病棟看護師は，全体の約5％にとどまっていることがわかりました．加えて，地域医療福祉職である介護支援専門員や訪問看護師への調査からは，「病院看護師の介護保険制度理解や在宅生活イメージの乏しさ」が，病院と連携する際の困りごととして抽出されました．

　これらのことから，**患者の在宅療養生活をイメージした病棟での退院指導や，地域資源の現状に合わせた連携に向けた教育プログラムの作成が求められている**と考えました．そこで，これらの病院と地域との連携におけるギャップを解消する試みとして，地域医療福祉職と協働で実施する，病棟看護師の退院支援能力を育成する教育プログラムを作成しました．

　本項では，その教育プログラムの内容と運用の実際を紹介します．

病院での退院支援に関する研修の実態

　教育プログラム作成に向けて，全国の一般病床を有する病院における退院支援に関する研修の実態を調査したところ，看護師対象の研修は院内外ともに半数近くが「あり」と回答していましたが，多職種対象の研修や地域医療福祉職を交えた研修については3割未満の実施でした（**図1**）．

　研修の主な名称には「退院調整」「退院支援」「在宅療養支援」「地域医療連携」「継続看護」等があげられ，1回あたりの平均研修時間は2.9（SD3.7）時間，平均研修実施回数は2.6（SD3.0）回でした．研修対象者は看護師全般が半数以上を占めており，研修形式は講義のみあるいは講義とグループワークの組み合わせ形式で実施されていました（**図2，3**）．

　研修内容は退院支援の方法論，制度の活用方法や申請方法に関するものが6割を占め，次いでスクリーニングシートの活用方法や退院困難ケースの事例検討等があげられまし

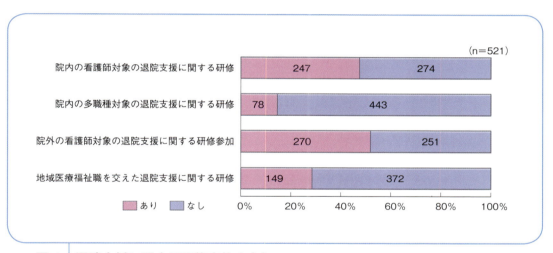

図1　退院支援に関する研修実施の有無

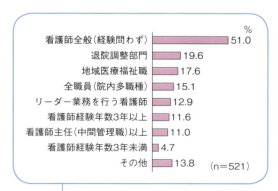

図2　研修対象者（複数回答）

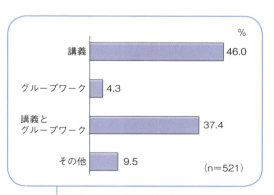

図3　研修形式（複数回答）

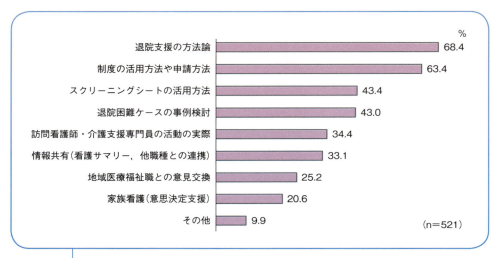

図4 研修内容（複数回答）

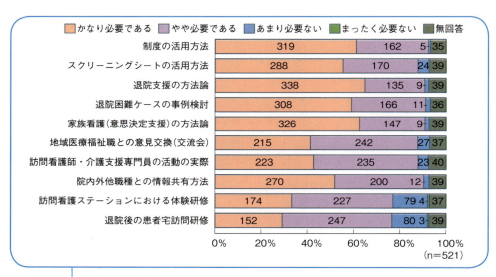

図5 退院支援研修に関する要望

た（**図4**）．退院支援研修に関する要望では，すべての項目において8割以上が「要望あり」と回答しており，家族看護（意思決定支援）の方法論に関する要望が多くみられました（**図5**）．

これらの調査結果をもとに，病棟看護師の退院支援教育プログラムを作成しました．

教育プログラム内容と運用の実際

1 教育プログラム内容

図6は，先行文献や退院支援システムと病棟看護師への教育研修体制に関する全国実態調査により作成した教育プログラム項目です．図7は研修内容と進め方を図示し

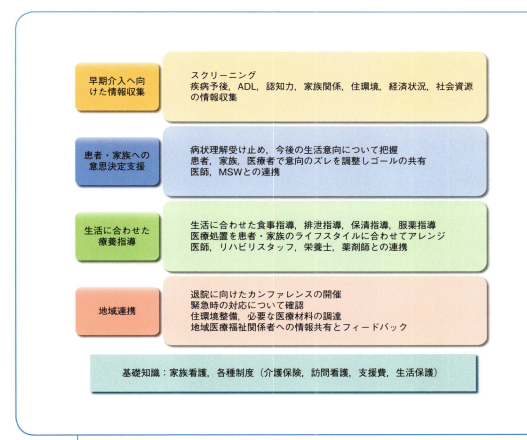

図6 病棟看護師の退院支援に必要な項目

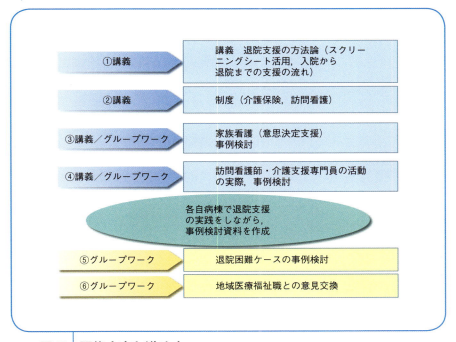

図7 研修内容と進め方

ました．研修形態は講義とグループワーク形式で，1コマ90分の全6コマを設定しています．1～4コマで学習したプログラム内容を病棟で退院支援実践に活用して事例検討会資料を作成するため，4コマ目と5コマ目の研修開催時期は，最低でも1か月以上は空けて実施するように設定しています．

2 教育プログラムの運用

研修スケジュールは，①2日間コース（1日目：1～4コマ，2日目：5・6コマ），②3日間コース（1日目：1・2コマ，2日目：3・4コマ，3日目：5・6コマ），③5日間コース（1～4コマを各日実施，5日目：：5・6コマ）を設定しています（表1）．3種類のコースのうち，開催可能なコースを選択して実施します．

講師は，1コマ目は病院の退院調整看護師，2コマ目は医療ソーシャルワーカー

表1 2日間コース開催スケジュール

1日目

コマ	テーマ	時間	方法	内容	講師
1	退院支援方法論	9：00～9：45 9：55～10：40	講義	1 社会の動向 2 退院支援の実際 ・患者・家族からの情報収集 ・患者・家族への意思決定支援 ・社会資源の活用 ・多職種連携による療養指導 3 院内退院支援システム	退院調整看護師
2	医療社会福祉制度	10：50～11：35 11：45～12：30	講義	1 医療社会福祉制度 ・退院支援に関わる加算 ・介護保険制度 ・訪問看護 ・訪問診療と往診 ・高額療養費 ・生活保護制度 2 地域の社会資源	MSW
3	意思決定支援と家族看護	13：30～14：15 14：25～15：10	講義とグループワーク	1 看護師の倫理規定 2 退院支援のおける意思決定支援 3 退院支援における家族看護 4 事例展開	教育担当者
4	訪問看護の実際 訪問診療の実際	15：20～16：05 16：15～17：00	講義とグループワーク	1 訪問看護師の役割 2 訪問診療医の役割 3 訪問看護の実際 4 訪問診療の実際	訪問看護師 訪問診療医

2日目

コマ	テーマ	時間	方法	内容	ファシリテーター
5	事例検討	13：00～16：00 休憩20分	グループワーク	事例紹介 地域医療福祉職との意見交換	訪問看護師 介護支援専門員 退院調整看護師
6	意見交換				

(MSW)，3コマ目は看護部教育担当者(あるいは退院調整看護師)，4コマ目訪問看護師または訪問診療医に担当を依頼します．5・6コマ目事例検討・意見交換のファシリテータを地域の介護支援専門員，訪問看護師，保健師，介護施設相談員，病院の退院調整看護師等に依頼します．4コマ目と5コマ目は，最低1か月以上の期間を空けて実施します．

❸ 教育プログラム内容の紹介

次に，各研修テーマの講義内容について抜粋して紹介します．

■ 退院支援方法論

〈学習のねらい〉
・社会の動向から退院支援の必要性がわかる
・入院から退院まで患者・家族に必要な退院支援の流れが理解できる
・退院支援における患者・家族とのかかわりが理解できる
・院内の退院システムについて説明できる

この単元では，はじめに人口の高齢化，医療費の高騰から病院機能分化により在院日数が短縮していること，世帯構造の変化による家族介護力低下等の社会背景に伴い，退院支援の重要性が高まっていることを説明します．退院支援を実践するなかで病棟看護師が抱える困りごとには，図8にあげるようなさまざまな要素がみられますが，次に，

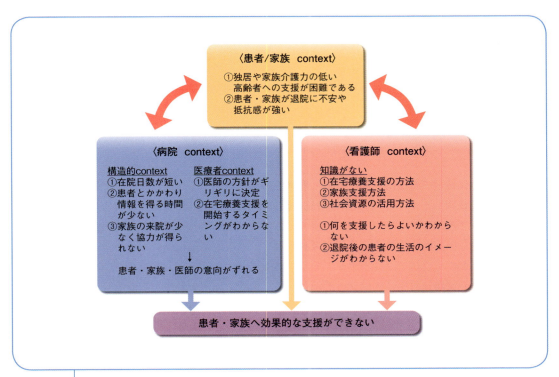

図8 退院支援実践における病棟看護師の困りごと

それらの解決策として，①退院支援の必要な患者の早期発見，②意思決定支援，③社会資源の活用，④多職種連携による療養指導の4つのステップに沿って，その実践内容を解説していきます．

具体的には，退院支援は外来からスタートしており，患者の生活を知るために必要な情報はどのような情報で，それをどのように情報収集していくのか，今後の方向性をどのように決定していくのか，社会資源をどのように活用していくのか，院内外の多職種とはどのように連携するのか，患者・家族の退院後の療養生活に即した指導はどのように行うのかなど，各ステップにおけるポイントを提示しながら，実践方法について解説していきます．

①医療社会福祉制度

〈学習のねらい〉
・退院支援に関連する医療加算について理解できる
・介護保険制度の対象，申請方法，サービス内容について説明できる
・訪問看護，訪問診療について理解できる
・生活保護制度について理解できる
・病院近隣の地域の特徴について理解できる

この単元では，退院調整加算や退院時共同指導料，介護支援連携指導料等の退院支援に関する診療報酬について紹介します．また病棟看護師に必要な社会資源の知識として，介護保険制度の対象者，申請方法，サービス内容について解説します．さらに訪問看護や訪問診療の概要と生活保護制度，地域包括支援センターの役割についても講義内容に組み入れています．

②意思決定支援と家族看護

〈学習のねらい〉
・意思決定に向けた構成要素を理解できる
・看護者に必要な倫理的指針を説明できる
・退院支援における意思決定支援の方法を理解できる
・退院支援における家族アセスメントの視点を理解できる
・自己のコミュニケーション特性を知ることができる

はじめに倫理の基礎的要素として，看護者の倫理綱領や意思決定に向けた倫理的要素について説明します．次に家族内の意見の相違や医療者と患者・家族の意向のズレ，患者・家族が意思決定をできない場合，治療の開始と継続に関連した課題など，実践の場で遭遇する今後の方向性に対する意見のズレや対立，倫理的課題についていくつか事例を提示して，どのようにアプローチしていくかグループディスカッションを行います．

これらの課題に対するアプローチ法として，倫理的課題や対立する価値観を整理していくこと，表2に示すような対話のプロセスを意識しながらそれぞれの事例へのアプローチ法を研修参加者全体で共有していきます．患者・家族を生活者としてとらえる視点や家族アセスメントの視点も合わせて解説していきます．

表2 対話のプロセスにおけるポイント

- 患者の「思い」を「意向」へ引き出す
- 患者・家族の何気ない言葉や態度から「思い」に気づく
- 患者・家族の言葉に含まれる意味を確認する
- 自分と他者の「とらえ方の違い」を知る
- 患者・家族・医療者間の橋渡しをするとともに相互作用を意識する
- 自分の価値観を振り返り相手の価値観に理解を示す
- 患者・家族の揺れ動く気持ちを受け止めて支援する

③訪問看護,訪問診療の実際

〈学習のねらい〉
・訪問看護師の役割について説明できる
・往診と訪問診療について説明できる
・在宅で使用する医療機器について理解できる
・入院生活と在宅療養生活の違いを理解できる

ここでは,訪問看護師や訪問診療医が在宅療養者を実際にどのように支援しているのか事例を交えながら紹介していきます.在宅での暮らしぶりやケアの工夫について紹介し,地域の療養支援者が患者の入院中に調整しておいてほしいことや病院地域間の連携に重要なポイントについて解説します.

❹ 事例検討会・意見交換会の進め方

■ 目的

事例検討会,意見交換会の目的は,病棟において実践した退院支援の事例を通し,自己の実践の振り返りと地域のさまざまな職種との意見交換により,患者・家族が円滑に在宅療養に移行できるような支援方法について検討することであり,多職種との交流を図ることにより,それぞれの専門性についての理解を深めることです.

■ 事例検討会のアウトカム

①病院と地域を結びつける
具体的な事例について,病院側の視点,地域側の視点で意見交換をすること,また客観的な視点で見ることにより,病院で実践しているケアと地域で継続していくケアとを結びつける.

②自己覚知
自己の実践の正しさ,よいところ,工夫した点,間違い,未熟なところ,人と違うところなどを知る.

③問題解決
事例提供者が出した事例の問題・課題を解決する.

■ 事例検討会の進め方

①グループ編成

1グループ4～5人の病棟看護師に，1～2人のファシリテーター（地域医療福祉職）と院内多職種により構成します．

②方法

グループ内で自己紹介を行います．その後，各病棟看護師より実践した退院支援事例について発表します．提供された事例について，意見や感想，質問等をグループ内で討議します．1人あたりの事例検討時間は，20分程度とします．

③発表時の留意点

発表者は事例提供フォーマットを参考に資料を作成します（**図9**）．支援において重点的にかかわったところ，困難に感じたところ，よかったところ，課題となったところについて発表します．グループメンバーは，発表に対して感想でもよいので発言します．

発表者に対して，問題点の指摘や責めるような質問は控えるようにします．ファシリテーターは課題についての解決策や提案などの支持的なかかわりや発言を促していきます．

事例紹介	
Aさん　性別　年齢 現病歴，既往歴 日常生活動作 必要な医療処置	家族構成（キーパーソン） 住環境 経済状況
退院支援が必要な課題	
課題に対して取り組んだことと経過	
とくに留意したところ，工夫したところ，よかったところ	
難しかったところ，課題，わからなかったところ	

図9 事例提供フォーマット

❺ 退院支援教育プログラムの効果測定

　病棟看護師の退院支援教育プログラムの評価指標として，筆者ら（2012）が開発した病棟看護師の退院支援実践自己評価尺度（DPWN：discharge planning of ward nurses scale）を紹介します．

　本尺度は24項目4下位尺度より構成され，「6：十分できている〜1：まったくできていない」の6段階リッカート尺度にて測定します（**図10**）．退院支援教育プログラム研修前後の評価指標として用いる場合は，ID番号等を活用して分析の際に回答者のデータを研修前後でマッチングできるよう配布します．本尺度利用の意義には以下のような点があげられます．

〈退院支援実践自己評価尺度利用の意義〉
　①退院支援に関する業務やケア介入についての標準的な指標となる
　②退院支援に関する研修前後の評価指標として利用し，研修の効果を測定できる
　③自己評価指標として，到達できている項目の継続と実践力の不足している項目を補う目安となる
　④受講者の研修ニーズに合わせた項目に重点を置いたプログラムを提供できる

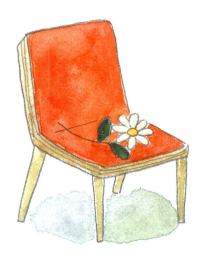

評価指標

ご自身が行う退院支援に関する患者・家族ケアの各項目の実施状況について，それぞれ該当すると考える番号1つに○をつけてください．

質問項目	十分できている	できている	すこしできている	あまりできていない	できていない	まったくできていない
I．患者・家族からの情報収集						
1）患者の入院前の生活状況（ADL，認知レベル，住環境等）について情報収集する	6	5	4	3	2	1
2）患者の疾患，進行度，予後について情報収集する	6	5	4	3	2	1
3）患者のADL状況，認知・理解能力について情報収集する	6	5	4	3	2	1
4）家族構成と関係性，キーパーソン（インフォーマルも含む）について情報収集する	6	5	4	3	2	1
5）患者の社会背景（生活史，職業，信条，趣味等）について情報収集する	6	5	4	3	2	1
II．患者・家族への意思決定支援						
6）患者・家族が退院に向けてどのような思いを抱き，今後どのように過ごしたいのか意向を把握する	6	5	4	3	2	1
7）患者・家族の理解度に合わせて医師からの病状説明の場を設定する	6	5	4	3	2	1
8）患者のADLより，今後の生活で起こりうる課題について検討する	6	5	4	3	2	1
9）患者・家族の思いを医師と共有して，今後の方向性を話し合う	6	5	4	3	2	1
10）病状に伴い，今後起こりうる生活上の変化について患者・家族へ説明する	6	5	4	3	2	1
11）現在の病院機能と役割について患者・家族へ説明する	6	5	4	3	2	1
12）患者・家族・医療者間で今後の方向性の意思・意向にズレが生じていないか確認する	6	5	4	3	2	1
III．社会資源の活用						
13）患者の在住する地方自治体には在宅療養を支えるためにどのようなサービスがあるのか把握する	6	5	4	3	2	1
14）介護保険の対象者，申請方法，サービス内容について患者・家族へ説明する	6	5	4	3	2	1
15）往診や訪問看護の対象者と利用方法について必要時に患者・家族へ説明する	6	5	4	3	2	1
16）生活保護制度による医療費の負担割合について必要時に患者・家族へ説明する	6	5	4	3	2	1
IV．院内外の多職種連携による療養指導						
17）患者・家族へ病棟スタッフが統一した内容で医療処置を指導する	6	5	4	3	2	1
18）点滴の管理や内服管理方法について医師や薬剤師と連携して患者・家族が対応可能となるよう簡素化する	6	5	4	3	2	1
19）退院後の環境を想定したADL動作についてリハビリスタッフと連携して患者・家族に指導する	6	5	4	3	2	1
20）栄養士やNSTに在宅での食事方法や栄養について相談する	6	5	4	3	2	1
21）退院調整部門と協働して，患者の生活に合わせた医療処置の方法をアレンジする	6	5	4	3	2	1
22）在宅生活で起こりうる異常や緊急時の対応を患者・家族が理解できているか確認する	6	5	4	3	2	1
23）退院前カンファレンスで在宅生活の課題についてケアマネジャーや往診医，訪問看護師，ヘルパー，保健師へ申し送る	6	5	4	3	2	1
24）在宅療養の準備をする（医療材料購入について情報提供，関係医療機関との調整等）	6	5	4	3	2	1

図10　退院支援実践自己評価尺度

教育プログラムに期待される成果

今回作成した病棟看護師への退院支援教育プログラムを継続的に実施していくことにより，以下のような成果につながっていくと考えます．

①地域医療福祉職と協働で研修を計画・実施することにより，地域の現状や患者の療養ニーズに即した病棟看護師への退院支援能力を育成する教育プログラム研修を提供することができる
②入院患者に身近な存在である病棟看護師への研修により，支援の必要な患者の早期介入，困難ケースの退院調整看護師への適切な依頼ができ，退院調整部署を効果的に運用できる
③病棟看護師が実施する退院支援に関する患者・家族へのケアの質向上に寄与できる
④退院後の患者・家族のQOL保持や地域医療福祉職との円滑な連携が期待される
⑤在院日数の短縮，病院費用の減少など医療費の効率化が期待される

病棟看護師に求められていること

在院日数が短縮化する急性期病院においても，2014（平成26）年の診療報酬改定で在宅復帰率の要件が追加され，在宅復帰へ向けた患者家族への退院支援の重要性が高まっています．入院期間は患者家族の長い生活史においては一部分であり，入院前の生活と入院により変化した退院後の生活をつなぎ合わせていく必要があります．**病棟看護師は患者家族の身近な存在であり，医療的な視点，生活の視点をあわせもち，患者家族のニーズを統合的にアセスメントする能力が求められている**と考えます．

今回作成した退院支援教育プログラムの活用により，病棟看護師個々のスキルアップを期待するとともに，院内外の多職種チームによるアプローチの促進も期待しています．日々の多忙な業務に追われるなかで，プライマリ看護師が個人的にアプローチするのではなく，情報を看護チーム内で共有して，プライマリ看護師不在時でも退院支援が日々継続できるようにすることや，退院調整部門の看護師やMSW，医師，リハビリスタッフ，薬剤師，栄養士等と連携して，共通認識をもって患者家族へ支援していくことが重要です．そして，チームで行った退院支援が退院後の在宅の暮らしのなかでどのように活かされているのか，地域医療福祉職からのフィードバックを受けることも大切です．

今回作成した退院支援教育プログラムの事例検討会や意見交換会が，日頃の退院支援に関するフィードバックの機会となることを期待しています．そして，病院と地域が切り離されたものではなく連続体であること，普段の暮らしのなかで疾病発症時や症状増悪時は入院し，疾病回復や症状軽快とともに地域に戻る，患者家族が不安を抱いたまま退院を迎えることがないよう，患者家族の思いを大切にした退院支援の普及に，この教育プログラムが一助となることを願います．

引用・参考文献
1）日本訪問看護振興財団：退院調整看護師に関する実態調査報告書，2011
　　http://www.jvnf.or.jp/taiin.pdf　より2014年11月25日検索
2）柳修平ほか：退院調整モデル事業報告書，平成21年度新宿区健康部，2010
　　http://ir.twmu.ac.jp/dspace/bitstream/10470/18424/2/taiin_H21-2.pdf　より2014年11月25日検索
3）北川恵ほか：急性期病院の退院調整に携わる病院看護師の在宅移行連携の実態と認識，看護展望，34（13）：1298-1305，2009．
4）坂井志麻ほか：病棟看護師の退院支援実践に関する自己評価尺度の開発—信頼性，妥当性の検討，第32回日本看護科学学会学術集会講演集 32：248，2012

第2章
退院支援の実際

1 入院前情報の収集とアセスメント
2 意思決定支援と方向性の共有
3 療養環境の準備・調整 ①医療上の課題
4 療養環境の準備・調整 ②生活・ケア上の課題
5 地域サービス・社会資源との連携 ①地域とのカンファレンス
6 地域サービス・社会資源との連携 ②地域への情報提供

コラム：これだけは押さえておきたい！ 制度・社会資源に関する知識

※第2章は，「退院支援・退院調整フロー図」(p9) の内容に沿った構成になっています．各項の内容が，「同フロー図」のどの部分に該当するのかを，各項の冒頭に図示しています．

第2章 退院支援の実際

1 入院前情報の収集とアセスメント

地域からの情報収集と退院支援の必要性の判断　基本編

黒崎 恵子

ポイント

★ 情報収集には，入院までの「患者の生活者としての様子」を理解する視点が必須

★ 情報収集は，面談など落ちついて話せる環境で患者の本音を聴くところから始まる．それによって患者・家族は相談窓口が誰かを認識することができる

★ 「きっとこうだろう」という医療者の先入観は患者・家族に伝わるもの．医療者側の思いはいったん脇において話を聞く

★ 患者・家族から得た情報は，個別に話を聞く，本音を確認する，関連他職種に話を聞くなどして多面的に検証していく

★ 患者・家族の状態を日々多くの看護師が「点」としてみている時間を，1つの流れにつなげていくことがポイント

はじめに

　医療機関の医療者は，患者が来院した瞬間から，患者に関する多くの情報を収集・整理しながら治療やケアを開始します．患者は病院の玄関をくぐるまでは，社会で生活をし年齢を重ねてきた生活者です．入院後もその方の人生は続き，時間の経過とともに入院環境の影響を受けながら，病状だけでなく心身の状態，家族との関係，社会とのつながりなどさまざまなことが少しずつ変化していきます．

　私たち医療者は，入院前の患者と今日看た患者の状態をしっかりと統合してアセスメントし，再び生活者に戻っていく患者に，いまそして将来にわたって何が必要かを考えながら支援していく必要があります．そのために常に情報を追加・更新し，支援の方向

性の評価・修正のサイクルを作りだしていくことが重要です．

ツールを使用した情報収集

　多くの病院で入院に際し，患者のプロフィール情報を収集する書式を作成していると思います．そのなかに家族情報や既往歴などのほかに，介護保険の利用歴や生活状況に関する情報を効率的に得られるような工夫がされているのではないでしょうか．地域包括ケアにおいては，得られた情報が医療チームで共有され，風化することなく退院時まで，そして在宅生活にも引き継がれていくことが大切です．

　本項では，『東京都退院支援マニュアル』のなかに掲載されている「地域からの入院時情報シート」(p221)と「スクリーニングシート」(p219)を用いて，情報収集について説明します．

❶ 入院から退院までに必要な情報の一例と情報の整理のポイント

■「地域からの入院時情報シート」を使った情報収集

　まず「地域からの入院時情報シート」をご覧ください．このシートでは，基本情報として，どのような生活環境に暮らし，必要な支援が利用されていたかを知るための情報（住居環境，経済状況，家族状況，介護力，介護保険情報，特別な状況，社会とのかかわりなど）と，在宅生活時からの身体状況や疾患との向き合い方・価値観などを知るための情報（日常生活動作〈ADL：activities of daily living〉[※1]，手段的日常生活動作〈IADL：instrumental activity of daily living〉[※2]，健康状況，受診状況，認知と行動，コミュニケーション，食事，排泄など）を1つのシートにまとめています．

　患者が入院前，生活の場にいたときの様子が把握でき，退院後，地域に戻る際にどのような状態を目標に掲げればよいのか，ヒントとなる貴重な情報が詰まっているシートです．すでに介護保険の利用があるケースなどでは，入院時にケアマネジャーからこのような情報を提供されている医療機関があるかもしれません．そのような流れがあたり前になっていくことが，地域包括ケアを実現していくうえで必要不可欠と感じます．しかし，各地域の介護資源事情や地域サービスとの接点がなかったケースなどのことも考えると，入院までの「患者の生活者としての様子」について理解する視点で，積極的に情報を得ていく姿勢が，医療機関の医療者にとって必須なことと考えます．

※1　ADL　日常生活動作．日常生活を送るうえで普通に行っている行為や動作をさす．食事や排泄，整容，移動，入浴等が含まれる．要介護高齢者や障がい者が，どの程度自立的な生活が可能かを評価する指標として使われる．
※2　IADL　手段的日常生活動作．日常生活を送るうえで必要な動作のうち，ADLよりも高次な動作をさす．たとえば，買い物，洗濯，掃除などの家事や金銭管理，服薬管理，外出して乗り物に乗ることなどが含まれる．

■ 地域の多職種からの情報を追加

　このシートでは，地域多職種とのかかわりがある場合に得られる情報を，追加できるようになっています．とくに注目してほしいのは，住宅見取り図や家庭生活・習慣などの情報や生活や療養についての意向などです．患者・家族に聞くことが基本ですが，在宅の場でかかわっていたケアマネジャーなどから日頃の様子やどのような希望をもって在宅生活を送り，周囲が支援を行っていたのかの情報を聞くことで，在宅復帰に近づけるための支援の方向性のヒントになっていくでしょう．住宅見取り図があることで患者の生活導線がわかり，介護用品の配置やヘルパーなどの人員の導入の必要性なども検討することができます．

　このシートで収集した情報は「医療面の情報」と「介護面の情報」にわけて，整理をしてアセスメントを行うことで，最終段階での在宅サービスの調整においても「医療サービス」「介護サービス」とつなげるものがイメージしやすくなります．また入院直後の情報収集では，患者・家族が混乱をしていることもあり，一度ですべてを聞き取ることは困難なことも少なくありません．患者の状態も経過とともに変化し，追加しなければならない情報が出てくることもあります．時間の経過とともにアセスメントやスクリーニングを継続して行い，必要な情報を追加していくことがポイントになります．

❷ 必要な支援につなげるための情報収集・スクリーニング・アセスメント

■ 「スクリーニングシート」を使った情報収集〜スクリーニングⅠ（図1）

　入院初期の段階で得られた情報でスクリーニング（スクリーニングシートのⅠ）を行い，今後の支援の必要性について考えます．入院初期の時期については，各医療機関で受け入れる患者の重症度や各科の疾患の特徴によっても異なるため一概には決められませんが，目安として入院から48時間以内，遅くとも1週間以内とするところが多いようです．

　初期の段階で必要な情報として，診療報酬の退院調整加算に関するなかで「退院困難な要因を有している患者」として示されている要因のほか，**今後の生活でなんらかの支援が必要となる可能性が考えられる内容を収集しアセスメントできるようにします**．このことは，入院早期から退院支援の介入につなげる動機づけになります．入院早期からの介入は単に支援を早く進めるということだけではなく，患者・家族にも生活の場に戻ることを目標として，これからの治療を受けていく心構えをもってもらうことにつながります．

　ここでは，「地域からの入院時情報シート」のアセスメントシートを用いた事例で説明します．たとえば，下血の主訴で緊急入院をしてきたケースで考えてみましょう．入院翌日に行われた検査で大腸がんが発見され，「今後はストーマを造設し自宅での管理を必要とする可能性がある」と医師からの情報が入りました．入院48時間でのスクリーニングⅠ「医療面情報」として，ストーマ造設と管理の必要性の情報が「**□医療処置がある．または導入される**」の項目でチェックされ，スクリーニングⅡに向けての情報収集と患

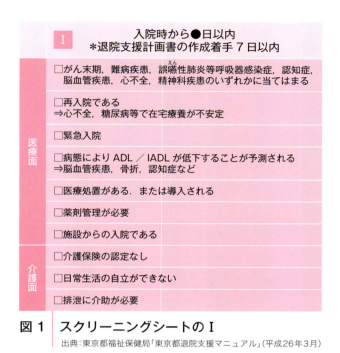

図1　スクリーニングシートのⅠ

出典：東京都福祉保健局「東京都退院支援マニュアル」（平成26年3月）

者・家族への支援につながっていきます．

　患者・家族は，医師から検査結果と今後の治療方針について説明を受けます．医師からの説明がどのように受け止められ選択につながっていくのか，看護師は説明の場に同席して医師との橋渡しをする，または直接相談を受けるなどさまざまな方法で意思決定への支援を行っていきます．

■「スクリーニングシート」を使った情報収集～スクリーニングⅡ（図2）

　次に患者の状態が治療開始または安定期に入ったところで，スクリーニングⅡを行っていきます．患者・家族が決断し，ストーマを造設することを選択した場合には「□**新たな医療処置の導入がある**」にチェックが入り，スクリーニングⅢに向けての情報収集と支援に必要なプランにつながっていきます．

　「□**新たな医療処置の導入がある**」という1つのチェックを選択する場合も，単にストーマを造設するかしないかの意思を確認する情報だけではないはずです．その意思決定をする過程で，患者ががんをどのように受け止めているのか，家族は動揺していないか，協力をしていく意思があるのか，手術を受けることで今後にどのような希望をもっているのか，生活習慣のさらに詳細な情報などたくさんの情報を得ていくでしょう．この過程で得た情報も新たに追加して，医療面・介護面で整理しながら支援の具体的プランに活かしていけるようにします．

　最近では，入院時に退院支援の必要性の有無についてスクリーニングを行う医療機関も多くみられるようになっていますが，スクリーニング後の状態に変化があっても再スクリーニングを行って軌道修正につなげているところはそれほど多くはないようです．

患者の病状変化は，その後の生活における選択肢の幅だけでなく，患者・家族の受け止め方や希望にも影響を与えます．スクリーニングは時間の経過，患者の変化とともに繰り返し行い，そのときどきの状態にあった支援が提供される必要があります．日々交代勤務に追われるなかでは，あっという間に時間が過ぎてしまうこともあるかもしれません．また退院支援初心者の場合は，先を予測しながら対応していくことは難しく，後手に回ってしまうこともあるでしょう．

　このような場合に，時間軸に沿って行うスクリーニングシートとその先に行う支援の内容を合体させたものを利用していくことで，退院支援の初心者から経験者まで，チームで統一のとれた支援を行うことにつながります．患者・家族の状態を日々多くのスタッフが交代しながら「点」として見ている時間を，1つの流れにつなげていくことがポイントになります．スクリーニングシートの活用が，そのためのツールの役割も果たしていることになります．

　スクリーニングシートの内容については，各医療機関の特徴に合わせ，内容の追加・修正をしながら活用していけるとよいでしょう．

Ⅱ	治療開始から安定期 *☑が入ったら退院支援・退院調整介入
医療面	□病状と今後予測される状態についての理解がない □支援体制が組まれていない
	□支援体制が組まれていない □入退院が頻回または1か月以内の再入院
	□疾患の病状管理が必要
	□退院後の生活様式の再編が必要である
	□医療処置の再指導が必要 □新たな医療処置の導入がある ⇒自己注射・褥瘡処置・経腸栄養・中心静脈栄養療法・気管切開・人工呼吸器・吸引・在宅酸素療法・人工肛門・尿路系管理・ドレーン管理・疼痛管理・その他
	□服薬管理が確実にできない □疼痛コントロールが必要
	□もとの施設に戻れるかの確認が必要
介護面	□退院後，介護サービスの利用が必要 （在宅以外，介護施設や介護療養病棟への転院にも必要）
	□入院前の住環境に課題あり □独居または独居になる時間帯がある □サポートできる家族が不在 □高齢世帯 □家族が要介護状態 □移動に介助が必要 □外来通院に介助が必要
	□おむつ利用 □排便コントロールが必要

図2　スクリーニングシートのⅡ
出典：東京都福祉保健局「東京都退院支援マニュアル」(平成26年3月)

情報収集で何をどう聞き，どう活かすか

❶ 看護師はなぜ情報を収集するのか

■ 退院支援での情報の意味

　看護師であれば，情報収集をすることはごく自然に身体に染み込んでいるのではないでしょうか．臨床の場では，治療を中心とした環境のなかにさまざまな種類の情報が存在し，それをもとに日々の処置やケアを行っています．業務に慣れるほど，それらの情報を得ることはさほど負担感を覚えずできるようになっていきます．そこには院内の情報を得るシステムがあり，基本的にはその流れに沿って自然に情報が集約されるようになっているうえに，看護師は必要な情報がなければ自然と情報を得る行動をとれるように訓練されています．経験を積むほどにイレギュラーな場合に必要な情報に気づいて，先回りして対応できるようにもなっていきます．

　一方で，患者の退院支援に向けての情報収集をすることには，とても負担を感じている人が多いのではないでしょうか．まず，情報収集が病院のシステムどおりには進まないことに負担を感じます．話を聞こうとしても，患者の状態や家族の都合に合わせると自分の勤務時間帯と合わないことも少なくありません．予定外の入院が立て続けに入ってきて，その日の予定さえも思うようにならないという人もいるかもしれません．

　収集する情報も，入院前後のADLの1つひとつ，家屋情報，家族の状況と介護力の有無，患者・家族の希望など多岐にわたります．情報が必要で話を聞こうとしても，その情報に行き着くまでに何度も軌道修正しながら話を聞かなければならないこともあるでしょう．15分のつもりで声をかけたのが，長時間になってしまうこともあります．記録も，情報共有をするには情報を追加し変更していく必要があり，たくさんの記録を読むことも大変な作業となります．

　このようにあげてみると，患者の暮らしについて情報収集をすることは，面倒なことに感じてしまうのかもしれません．では，なぜ患者の退院後の生活のために情報を集めようとしているのでしょうか．

　それは**看護師が，社会のなかで生きている人や生ききる人をそれぞれの生活の場へ送り出す役割を担っているからだ**と考えます．病院は，すでに治療のみの場所ではなくなっています．看護師には，地域を支える一員として地域の特徴を知り，5年後，10年後の将来像を見据えながら，関係多職種との役割分担をし連携をしていくことが求められています．

　院内だけではなく，外部との情報共有が積極的に行われることがより一層必要であり，共通理解を進めるための方法を考える必要にも迫られています．日々のジレンマにとらわれることなく，多職種との連携をとおして，情報の収集や整理の仕方をはじめとしたさまざまなことを学ぶことが必要です．

■ 患者が不安を表出できること，そこから得た情報から退院支援が動き出す

　退院支援で最初に取りかかることは，「情報収集」になります．情報が入ることで患者の置かれている状態についての問題点に気づき，必要な支援につながっていきます．

　しかし，前述したように患者の情報を集めることは大変な作業でもあります．どのタイミングでどんな情報を誰から得るのか，日々の業務のなかでそのポイントをつかみながら情報収集を行っていくことが重要です．そしてこのポイントを押さえることで負担も軽くすることができるでしょう．

　また，同時に心に留めておきたいことがあります．それは，患者・家族に寄り添う気持ちを忘れずに情報を得るということです．竹内孝仁氏は「人は『不安』をおぼえたときに医療の場にやってくる．たとえ胃の痛みがあろうとなかろうと，それが不安を呼び起こさぬかぎり病院には来ない．（中略）その胃の痛みが，昨夜の酒の飲みすぎか胃がんの初期症状かには関係がない．本人が酒のせいだと思い，不安を感じなければ病院にはやって来ないのである」[1]と述べています．

　病院に来た人たちは，不安を抱えています．「診察してもらったから大丈夫」「入院させてもらったから安心した」と安堵の言葉がこぼれでてきます．しかし，その安堵の言葉も出せないまま，「不安」と向き合っている患者・家族も数多くいることを忘れてはいけません．その患者・家族が不安に思っている（場合によっては不満に思っている）ことに関する情報を得たときに，退院支援の流れが課題の解決に向けて大きく動き出すのです．

❷ 情報収集をする際のポイント

■ 患者・家族の「本音」を聞くことが退院支援の柱

　情報収集は，退院について家族と一緒に考え，相談するための素地を作る貴重な時間です．また患者・家族と医療者がそれぞれに思い浮かべているイメージの共有につなげるために欠かせない作業です．

　患者・家族は，医療者に気を遣いながら過ごしています．とくに家族は，大切な患者を病院に預けていることで，「医療者の意に沿わないことを言ったら，患者が見放されてしまうのではないか」などと考えていることもあります．それゆえに，医療者にとってよい患者・家族であろうとする，本音を隠して医療者の指示に従おうとする事態が起こりやすいといえます．

医学的知識のある医療者と，患者・家族が抱く療養生活へのイメージが一致しないのは当たり前と思いましょう．たとえば，医療者は建築設計についてすべてを理解しているわけではありません．建築家がよかれと思って勧めてくれる設計について，その構造計算その他すべてを含めて理解・想像して話を聞くことは困難です．医療者と患者・家族についても同様のことがいえます．

患者や家族がどのような環境や価値観のなかで生きてきたのか，現状をどのように受けとめ，どこでどのように生きていきたいのか，それぞれの本音を聞くことが退院までを支えていく大切な柱となっていきます．

それにはまずは，そのときの率直な思いを聞くところから始める必要があります．

① 面談の勧め

業務のなかで，バイタルサイン測定やケアの際を活用して効率よく情報を集める必要がある一方で，患者や家族と面談をするまとまった時間は貴重になります．医療者は交代勤務，患者・家族も高齢であったり仕事を抱えていたりして，何度もまとまった時間を取ることは難しいでしょう．面談の際には面談の目的や時間の目安を伝えるようにすることで，お互いに意図や方向性を共有して進めることができます．

一度面談をすると，患者・家族はその看護師を相談の窓口として認識することができます．廊下ですれ違うときやバイタルサインを測定するときなども，ちょっとした時間に声をかけられやすくなり，自然と情報も得やすくなります．変化や疑問，不安をため込まずにタイムリーに相談するための素地を作ることは，その後の情報やイメージの共有，ひいては効率よく情報収集を行うことにもつながっていくでしょう．

② 話せる環境作り

話を聞くときには，環境も大切です．ベッドサイドや廊下で話せることでも，落ち着いて座り，周囲の目を気にせず話せる場所に環境を移すことで，思いもよらない患者・家族の一面が見えたり，率直な気持ちを打ち明けられることもあります．

また，話しやすい雰囲気を作るためには，医療者側が抱く先入観や価値観は脇に置いておくことも大切です．参考までに，あるがん末期患者の家族との面談の事例をあげます．

事例1：医療者の予測と異なっていた家族の要望

家族とともに，末期状態にある患者の残された時間をどこで過ごすか，医師や看護師も交えて話し合いを行いました．ふだんの面会ではとても仲のよいご夫婦だったため，医療者側は家族としても在宅療養を望んでいるのだろうと思っていました．しかし何度か話し合いをもった末，ご家族から出た言葉は，「いままで家族を顧みず生きてきた人だった．だから自宅に戻りたいと言えば受け入れないわけではないが，家族は在宅を望んでいるわけではない．いままでふつうの家族と思われているようだったので，本当のことが言えなかったがそうではない．やっと言えてよかった」というものでした．

「きっと～だろう」「～するほうがよい」などといった医療者側の先入観や価値観は，口にせずとも表情や行動，相槌(あいづち)などをとおして，知らず知らずのうちに相手に伝わっていることも少なくありません．まずは医療者側が頭のなかをカラにして，患者・家族の話すことに耳を傾けることが大切です．

■ 患者・家族の現状の理解と受け止め方の把握～支援と調整

①説明への理解を確認する

前述したように，患者・家族が，医療者と同じレベルですべてを理解できるわけではありません．**患者・家族が理解できる内容で正確な情報を得て現状を認識し，希望との摺り合せをしていかなければなりません．**

医師からの説明の際に，医療用語や医療従事者だけが理解できる診断から治療・退院までの流れなどを一気に説明されても，何を質問していいのかわからない家族もいます．高齢の家族においては生きてきた時代背景の影響もあり，あまり質問をしてはいけないと考えている場合も少なくありません．あとで説明についてどう思ったかを確認しても，「なんだか難しくてわからなかったけど，とにかく先生にお任せするしかないと思って」といった答えが返ってきます．説明の合間で橋渡しをして，患者・家族が理解できていないことを医師に伝えて説明を進めてもらうなど，効果的に説明の時間を利用することが必要になります．

また医師からだけではなく，リハビリテーションのスタッフや薬剤師など関係職種からの説明やアドバイスを受ける機会を調整していくことも，現状を受け止めていくことにつながります．

②家族だからこそ言えないことがある

患者と家族はお互いに影響を与え合っています．お互いに家族だからこそ一緒にいるときは言えないこともあるものです．次の事例は，ある末期肝臓がんの男性患者の事例です．

事例２：個別に聞くことで初めて知った家族の本音

患者自身まだ元気に日常生活を送っていたので，日ごろの通院や入院の対応は一人で行い，折に触れての病状説明は妻も同席していました．その際，妻は本人の意思にとくに意見を言うことはなく，そのため「患者と家族は同じ意思で治療を継続している」とアセスメントがされていました．

しかし，患者の病状が急激に悪化し再入院になり，初めて妻だけから話を聞いたときに出た言葉は「治療で苦しそうにしている本人を見ていると，本当はもう治療は止めたほうがいいのではないか，家の近くの先生に診てもらうようにしたほうが楽なんじゃないかと思っていました．でも夫のなんとしても治療をという姿を見ていると何も言えなかった．言えていればよかったのかもしれない」というもので，後悔と打ち明けられなかった苦しい思いを話されました．

面談のときに家族と話す際に，主導権を握りやすい人は誰なのか，お互いの意見に引きずられやすい様子はないか，患者，家族それぞれに説明をしたときの表情はどうだろうかなどの観察を行います．また同席で聞く，個別で聞くなど，情報の取り方を工夫することも大切です．

　看護師は，患者と家族が病状について現状や今後の見通しをどのように理解して受け止めているのか，今後についてどのような希望をもち，現実とのギャップがあればそれをどう感じているのかなどの情報を得てアセスメントをしておくことが，この先の意思決定の支援で非常に大切になっていきます．

アセスメントに必要な視点

❶「退院が目的」と考えるか 「退院してどんな生活を送りたいのか」と考えるか

　病院の機能分化が促進されていくなかで，日々のケアや退院支援を行う際にも，つい在院日数短縮が頭の隅にちらつく現状があります．気がついたら「退院させることが目的」の退院支援になっていたなどということはないでしょうか．

　再入院が必要になるたびに，患者は体力も気力も奪われ，ADLが低下していき，家族の介護意欲も薄れていきます．患者にとって，病院で過ごす時間は人生のほんの一時期です．予防できる方法がありながらその対策を講じない支援では，患者を住み慣れた地域に帰すという本来の退院支援機能を果たしているとはいえません．

　「急がば回れ」です．「退院してどんな生活を送りたいのか」を考えるため，一歩立ち止まって，情報の裏にある背景を読み解くことが大切です．

❷ 患者，家族が訴える状況を多面的に見つめて考える

　臨床の場では，ケアや処置の場面を通して患者自身から情報を得る機会は多いのですが，家族に関しては面会に来たときに限定されるため，タイミングが合わないと話せないまま時間が経過してしまいがちです．患者・家族もお互いに影響を与え合っています．個別に話を聞いた場合と両者揃って話を聞いた場合では，反応や答える内容に微妙に変化がみられることもあります．

　とくに家族に負担をかけるような状態で自宅に退院を希望する場合などは，患者は遠慮して家族の前では本音を素直に言えないこともあります．同じようなことは医師からの病状説明の場にもいえます．先の事例のように席を変えて看護師と話すと「実は本音が言えなかった」ということや，説明を勘違いして理解していたということもあります．複数人が同席して話を聞いた場合などは，世代や患者との関係の違いによって受け止め方もさまざまということも少なくありません．それぞれ個別に再度気持ちを確認してみるなど，場面や時間を変えての情報収集をしてみることは，後々のズレを予防するうえでも有効でしょう．

そして，患者・家族からの情報を客観的に見つめるために，地域ですでにかかわっている職種があれば，患者・家族の同意を得たうえで関係多職種からも情報を得てアセスメントを行っていきます．患者や家族が大変だと訴えていたことも，第三者の目から見るとまた違った意見が聞けることもしばしばあります．介護保険の利用歴がない場合でも，認知症や家族関係などで問題を抱えるケースなどは，地域住民から地域包括支援センターに相談が入っていたりすることもあります．可能な範囲で，介護やそのほか関連した制度の窓口担当者に情報や意見を聞いてみるとよいでしょう．

まとめ

　退院支援を進めていくうえで，いつどのような情報を得て，どのようにアセスメントしていくかということはとても大切な作業です．退院支援は，単純作業では進めていくことはできないことが少なくありません．知り得た情報は必要なものなのか，ほかの問題と関連しているのか，さまざまな想像も働かせながら読み解いていくことが必要です．
　患者の病状や環境が変わるタイミングをとらえながらスクリーニングを行いアセスメントができれば，タイムリーに支援につなげられるでしょう．せめて，一定の期間や目安を決めてスクリーニングを継続して行い，またスクリーニングされた内容の先にどのようなリスクや支援の必要性があるのかを予測しながら対応していくことが必要ではないでしょうか．それは入院日数短縮につながるだけではなく，患者・家族が進みたいと願う道筋に向かって進むための，何よりの道案内になるでしょう．

事例　家族への支援プロセスから知り得た情報で再アセスメントをし，自宅での看取りへつなげる

事例紹介

- Aさん，60歳代/男性
- 肝臓がん
- 入院と通院で化学療法中

入院経過 ▶

　Aさんは自分で身の回りのことはでき，通院も1人でしており，病状の説明も1人で聞き，方針も自分で決めてきた．抗がん薬変更に伴う入院中，副作用が思いがけず強く出て病状が一気に悪化，寝たきりの状態となった．これまで治療を積極的に受けたいと訴えていたAさんに，主治医がこれ以上治療を行うことのリスクを説明し，Aさんは治療を中止することに承諾した．Aさんは意識が混濁することも多くなり，眠っている時間も長くなった．家族は，Aさんがこんな状態になるとは想像もしておらず，Aさんに代わって判断をしなくてはいけないことも増えていった．Aさんの療養場所をどこにするか．Aさんは意識が混濁しながらも，まだ治療をあきらめられない気持ちと自宅へ帰

りたい気持ちの間で揺れていた．家族は介護をすることも初めてであり，在宅療養は不安であることを訴えた．

支援の方法

担当看護師と家族の面談▶

　病棟ではターミナル期で寝たきりになると，ほとんどの場合，自宅に帰ることは難しいと判断し，病棟で看取ることが通常の流れとなっていました．そのため看護師たちは家族が介護の不安を訴えることを当たり前ととらえ，入院のまま看取る方向で日々のケアを行っていました．しかし，家族は毎日面会にくるなかで，Aさんを家に連れて帰ったほうがいいのではという思いを抱き始めました．

　そこで担当看護師は，決断が揺れている家族と面談を行いました．家族がAさんを自宅に連れて帰りたい理由，自宅に戻った場合，家族にとっての心配事は何かなど，家族の率直な思いを聞き取りました．これまではすべてAさんが中心となって決めていたため，病棟の看護師も家族の思いを聞いたことは一度もありませんでした．

　家族は，いままでAさんが治療を優先してきたため，Aさんの決めた方針に口をはさむことはしないようにしていたと話しました．「いまになって治療を中止することに同意した本人の言葉を聞いて，家族の思いも話してもいいかと思えるようになりました．できれば一緒にいたいし，病院にいるのでは死ぬのを待っているようでかわいそう．でも在宅で看ていくことができるのか，どんなことが起こるのかわからなくてすべてが不安に思える」ということでした．

再アセスメントと家族の介護力の評価▶

　病棟スタッフ全体が，帰ることは難しいだろうという考えでした．しかし，受け持ちの看護師は，Aさんの状態が変化したこの時期に，家族から新たに得られた情報も加えてアセスメントをしました．家族はいまになってやっとAさんへの思いを語れるようになった状況にあって，Aさん自身も意識の混濁も出てきている状況ではあるけれども，いまのうちに家族ともっと語っておくことが必要なのではないかと考えました．看護師は，家族に病室に泊まってAさんと一緒に過ごしてみることを提案しました．

　Aさんの状態はいつ急変してもおかしくない状態でしたが，疼痛や呼吸のコントロールは幸いに安定していました．本人と家族が望んだ場合，自宅で介護することができるか，さらにアセスメントを進めました．医療面としてはHOTの管理と陰部の創処置が必要となり，介護面ではベッド上での排泄や保清，体位変換など日常のケアを中心として行うことが必要で，家族の介護力を評価したうえで，妻のサポートとして娘さんの協力が得られることが必要と考え，娘さんとも話をすることとしました．

退院調整部門との連携と自宅への退院▶

　院内の退院調整部門にも，Aさんが帰る地域にサポートをしてくれる医療と介護資源があるか情報がほしいという相談を入れました．退院調整部門からAさんの住むところの地域包括支援センターに連絡を入れ，介護や医療のサポートに関する情報提供をし，在宅に帰る場合，すぐに準備が整えられそうかと確認の依頼をしました．集まった情報は退院調整部門から病棟の担当看護師に伝えられ，看護師は集まってきた情報と患者・

家族の状態についてさらにアセスメントを行い，在宅への希望があった場合には周囲のサポート体制を早急に準備して，在宅に帰ることも可能であると判断し，患者・家族と再度面談を行い，その選択肢の可能性についても伝えました．

　そのころ家族は数日間患者の病室に泊り，一日の患者の様子と看護師のケアを見るなかで，すこしずつ「家族でも看ることができるかもしれない」と気持ちに変化が起こっていました．患者・家族と相談のもと在宅に帰ることを決心し，在宅チームとのカンファレンスを経て，住み慣れた自宅に帰ることになりました．

その後の結果

　その後，自宅で最期を迎えたAさんですが，家族と過ごせたことを大変喜び，ご家族からも「最期まで家族で看ることができた満足感を味わうことができました」と担当看護師に連絡が入りました．

　「もし，家族の気持ちが揺れたときに，家族が看取るのは大変という自分の価値観だけで判断をしたり，ターミナルの患者は病棟で看取るのはしかたないと流されていたら，AさんとAさんが旅立った後のご家族の気持ちはどんなだっただろうと考えると，何が大事かを見失わないようにしていくことの大切さを感じた」と担当看護師は話してくれました．

　看護する側の価値観ではなく，患者や家族の思いに耳を傾け，周囲の意見や可能性を探るという作業を通して，看護師自身の視野も広がり，選択肢は1つではないことや，決めるのは医療者ではなく患者・家族であることに気づきました．また，最期のときをどのように過ごすかという，家族だけで乗り切るには難しいと思われる課題に対して，言葉がけだけでなく，環境への工夫や選択肢となる情報を提供することで，患者・家族が自分たちで決められるというところまでの支援をすることができることを学びました．

引用・参考文献
1）竹内孝仁：医療と生活との出会い．医療は「生活」に出会えるか．医歯薬出版，p164，2006
2）宇都宮宏子ほか編：看護がつながる在宅療養移行支援．日本看護協会出版会，2014
3）河原加代子編：在宅看護論（系統看護学講座　統合分野），第4版．医学書院，2013
4）河原加代子ほか編：特集・在宅看取りにおける家族ケア．家族看護 12（2），2014
5）柳原清子ほか編：特集・患者・家族を尊重するエンド・オブ・ライフケア．家族看護 12(1)，2014
6）中山和弘ほか：患者中心の意思決定支援―納得して決めるためのケア．中央法規出版，2013

退院支援への早期介入と院内支援体制の構築

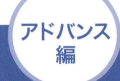

宇都宮 宏子

ポイント

★ なぜ早期に関わることが必要なのか．入院はあくまでも通過点，生活の場に帰ることができる医療・ケアを提供して，入院前の暮らしを遮断しないことを目指しましょう．

★ 入院前と比べて退院時の状態像が変わることが予想される場合，療養環境の準備・調整には時間がかかる．医療情報からアセスメントし，療養環境の準備・調整を進めることが鍵！

★ 退院調整部門と病棟医療チームの役割は見えていますか？ 看護チームと入院から退院までの過程（退院支援・退院調整フロー図）を共有しよう

★ 多職種がチームで動くためのしかけ（カンファレンス）が必要．実践を繰り返すなかで，病棟看護チームで退院調整が自立できるようサポートしよう

なぜ，入院早期から「退院（生活の場へ帰ること）」を意識する必要があるのか

2008（平成20）年，退院調整に関する診療報酬評価（退院調整加算）がついてから，退院調整部門をつくり，専任・専従の看護師や医療ソーシャルワーカー（MSW）を配置する病院が増えました．それまで退院内で奮闘していた多くの退院支援にかかわる看護師やMSWたちは，診療報酬の評価がついたことに喜びを感じたはずです．

しかし，大変残念なことですが，それ以降，本来，患者に退院支援が必要かどうかを見極めるためのスクリーニングが，「入院して7日以内に退院支援計画書を立案するため」のスクリーニングになっている病院が多いのも事実です．早期退院を評価することが，さらに拍車をかけています．

1 医師からの「退院OK」の指示を待ってからでは遅い！

■ 医療が生活の場で継続できるかの見極め—シンプルな方法にアレンジしよう

医師からの「退院OK」の指示が出てから退院支援に取り組むのでは，遅すぎます．その理由は，大きく2つあります．1つ目は，**提供される医療を生活の場で継続するには，患者・家族ができる簡単な方法を工夫する必要がある**ためです．たとえば，糖尿病患者

への内服やインスリン自己注射を使う場合も，患者が暮らす生活の場で継続可能な方法を組み立てる必要があります．病院の医療者は医療処置や内服管理も含め，必要な医療をもって生活の場に帰るということを意識してかかわっているでしょうか．

そこには，「入院前情報」からその人の入院前の暮らしや病気の受け止め，その人の理解状況から退院後も自立していくためにはどのような方法がよいかを，患者とともに考えるという視点が必要です．データ維持を優先することで医療がプラスされ，患者が生活の場に帰ることができない状況も見受けられます．治療方針は，医師だけが決めるという時代ではありません．チームで治療に取り組むことが患者のクオリティ・オブ・ライフ（QOL）を，そしてクオリティ・オブ・デス（QOD）を保障していきます．

■ 療養環境の準備・調整には，一定の時間が必要

もう1つの理由は，医療だけではなく退院調整，療養環境の準備・調整にも，ある程度時間が必要となるためです．

「今日，明日退院」で，在宅療養の組み立てをすることはできません．ましてや，入院前は自立していた患者が，今回の入院病態で大きくADLが低下したような場合は，介護保険等の申請など，社会保障制度利用のための手続きも必要です．

もちろん高齢者にとって入院は非日常ですから，なるべく早く自宅やなじみの環境に戻り，リハビリを継続し，訪問看護師から医療処置の手技指導を受けながら，「安定在宅着地」を目指すことが効果的です．そのために，筆者は退院直後，「特別訪問看護指示書」[※1]を利用して，退院直後2週間，頻回訪問看護を医療保険対応でサポートすることを医療機関に推奨しています．これは，退院後，入院していた病院の看護師による訪問看護で自立までをサポートする方法です（p86 第2章-3参照）．

入院目的や退院後，継続する医療処置ごとに「入院から退院後までに必要な看護ケアマネジメント」を可視化し，退院直後，訪問看護を利用して支援するまでを見越した看護計画を立てていきましょう．

❷ 病棟チームの役割は見えていますか？　見せていますか？

皆さんの病院では，入院時，病棟看護師が「スクリーニングシート」や「看護情報シート」を使ってチェックし，「退院支援必要」と判断されると退院調整部門へすべて「お任せ」という状況はないでしょうか．

■ 退院支援をめぐって医療機関で起きている現象

いま，退院支援をめぐって，医療機関では次のような現象が起きています．
① スクリーニングで気になる患者を退院調整部門へ紹介．退院調整部門への支援依頼・介入依頼数は激増している
② 医師からの治療計画の説明と同時に，退院に向けた準備・退院調整が必要という説

※1　**特別訪問看護指示書**　患者の病状の急性増悪，終末期，退院直後などの理由によって，一時的に週4回以上の頻回な訪問が必要と認められた患者に限り，月1回交付できる．

明ができていないため，患者・家族が混乱する
③退院調整部門がかかわる対象者数の増加もあり，医師に治療方針と退院時の状態の確認をすることから退院調整看護師やMSWが動くため，結局対応できない
④入院決定時や入院早期に疾患理解・受容支援が提供されることで，患者が主体的に治療に向き合い，サポートを受けなくても自立した生活へ戻ることができることがある

病院という組織のなかで新たな取り組みが始まるとき，目的・理念を共有して進めているでしょうか．トップダウンで，業務としてはいないでしょうか．

スクリーニングをして，②のような反応を受けたり，④の成果を経験することから，何をすることが自分たちの役割で，退院調整部門にはどこをサポートしてもらえるのかが見えてくると，現場の看護師はチームで動くことを求められるため，次のステップを目指そうとします．

■ 次のステップに進むために必要な取り組み

医療情報から，退院支援としてどのような課題があるのかを考えていくことには特徴があります．病棟・外来でよくある患者状態像ごとに，支援を見える化しましょう（**表1**）．

その際は，病棟や外来のリンクナースが自分たちの診療科をイメージしてつくることが重要です．

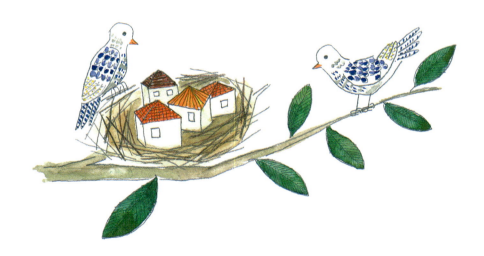

表 1 医療情報からのアセスメント

Ⅰ．医療管理上の課題
① 心不全・糖尿病・呼吸不全等, 再入院を繰り返す患者
　・いわゆる慢性疾患の進行, 重度化を予防する支援が必要. 非効果的治療計画管理リスク状態にある
　・患者が個人的な健康目標を満たす病気や後遺症の治療のためのプログラムを日常生活に取り組むことに困難をきたしているパターン, または危険性が高い.

【対応】
- 内服管理・療養上の注意点・危機管理（どのような状況にならないための疾病管理か, 受診判断）
- 疾病や服薬等治療により起こりうる障害への対応食事・排泄等へのケアの工夫・症状緩和のための看護ケア
- 将来の意思決定能力低下に備えて, 治療や療養, ケアについて患者の思いや家族の意向等についても話し合う場をもつアドバンス・ケア・プランニング(ACP)

② 新たに医療処置・医療管理が必要になる可能性が高い患者
　・医療導入に対して, 理解・受け止めができているか, 合意形成ができているか, そのうえで, 患者の暮らしの場で継続可能かを確認する

【新たな医療処置・医療管理】
　呼吸器：在宅酸素・マスク式人工呼吸器・吸入
　糖尿病：血糖測定・インスリン自己注射
　神経内科：PEG 等経管栄養・吸引・人工呼吸器
　消化器系がん：在宅中心静脈栄養管理・PEG・腸瘻
　がん関連：疼痛管理（オピオイド）
　耳鼻科：経管栄養・気管切開
　皮膚科・形成外科：創処置
　すべての診療科：内服管理・定期的な受診

　・医療処置が必要であることを患者が理解・受容し, 自立を目指す.
　　看護チームで計画的に指導を展開する.
　・病棟・外来看護師・訪問看護師で,「指導用パンフレット」「指導評価表」を作成する病棟指導と在宅で継続指導を行う（病棟〜外来）（病棟〜訪問看護）
　・退院直後に訪問看護がサポートすることも考慮して指導する

③ がん患者のベストサポーティブケア（BSC：best supportive care）[※2] への移行・非がん高齢者を含めた看取りのプログラム（がん患者・高齢者）
　・BSC へ移行・在宅療養に向けての合意形成が必要. 在宅での看取りの可能性が高い, 患者・家族が望んでいるか, 症状緩和ができているかを確認し, 在宅で可能なケアへのアレンジが必要となる
　・③の支援プロセスは退院調整部門がかかわる. 在宅メンバーとの早期の連携によりタイムリーに退院を目指す必要がある

Ⅱ．生活・介護上の問題
　・入院前と比較して機能低下の原因は何か
　　入院治療による廃用性筋力低下など. 疾患による原因で各部署に多いものをあげる
　　　①食事, ②排泄（排尿・排便）, ③保清, ④更衣, ⑤移動（室内・室外）
　・介護保険等介護サービスへの調整になる

※2 BSC　ベストサポーティブケア　がんに対して抗がん剤治療などの積極的な治療は行わず, 症状などを和らげる治療に徹すること.

■ 看護師が実践する入院から退院までの
　マネジメントを見える化し看護部内で共有！

①第1段階：入院時…入院時情報収集やスクリーニングシートによる情報収集・早期把握

　患者は，入院申し込み時・入院時は「生活者」です．聞き取りができないことも少なくありません．同居していない家族は，家での様子が把握できていないこともあります．在宅チームから情報を聞くことや，地域包括支援センターから「入院前の暮らしぶり」を聞いてみましょう．

　次の内容を把握するための方法を，診療録，ツール類から見直していきましょう．

● 入院前の生活状況を把握することから，今回退院時に新たな介入が必要かを予測する
　①入院前（発症前），家での生活は自立していたか
　　⇒今回の入院理由（病態），治療計画等によりADL/IADL低下を予想する
　②疾患や経過，入院になった経緯をどう理解，受け止めているか
　　⇒病状説明・方向性共有のためのインフォームド・コンセントの設定で必要性を予想する
● 家族状況・介護体制の有無を確認することから，今回退院時に支援継続や新規導入が必要かを予測する
● 自宅以外からの入院：施設に戻る場合，どこまで継続看護・医療が可能か
● すでに介護サービス利用（ケアマネジャーがいる）・訪問看護利用はあったか
　　⇒介護施設・在宅チームと連絡を取ることの同意を得て，早期の協働を始める

②第2段階：治療経過に沿って，入院時に評価した点を詳細な情報収集を行い，退院後も継続する課題を予想し，主治医と確認，患者へ必要な支援・必要な指導を開始する

● 疾患理解・方向性共有のための適切なタイミングでのインフォームド・コンセントの設定，インフォームド・コンセント前後の支援を行う
● 内服指導・栄養指導・医療処置指導等を行う
● 「入院前との比較」「現状」「退院時どこを目指すか」を確認して，排泄・食・更衣・移動動作について自宅環境をイメージして離床を進めていく

❸ チームアプローチの進め方のポイント

　重要なことは医師の治療計画・患者等への説明・理解度・受容状況を確認しながら進めることです．そのためには，病棟内で医師，看護師，リハビリスタッフ等のメディカルスタッフ含めたチームカンファレンスが必要です．

　カンファレンスは，患者に必要な在宅療養の準備・調整を理解したうえで，効率的に進めるために退院調整部門と協働で行います．すでに，患者に関わっていた在宅チームや介護施設等のスタッフは，この時期から一緒に相談しながら進めていきましょう．

■ 毎週1回，包括的・時間軸で「目指す方向性」を
　チームでカンファレンスしましょう！

　病棟では，看護師は日勤と夜勤を繰り返しながら勤務しています．入院日数が短くなるなか，時間軸で患者を把握することが困難な状況にあります．とくに退院支援に関する情報収集やマネジメントでは，包括的に，かつ時間軸で患者をとらえることが求められます．

　日々のカンファレンスに加えて，週1度のペースで「退院支援カンファレンス」「方向性検討カンファレンス」を始めてみましょう．

　2人でもカンファレンスは可能です（図1）．話し合い，どう行動するか，考える場をもちましょう．医師やリハビリチーム，多職種を入れないと話し合うことができないわけではありません．まずは看護師チームで課題を整理して，必要時，医師や多職種と相談するカンファレンスを企画することでもよいでしょう．

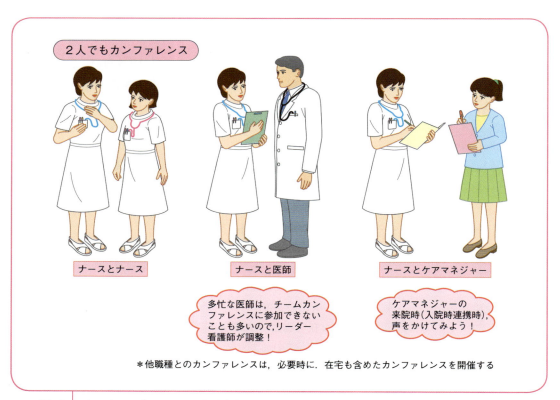

図1　チームアプローチの方法例

院内の効果的な支援体制を構築しよう

　退院支援が必要な患者は減ることはありません．すべてを退院調整部門が対応することは不可能です．もちろんいきなり病棟チームが自立して退院支援ができるかというと，それも難しいでしょう．

　病棟は医療現場であるということ，そして何より看護師は点で動いています．病棟ではケアコーディネータ機能を誰が担っているのか，見えにくい現状もあります．

1 病棟が自立して退院支援を行える場合

　筆者は，週1回の「退院支援カンファレンス」で，病棟が自立して退院支援を行えるように，患者についてアドバイスをしたり，必要時，在宅チームとの連絡をサポートしたりして病棟の自立を支援してきました．看護部のシステムができてくると，3年目には次の3つのタイプで自立できるようになります(**表2**)．

　診療科によって，退院調整の経験が少ない病棟の場合は時間もかかりますが，病棟看護師に求める「退院支援＝意思決定支援・自立支援」を，常に意識してアプローチしましょう．

表2 | 自立して退院調整できる病棟チームのタイプ

Aタイプ：患者・家族のセルフケア能力も高く，退院指導を行うことでほかの支援を介入する必要がない場合(外来との継続看護)
Bタイプ：すでに公的サービスを利用しており，患者・家族が連絡をとることで，病棟ナースが直接連携して支援できる場合
　　　　　例1)訪問看護ステーションと直接連絡できる場合
　　　　　例2)患者・家族がケアマネジャーに連絡でき，入院前と大きく変わらずにサービス再開が可能な場合
Cタイプ：新規で公的サービスを利用することになるが，患者・家族が自分で調整可能な場合
　　　　　例1)住宅改修やヘルパーによる生活支援の利用のみが必要で，患者・家族が直接地域包括支援センターに連絡し調整可能な場合

2 退院調整部門が調整したほうが効率的な場合

　この場合は，退院調整部門の設置の有無や体制によります．退院調整部署が調整したほうが効率的な場合もあります．

①すでにサービス利用しているが，今回の入院で調整必要な場合や複数サービス・複数制度の利用で調整が複雑な場合
②新規で公的サービスの利用が必要と判断し，患者・家族は迷っている場合
　　たとえ，患者・家族は自宅退院への不安があっても，専門部署がかかわることで在宅復帰が可能になることも多いので家族への助言からでも依頼する

③多くの診療科・疾患をもっている場合

患者・家族に提示する以前にコンサルテーションとして依頼を出し，退院の方向性を一緒に検討する．患者・家族への退院に向けたインフォームド・コンセントの場面に同席して支援開始する形での依頼

3 看護管理者・調整部門の視点

　病棟チームと退院調整部門とが，一緒に「退院支援カンファレンス」で議論していきます．病棟が自立して対応できる事例も，この時間にフォローをします．「何か困っていることない？」のひと言から，「何でも聞ける，どう考え，どう動くのかが見えてくる」アドバイスへとつなげていきましょう．

　また，入院時は「退院支援不要」と判断された患者が，入院中の経過でADLやIADLが低下していたり，医療管理が自分では実施できないことも出てきます．入院患者一覧の入院日数を見ながら再評価する方法や，「重症度，医療・看護必要度」をもとに，A項目が低いにもかかわらずB項目が高いために入院が継続している場合など，「気づく」「考える」ことをカンファレンスで実施していきましょう．

　退院支援カンファレンスは，まさにマネジメント過程が見える場面です．医師との協働や多職種・他部門との協働等，管理者でないと解決の糸口が見えないこともあります．管理者の視点で参加して，スタッフの声から，退院調整部門の声から，多くのヒントを見つけてみましょう．そして，院内，地域も含めたしくみづくりや必要な教育体制を整えていきましょう．

まとめ

　入院や，提供される医療によって，患者の人生や望む暮らしを遮断していませんか？患者の入院前の暮らし（在宅療養情報）を知り，入院目的や治療内容といった医療情報から，退院支援の必要性を予測・判断して，必要な支援の提供を計画していきます．

　退院について入院早期に判断できる場合は少なく，治療経過やリハビリの経過を見ながら，適時・適切な病状説明を行い，患者・家族と方向性を共有し，療養環境の準備・調整を進めていきます．そのような支援を退院調整部門だけで提供することは不可能です．院内チームが効率的に協働するためのしくみを構築していきましょう．

コラム　病棟看護師の役割

　治療経過や医師からの病状説明といった患者・家族にとっての「節目」には，患者・家族の意向や不安を受け止め「退院に向けたアセスメント」を正確に実施すること，情報を聴きとる対話の場面を活かして，患者・家族とともに，「一緒に退院後の生活を組み立てていきましょう」という看護介入が重要です．

　そのうえで，在宅ケアに詳しい部門という役割で，退院調整看護師・MSWの紹介ができれば専門的介入を入れながら支援することができます．

　自分たちの診療科で発生する退院支援の特徴を知識としてもつことで，在宅に向けた情報収集や患者・家族への情報提示を自立して実施することも可能となります．

コラム　退院調整看護師の役割

　退院調整看護師に求められる知識と役割には，次のようなものがあげられます．

①在宅ケアの知識（介護保険等制度の知識・訪問看護に関する知識・在宅医療に関する知識）

　地域の社会資源を把握し，患者に必要なサービスへのマッチングができる

②患者・家族との対話する能力「合意形成」

　不安や想い・意向を受け止めながら専門家としての助言ができ，患者・家族が自己決定できるサポートを行う．倫理的視点をもっていること

③院内のMSWも含めたチームメンバー，院外の関係者，行政窓口等との連携を行い，患者・家族を中心にチームケアがマネジメントできる

④院内の医師，メディカルスタッフも含めた「在宅療養移行支援」の，院内システム化を実現するためのイニシアチブが取れる

引用・参考文献
1）高橋紘士ほか編：地域連携論 医療・看護・介護・福祉の協働と包括的支援．オーム社，2013
2）医療経済研究・社会保険福祉協会医療経済研編：チームで行う退院支援 入院時から在宅までの医療・ケア連携ガイド，中央法規，2008
3）宇都宮宏子ほか編：看護がつながる在宅療養移行支援 病院・在宅の患者像別看護ケアのマネジメント，日本看護協会出版会，2014

第2章 退院支援の実際

2 意思決定支援と方向性の共有

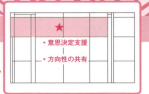

入院時から退院までの意思決定支援 基本編

原田 かおる

ポイント

★ 入院時から48時間以内には，患者・家族が病状や入院をどう受け止めているかをとらえ，得られた情報から治療が生活に与える影響を予測し，支援内容をイメージする．また医師からの治療に関するインフォームド・コンセントに同席し，患者・家族の医師を伝えられるよう支援する

★ 治療の選択・方向性決定の時期には，①患者・家族の意思を確認する，②院内の医療者間での治療方針・今後の方向性の一致を図る，③今後の方向性の選択肢を提示し医療チームで意思決定のプロセスをたどる，などの支援を行う

★ 治療開始から安定期・退院に向けての調整期間には，①患者の変化に伴う患者・家族の意思の揺れに寄り添う，②患者・家族の生活スタイルの尊重，③地域の関係職種を交え患者・家族の意思を共有し引き継ぐ，などの支援を行う

退院支援における意思決定支援の必要性

　退院支援は何のために，誰のためにすることなのか．ふと，このような思いが浮かぶことがあります．退院支援がシステムとして動くなかで随分少なくはなりましたが，まだ患者や家族から「病院から追い出される」という声を聞くことがあります．当事者である患者・家族の立場に立ってみると，入院したその日から退院や次の療養場所についての話がもち出され，退院に向けての支援が段取りよく進められるなか，そのように思われるのも無理のないことなのかもしれません．
　退院支援は在院日数の短縮化が促進されるなかで生まれたという背景をもち，もちろ

ん経営上必要なことではありますが，退院支援は病院のためにあるのではないということ，次の療養先探しが目的ではないことを私たち退院支援に携わるものは見失わないよう，心に留めたいものです．退院支援の目的は当事者である患者とその家族が，住み慣れた地域で自分らしく豊かに暮らし続けることにあります．そして，そのためには入院早期の治療の選択の場から，これからの生活についてどこで，どのように暮らしていきたいかを自らが考え，選び，行動していくことが必要です．

　とくに患者・家族の最も近くにいて，生活の視点で医療をとらえることのできる看護師は，常に患者・家族が納得し自らで意思決定しながら進められているかという視点を大切にし，患者・家族の思いを引き出す役割をもっています．そして必要な情報をタイミングよく適切に提供できるよう，院内の多職種につなぎ，院内多職種で意思決定を支援していきます．そのためには各看護職が意識を高くもち，交替制勤務で多忙な業務のなかでも看護チームで継続して支援できる看護チーム間の連携，そして院内多職種が有機的に連携するしくみづくりが必要となります．

入院から退院までの時期別・意思決定支援と方向性の共有

　では，退院支援のプロセスに沿ってどの時期にどのような意思決定の支援，方向性の共有を行っていくのかを，『東京都退院支援マニュアル』の「退院支援・退院調整フロー図」（p9）に沿ってみていきましょう．

1 入院時から48時間以内

■ 患者・家族の受け止め，思いが意思決定の"要(かなめ)"

　急性期病院に入院となった患者は，なんらかの治療が必要な状態にあります．患者はどんな思いでいるのでしょう．**患者・家族が病状をどのように受けとめているか，そしてこの入院に対する思い，これからの療養生活についてどのように考えているのかという情報は，今後の治療方針や療養場所の選定における意思決定において要(かなめ)となります．**

　たとえば，「誤嚥性肺炎を繰り返すため経腸栄養への変更を医師から勧められ，肺炎治療と胃ろう造設の目的で入院となったが，十分に納得できていない」「がん性疼痛のコントロール目的で入院した患者自身が，痛みだけとれれば1日でも早く自宅に戻り在宅で最期を迎えたいと話している」または「患者の身体の汚れ具合などから在宅での介護が限界にあるのではないかと読み取れる」など，入院直後の患者・家族の思いや意思を知ることから，次の支援の方向性や迅速さが求められるケースか否かの判断につながります．

　入院時の状態や情報から一歩踏み込んで患者・家族のこれまでの状態，そしてこれからどう暮らしていきたいかという思いを聞くこと，そして自施設の特徴から場を移さざるを得ない可能性があることを伝えつつ，一緒に考えていきたいという姿勢を伝えまし

ょう．入院直後でまだ先の見えないなかでも，患者・家族にとってはその説明を受けることで心構えができ，これからさまざまに繰り返される意思決定の準備となるでしょう．病院の特徴を伝え，ともに考える姿勢を見せることがすでに意思決定支援の第一歩だと考えます．

■ スクリーニングのチェックで感じたことを信じる

　実際にはこれらのことは入院直後という慌ただしいなかで行われることになりますが，入院時の退院支援のスクリーニングのチェックをするなかで，看護師自身が「このまま帰れるかな」「これは早く動いたほうがよさそう」などと感じたときには，その直感を信じましょう．そして，看護チーム，退院支援部門，そして主治医にそのことが伝えられたなら入院目的であった治療の方向性が変わるかもしれません．

　そのためにも入院時に医師から治療に関するインフォームド・コンセント（IC）には同席し，患者・家族の意思が引き出せるよう支援できることが望ましいと考えます．そして看護チーム内でその情報を共有し具体的な退院支援へと進めていきましょう．

❷ 入院時から治療の選択，方向性決定の時期

■ この時期の意思決定はその後の生き方にも影響する

　この時期は，いわゆる生活の場に帰るためのチームアプローチがスタートする時期です．入院早期となるか，治療がある程度進み退院が見えてきたころとなるかはケースごとに異なります．先の例のように胃ろう造設に納得ができていない場合には，治療が行われるまでに追加情報を得ながら医師と情報を共有し多方面からチームで考えることが

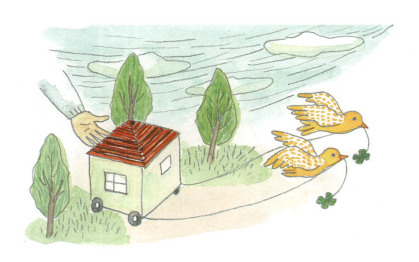

必要でしょう．また，がんの終末期で痛みさえとれれば一刻も早く家に戻りたいと願っている場合には，入院初期段階で情報が共有され，関係職種が一丸となって早急に支援・調整することが必要となります．

　この時期の意思決定はその後の患者・家族の生活の質や療養先の選択にも影響し，ひいては生き方をも変えてしまう可能性を秘めています．たとえば最期は自宅で過ごしたいと願っていても支援にとりかかることが遅くなった場合には，その願いは叶えられず，本人にとっても家族にとっても悔いを残すことになるかもしれません．また，治療の選択時に医療者から，その治療を受けることでの生活や介護への影響の説明が十分でなく，その先の在宅介護が危機的なものとなった報告[1]もあり，急性期病院における支援の重要性が指摘されています．

　治療の決定時に側にいる看護師には，この時期の意思決定支援の重要性を認識し，個々の感受性を高くして声をあげ，そして医療チーム全体で考えていけるように支援してもらいたいと考えます．このようにいうと「治療方針は医師が決めるもの」「忙しいなかでそこまでは無理」という声が聞こえてきそうですが，超高齢の患者にどこまでも高度な治療が施され，家族が「こんなはずではなかった」となげく姿に「これでいいのだろうか」と感じたり，医療処置が増えたことで療養場所の選択肢が狭まり，転院先探しに奔走することになる前にすこし立ち止まって考えてみてください．この時期に患者・家族の思いに向き合い，一歩踏み出して声をあげることでこのような状況を防げるかもしれません．そしてその勇気ある一歩こそが本人・家族の意思を支えることになると考えます．

■ **本人・家族の意思の確認**

　では，どのように本人・家族の意思を確認していけばよいでしょうか．「医療に関する初期アセスメントシート」(p223)，「ケアに関する初期アセスメントシート」(p224)に沿ってみていきます．

　初対面の看護師から，いきなり「これからどのように生きたいですか」「今回の治療に望むことは何ですか」と尋ねられ，本心を語る人は少ないのではないでしょうか．まずは対象である本人・家族が現在どのような状況にあるのかという全体像をとらえ，イメージすることから始まります．「医療に関する初期アセスメントシート」の「2．患者・家族への説明内容・理解・受け止め状況」を知るために，まずは「**1．病状確認・治療方針・今後の予測**」をざっくりでもよいので把握することが先決です．

　今回の治療で回復は可能なのか，予後の予測はこれまでの経過からどの病期にあるのか，ということをイメージしたうえで，今回の治療が生活に与える影響を予測し，患者や家族が望む生活と治療を受けることで変化するであろう生活とのズレはないかをアセスメントしていくことになるからです．これらの情報は本人・家族と面接をして得ることも効果的ですが，患者本人には清拭や処置など日々のケアのなかで「気がかりなこと」や，「退院したら何をしたいと思っているか」「どんなお手伝いをしてもらいたいと思っているか」など，何気ない会話のなかから本心が語られることも多くあります．

　面と向かうと，家族への気兼ねなどから自らの意思を表明しようとしない高齢者も少なくなく，それぞれの看護師との会話のなかから患者の真意が見え，それらが本人の意

思を代弁する情報となることもあるでしょう．また，入院からの短い期間だけでその人の思いや考えをすべて引き出すことには限界があるということも認識し，介護保険サービスを受けていたり，訪問看護を利用されている場合には，担当ケアマネジャーや訪問看護師から情報を教えてもらうことで，これまでの状況や思いを描くことにつながります．

■ 院内の医療者間で治療方針・今後の方向性の一致を図る

　情報を得て，支援についての課題がある程度整理されたなら，関係する医療職間での治療方針・今後の方向性の統一を図ることが必要です．筆者の経験上，この方向性の統一のための話し合いが行われると，医療チーム全体が力を合わせることができ，難渋ケースであってもその後の退院支援がスムーズに進みます．逆にここで医療者間の方向性が定まっていないと，調整の最終段階でひっくり返され振り出しに戻るという，調整者としては悲しい結果となることもあります．おそらくこの場面が，**患者を治癒させることを中心にとらえる医療モデルから，患者を生活者としてとらえ生活に軸足を置いた医療の選択へと転換させる**ために必要な場であるからではないでしょうか．その思考の転換のために，急性期医療の慌ただしく多忙ななかで，すこし立ち止まって考える時間をもつことが必要なのだと思います．

　ここで話し合いの軸となるのは，本人・家族がこれからどのように暮らしを続け，どのような医療を受けたいと望んでいるかということです．そのために本人・家族にとっての最善の医療の提供，支援は何かということを考え，選択肢を見出すためにそれぞれの職種が得ている情報を合わせて話し合います．ケースによっては「治療をしない」という選択肢があがる場合もあり，「治療をすること」，「しないこと」それぞれのメリット・デメリットを，身体・生活の影響などにまで広げてイメージし，整理することが必要です．

　とくに高齢者は個別性が高く価値観も多様であるため，多角的に情報を集めさまざまな選択肢について検討をし，総合的に判断をするという姿勢をもつことが大切です．看護師には，医療者主導の決定とならないよう患者・家族の望む生活を軸にこれまでの経過，現在の病態と今後の予測的な経過，治療によって変化する生活や介護状況等を描きながら，本人・家族にとっての最善となる選択肢が見いだせるよう調整役となることが求められるでしょう．お互いがもっている知識を伝えあいながら，合意していくプロセスによって，本人・家族にとっての選択肢がみえてきます．

　この方向性の統一のための手段としては，多職種が一同に会するカンファレンスの開催が最も効果的ですが（**表1**），多忙ななかでの時間調整は簡単なことではありません．多忙ななかでも実施できる，各施設の特徴に合わせた体制づくりが求められます．

■ 今後の方向性の選択肢を提示し医療チームで
　意思決定のプロセスをともにたどる

　医療者間で話し合った客観的事実をもとに，今後どのように病状が経過していくのか，それぞれの選択肢が今後の生活に与える影響を共有したうえで，本人・家族自身が意思決定できるようともに意思決定のプロセスをたどります．

　本人・家族にとっては医師から提示される治療の選択が，その後の生活にどのように

表1 方向性の統一のための医療者間カンファレンスの内容

- 多職種間での情報の共有
- 退院に向けた課題,必要な医療・介護を明確にする
- 方向性の選択肢を挙げ、そのメリット・デメリットについて整理
- 具体的な支援方法のあらましを決める(役割分担・タイムスケジュール)

　例)・医師・看護師同席で本人・家族へのI.C
　　　・地域の関係職種から追加情報を得る
　　　・地域の関係職種参加による方向性決定のためのカンファレンス開催　など

影響を与えるかということはなかなかイメージできるものではありません.それぞれの選択肢について,身体への影響,今後の生活への影響など具体的に,その治療をした場合,しなかった場合を含めての情報を十分に伝えたうえで,患者・家族自身が選択できるよう支援します.看護師としては,患者・家族それぞれの思いや感情の揺れに沿いながら,本人・家族が理解できる言葉を選び,治療や病状の変化に伴う今後の生活の変化について補足説明をしながら,本人・家族が判断できるよう支援することが求められます.

また,在宅でのサポート体制や療養場所の特徴など,具体的な情報提供や経済的な相談なども医療者間で役割分担をしながら十分時間をとって,本人・家族が決断できるよう支援していきます.ときに,本人と家族,または家族間で意見が分かれ,一向に話し合いが進まないということもあります.医療者は「家族間で意見をまとめてきてください」と伝え,家族のことは家族だけで解決してほしいと思いがちですが,その際には家族間で話しをすることで,患者・家族にとっての最善の方向性を見いだすことができるかどうかを見極めることも大切です.家族だけでは難しく,支援が必要だと判断したなら,家族間で話し合う場を設け,意見を集約し方向性を見いだす手伝いをすることも大切な意思決定への支援となるでしょう.

また,入院前に在宅サポートを受けていたり,施設で過ごされていたりした場合には,これまでの暮らしぶり,介護状況,その人となりなどは,担当ケアマネジャー,訪問看護師,在宅医など地域の関係職種がよく理解しており,患者・家族にとって支えになります.治療方針の決定に伴う療養場所の影響等を含め,地域の関係職種を交えた今後の方向性の話し合いを積極的に進めることをお勧めします.

このように,患者・家族がどこでどのように暮らしていきたいか,という思いを軸に話を進めるなかで,その結果として退院後の療養の場を在宅とするか,転院,施設とするかが選定されることになります.医療処置の内容や家族の事情,経済的な状況,地域の資源などによって療養の場が限定されるという現実もありますが,それらの事情も含めて,折り合いをつけていきながら,患者・家族の決定を支えるという姿勢が必要です.

❸ 治療開始から安定期／退院に向けての調整期間

■ 状態の変化に伴う本人・家族の意思の揺れに寄り添う

　この時期は患者・家族が望む生活に向けて，治療経過に伴う状態の変化をみながら具体的に支援を進めていく時期です．がんの終末期でできるだけ早く自宅に戻りたい，と願う場合などは，早期に支援・調整を進めていきますが，状態は刻一刻と変化していきます．

　その状態の変化のなかで，家族は「病院にいたほうが本人にとって楽かもしれない」「この状態で家で看れるのだろうか」「やはり病院で過ごしたい」と気持ちが揺れることも多くあります．本人にとっても家族にとってもこれからの生活の変化を伴う大きな決断であり，不安な気持ちになるのは当然のことだと受け止めましょう．

　看護師は本人・家族の気持ちを十分に聴き，そのときどきで必要な情報を提供しながら，不安や迷いなどの揺れに付きあいながら意思を支えていきましょう．状況によっては方向性を変更し，病院での最期を過ごすことを選択することも可能だということも告げ，柔軟な姿勢で支えていきましょう．

■ 本人・家族の生活スタイルの尊重

　高齢者の退院支援において，退院調整看護師が難しいと感じていることのなかに，「高齢者は在宅サービスの利用において，こちらが必要だと判断してもさまざまな理由から，利用を拒むこともあり，拒む理由を探りながらアプローチすることがとても難しい」[2)]ということがありました．私たちは，このサービスを利用すれば，もうすこし安全に快適に暮らせるのではないかと考え，介護保険サービスや訪問看護などの利用を勧めますが，価値観や事情はさまざまです．生活スタイルは人それぞれ多様であるという意識をもち，その思いを尊重する姿勢をもちましょう．

　サービス利用を拒む理由は何なのかということを考えながら，情報が足りなければ提供し，信念なのであれば尊重するなど，本人・家族の価値観やニーズを受け入れながら，患者・家族が選択し自己決定できるように支援していきましょう．また，**入院中に必要なサービスを完璧に整えようと思いがちですが，本人・家族の意思を大切にしながら，在宅で時間をかけて整えることが必要な場合もあります．**担当ケアマネジャー，訪問看護師などと状況を共有し引き継ぐことも1つの方法です．

　病院で行っている医療処置やケア方法を在宅仕様へのアレンジすることにおいても，その人がどのように暮らしていきたいかを軸に考えることがベースになることは当然のことです．たとえば，在宅中心静脈栄養法における輸液の時間設定では，「昼間は自由に孫と遊びたいから，夜寝ているうちに点滴を落としてほしい」，逆に「夜はぐっすりと眠りたいので昼間を選ぶ」など人それぞれの生活スタイルを尊重し，それが可能か否かを多職種と話し合いながら，医療者の視点でアレンジすることが求められます．

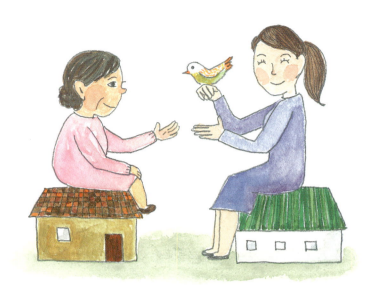

■ 地域の関係職種を交え本人・家族の意思を共有し引き継ぐ

　地域の関係職種に病院に来てもらい話し合う，いわゆる「退院前カンファレンス（退院時共同指導）」については，病状や具体的な支援内容などを引き継ぐ場である，という印象が強いかもしれません．もちろんその目的もありますが，**この場は患者・家族の意思を引き継ぐ重要な機会だということを十分認識していただきたいと考えます**．本人・家族が在宅もしくは施設等でこれからどのように過ごしたいか，どのようなプロセスをたどりこの結論に達したのか，という患者・家族の意思決定のプロセスと導き出された結果を共有し，これからその思いを引き続き支えてもらえるよう託します．

　この場での調整役はこのことを意識して，本人・家族がこの場で自分たちの意思を再確認しながら納得し自らの言葉で伝えられること，迷いや心配なことがある場合には率直に伝えられるよう調整する役割をもちます．本人・家族のなかには関係職種が一同に会し，自分たちのために時間をとって話し合っているというだけで，感激の気持ちを表される人も多くおられますが，その一方で，大勢のなかでかなり緊張が高まり，思うように気持ちを伝えられないということもあります．

　看護師にはそのような本人・家族の思いを察し，自分たちの言葉で伝えられるよう支援することが求められます．本人・家族の意思が次の療養場所の関係者に受け止めてもらえ，引き続き支えてもらえるように，しっかりとバトンタッチしましょう．

＊

　以上，入院から退院までの各時期に沿って本人・家族の意思決定支援・方向性の共有についてお伝えしてきました．いずれの時期においても軸は，「**本人・家族がこれからどのように暮らしていきたいかを支えていくこと**」であることが伝わったでしょうか．しかし，在院日数が短いなか，また，高齢化が進み，退院支援の対象が多様で個別性の高い

存在である高齢者であることが多く，実際には苦慮する場面は多々あります．筆者もこれまで退院調整看護師として急性期病院で実践するなかで，多くの困難にぶつかり，現在も同様に難しさを感じています．そのようななかで筆者らは，退院調整看護師に高齢者の退院支援において何が難しいか，という調査を行いました[2]．

次に，やらなければいけないとわかっているけれども，とくに難しい高齢者の退院支援において，高齢者の意思決定を支えるためにどのようなことが難しいのかという現状を紹介し，ヒントになるのではと考えることについてお伝えします．

退院支援における高齢者の意思決定支援の難しさ

高齢者の退院支援における困難の内容としては，図1のように多様な高齢者とその家族の個別性をとらえた支援，関係職種との連携・協働，地域の資源や支援体制が不十分な状況での調整があり，さらに，短い期間での調整が困難の状況として示されました．そして，この調査において，退院調整看護師のほとんどが事例を通して困難を語り，「ほんとにこれでよかったのか悩む」「これが正しいってことは絶対ないし，そこが難しい」と語り，高齢者にとっての最善の支援を模索しながらも【これでよいという確信がもてない】という本質的な困難感を抱えたまま支援・調整していることが明らかとなりました．

意思を確認したくても多くを語らない，もしくは身体機能の低下や認知機能低下によ

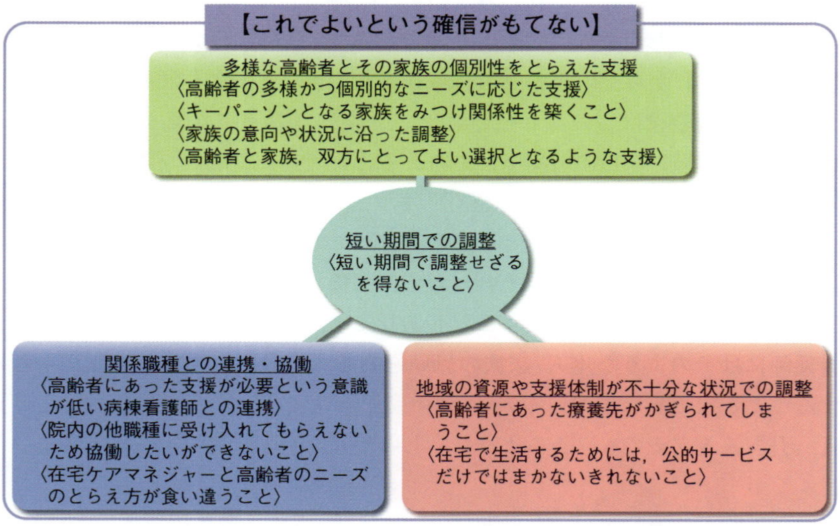

図1　急性期病院の退院調整看護師が感じている退院支援における困難

原田かおるほか：急性期病院の退院調整看護師が感じている高齢者の退院支援における困難．日本老年看護学会誌 18（2）:67-75, 2014.より一部改変

って意思表示が難しく本人の意思がわからない，身体機能に個人差があり病状の予測が立ちづらいなかで治療や療養先を決めることが難しいなど，本人・家族，双方にとって最善の道は何かと悩みながら判断し，支援・調整をしたあとでも「これでよかったのかわからない」と悩み続けていました．

このように高齢者の退院支援の困難の本質は，さまざまな困難のなかでやりきらざるを得ない，倫理的な判断を迫られるなかで生じているものでありましたが，言い換えると，退院調整看護師が高齢者の最善の支援を模索しているからこそ生じるものだといえると考えられます．高齢者の退院支援は「簡単」「悩まない」と感じているならば，それはもはや「早期退院が目的」の退院支援であるのかもしれません．退院支援は倫理的判断が求められ，不十分な資源や環境のなか，短期間で調整を迫られる，実は難しくて当然なのかもしれません．

そのようななかで，どのように考え，支援を進めていくことができるのか，ヒントになる考え方や事例を紹介します．

当事者である高齢者の意思をどうとらえるか

1 本当に本人が意思を表明できないのか？

身体機能の低下や認知機能低下によって言語的な意思表示が乏しい場合，本人の意思をとらえることはとても難しいことです．また，本人が語れない場合には家族が代理決定を求めることになることが多くあるでしょう．しかし，ここで立ち止まって考えてほしいことは，本当に本人は意思を表明することができないのか，ということです．実際には退院における決定において，家族の決定が先行し多くの高齢者が関与させてもらえていない現状[3),4)]があるとの報告もあり，当事者である本人には尋ねられもせず，どう思っているのかということさえ考えられず，家族が代理決定するということが多いのではないでしょうか．

本人の意思を確認しないことは，高齢者のもつ自己決定の権利を奪っていることになります．認知症があるから，超高齢者なので，などと高齢者をひと括りにとらえて，「何もわからない人」というレッテルをはり，本人の意思を確認することを諦めてはいませんか．まずは，その人がわかる言葉を選び，理解できるよう問いかけ，どう考えているのか，どう感じているのかを日々のケアのなかで問いかけ，引き出す努力をしてみましょう．

難聴で聞き取りづらいのであれば，聴き取りやすくなる手法や環境調整の工夫など，できることはたくさんあります．答えは高齢者自身がもっています．その人自身に向き合い，対象の気持ちに思いをはせ，その人本来の姿を見出したいという思いをもつことから支援がみえてくるでしょう．

> **事例：認知症をもつ 80 歳前半の女性の願い**
>
> 　この方は夫と二人暮らしでしたが，認知症の進行とともに介護量が増えたため，夫は妻の施設への入所を考えていました．しかし本人の気持ちを思うと踏み切れず，悩んだ末に在宅介護継続を選ばれました．
>
> 　その退院前カンファレンスの際，ご本人は笑顔で在宅での準備について聞いておられましたが，最後に笑顔で，「この人（夫）が大変になったら，私が入る施設はありますか」と尋ねられました．夫は認知症をもつ本人がそんなことを考えられるとは思っておらず尋ねたこともありませんでした．驚きとともにご本人の真意を知ることによって，気持ちが軽くなり，次の療養の場を準備しつつゆとりをもって暮らすことができるということにつながりました．
>
> 　同席していた私たちもとても驚き，感動しましたが，一方で認知症ということで本人の気持ちを確認することを諦め，引き出せていなかったことに気づかされました．

❷ 高齢者の意思を推しはかる支援

　高齢者が認知症によって状況の理解ができなかったり，自らの意思を伝えることができなかったりする場合であっても，**その治療や療養場所の決定は当事者である本人が何を望むのかが要となります**．そのため，高齢者の意思を推しはかりながら，ご本人の意思をご家族とともに推しはかっていく支援が必要となります．ご家族が代理で決定するのではなく，**ご家族はご本人の意思の代弁者の役割という姿勢**で支援をしましょう．

　長江[5]は，急性期病院の退院支援において，エンド・オブ・ライフケアという考え方を看護実践に生かすことが必要であるとして，そのために看護の立場ではその人のライフ（生活や人生）に焦点をあて，その方の人生の軌跡を描くことの重要性を示しています．「ご本人がもし話せたとしたら，十分に理解し判断ができたとしたら何と言われると思いますか」と家族が代弁できるよう問いかけ，これまでのご本人の生き方，価値観，どのような信条を持っていたかなど，病気の経過だけではない現在にいたるまでの生き方，暮らしぶりを問いかけ，語っていただきながら，本人はどのように考えるだろうか，という意思を推しはかっていく支援ができると考えます．

＊

　日本看護協会は，「高齢者の意思決定の支援」のなかで考えられる方策のポイントをあげています[6]．当たり前のことのように思えますが，いま一度自己のケアの振り返りとして参考にしてください（**表2**）．

表2 高齢者の意思決定の支援　考えられる方策

高齢であることで，本来誰もが持つ患者の権利をわずかでも脅かされることがあってはならない．その最たるものが，意思の尊重である．高齢を理由に判断能力が問われることは当然なく，抱える疾患名や日常生活の介助の有無で短絡的に判断能力を判断できるものでもない．高齢者が何を望むのかが要となり，そのための方策は以下のようにまとめられる．

1	一般的なインフォームド・コンセントへの留意点に加え，高齢者の視聴覚機能や話す速度等の加齢の変化に対する環境整備への配慮など，高齢者の状態を十分にアセスメントすることが不可欠となる．低めの声にゆっくりとしたテンポで話すと伝わりやすく，雑音にも配慮し注意を集中できる環境を用意する．患者が理解できる説明を行うことは医療者の義務であるが，とくに高齢者に対しては，理解能力を問う以前に，説明する側の説明能力を高め，わかりやすい説明を心掛けることが重要となる
2	高齢者の意思は，信頼関係を築き，意思を表出しやすい環境を作っていくことで引き出される．高齢者の価値観や生きてきた時代背景にも配慮し，安心して希望を伝えられるよう支えることが必要である．また，意思は変化することを念頭に置き，一度聴いて満足せず，状況の変化に応じて確認していくことも欠かすことはできない
3	高齢者の意思がいつでも確認できるとはかぎらない．どのような医療（あるいは終末期）を望むのか，早い段階から本人の意思を確認しておくことが必要である．また，家族が代弁する場面が多くなることに備え，早い段階から，家族と本人から意思を確認するシステムや家族への説明が必要である．すでに確認が困難な場合，もしくは家族がいない独居の高齢者の場合は，関係する人たちと高齢者の人生観や価値観を十分に情報共有し合い，高齢者の"最善の利益"を考え，合意を形成することが必要となる
4	家族を自分のこと以上に思いやる高齢者にとって，家族の苦労はできるだけ回避したいものである．医療を受けることがどのように家族に影響するのか，家族を支援するさまざまなサービスについても説明できること，あるいは，多職種と連携することでその役割を果たすことも，ひいては高齢者の意思を尊重することにつながる

日本看護協会：高齢者の意思決定の支援　考えられる方策．看護実践情報　看護倫理．日本看護協会ホームページ
http://www.nurse.or.jp/rinri/basis/shien/　より引用

人工的水分・栄養補給法（AHN）をめぐる本人・家族の意思決定支援

　退院支援の困難のなかで，私たちが悩む問題の1つになんらかの理由で飲食できなくなったときに，人工的水分・栄養補給法（AHN：artificial hydration and nutrition）を導入するかどうかというものがあります．退院支援においては胃ろう造設が施設入所や転院の条件となる現状もあり，栄養管理方法の選択が療養場所の決定に影響し，支援において本人，家族双方にとってよい方法の選定の難しさがあります．

　2012（平成24）年，日本老年医学会から「高齢者ケアの意思決定プロセスに関するガイドライン」[7]が発表されました．これは臨床現場での医療・介護・福祉従事者がAHN導入をめぐって適切な対応ができるように支援することを目的として作成されたガイドラインです．このガイドラインは，本人・家族と医療者とのあいだで双方向のコミュニケーションをとり適切な意思決定プロセスをたどることができるようにガイド（道案内）するもの，とされています．

　このガイドラインが提示する意思決定プロセス（**図2**）は，厚生労働省の「終末期医療の決定プロセスに関するガイドライン」[8]における次の点を踏襲していると述べています．

　① 医師（主治医等）が単独で決定をするのではなく，医療・ケアチームとして対応すべき

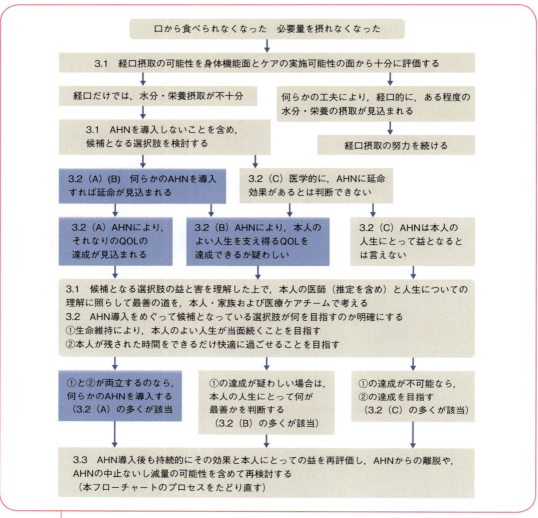

図2　人工的水分・栄養補給の導入に関する意思決定プロセスのフローチャート
日本老年医学会編：高齢者ケアの意思決定プロセスに関するガイドライン—人工的水分・栄養補給の導入を中心として
2012年版，p6，医学と看護社，2012より引用

② 本人・家族とコミュニケーションを通して合意を目指すというプロセス
③ 「何をしてよい，何は悪い」というようなしかたでことの是非を判別するのではなく，適切な決定プロセスをたどって選択にいたることが肝要である

　高齢者が食べられなくなったときに，経腸栄養にするのか，高カロリー輸液にするのか，自然な経過に委ねるのか，という選択肢だけを提示し，家族に「考えてきてください」と告げるだけではないということが示されています．これらのガイドラインやツールに道案内をしてもらいながら，医療者間，そして本人・家族と話しながら，意思決定のプロセスをともにたどり，本人・家族にとっての最善の治療の方向性を導き出すことが必要だと思います．

まとめ

　急性期病院の多忙な業務のなかで,「このような意思決定支援は理想であって,やりとおすことは難しい」という声が聞こえてくるような気がします.確かにさまざまな理由からそう簡単なことではないでしょう.しかし,何度も繰り返しますが,意思決定なき退院支援は単なる「早期退院が目的」の支援です.すこし視点を変えて一歩踏み出すこと,そこから始めてみましょう.

　日々の業務に流され,効率性重視の退院支援になりそうなときにちょっと立ち止まり,「退院支援は何のために,誰のためにすることなのか」,と自らに問いかけ,仲間,医療チーム間で支え合いながら取り組んでいくことで,すこし光がみえてくると確信しています.

事例　誤嚥性肺炎の治療方針,療養の場の意思決定支援 ── ガイドラインを道案内に ──

事例招介

- Bさん,90代後半/女性　● 3年前より施設に入所中　● 誤嚥性肺炎の既往あり
- 家族とは死別　● 成年後見制度を利用

入院経過▶

　施設で転倒し大腿骨頸部骨折の手術目的で入院.術後2日目に脳梗塞を発症.生命の危機は脱し経口摂取が開始となったが,誤嚥性肺炎を繰り返す状態であった.嚥下機能評価の結果,加齢を要因とする易誤嚥の状態だが食形態を工夫すれば楽しみ程度の経口摂取は可能との診断.

　このような経過のなか,主治医や病棟看護師は現状から今後の栄養補給に関する治療方針と療養の場の選定について検討されていた.

情報の整理と意思決定支援▶

　Bさんはリハビリで車椅子に乗車できるほどに回復したが,食事時間とリハビリ時以外はほぼベッド上臥床で過ごす状態.担当理学療法士(PT)は易疲労性もあり,機能的にはこの状態がゴールとの意見だった.食事摂取については,本人は「食べたい」という意思は明確で,言語聴覚士(ST)とともに安全な食事摂取を目指し,姿勢や食事形態の調整,食事時間にエネルギーを集中できるようなケア調整をし,好物のバナナを1本食べきる日もあったが,摂取途中で誤嚥し始めるなど,摂取状況のムラもあり,必要摂取量を経口摂取のみで補うことは困難な状態だった.

Bさんの意思判断力について▶

　生活のなかでの意思決定,つまり,どの洋服を着るか,座るか寝るかなどの簡単な意

思決定は可能だったが，治療の内容や現在の身体的状態の状況を理解したうえで状況を判断し，選択肢から意思を表明するという，意思判断能力は難しい状況だった．各職種で何度か説明をトライしたが，その度ごとに発言が違っていた．

関係職種の思い▶

この状態で，関係する医療職および施設担当者は以下のように考えていた．

医師：食べると再び肺炎を起こす可能性があり，それで命を落とすかもしれない．医師として患者の害になるであろう経口摂取を認めるわけにはいかない．絶食にして，高カロリー輸液での栄養補給，または胃ろう造設を選ばざるをえない．

看護師：90代後半で残りの人生を楽しく過ごしてほしい．そのためにもBさんの「食べたい」という思いを大切にしたい．でも誤嚥しやすい状態で食べることが命を短くすることにもなる．どちらがよいのかわからない．療養場所については，日頃Bさんからはほかの入所者が心配していると思うし，施設に戻りたいと何度も聞いたことがある．施設に戻ることが願いであることは確か．

施設担当者：戻って来てもらいたけど口から食べられないと困る．点滴はできないし，誤嚥の危険性があるなかで口から食べてもらうのも怖い．施設での看取りもできるが，Bさんはもともと最後まで医療を受けたいと望んでいたので，療養型病院で過ごすほうが本人にとってはよいのかもしれない．

支援の方法

医療者間で情報共有，Bさんにとっての最善を検討▶

- 院内の医療者間でのカンファレンスでこれまでの情報を共有しながら「高齢者ケアの意思決定プロセスに関するガイドライン」を参照し，フローチャートに沿ってBさんにとっての最善を話し合った．
- そのなかで「食べること」「食べないこと」についてのメリット・デメリットを出し合い，治療が療養の場に与える影響を考えながらBさんの今後のQOLに与える影響をホワイトボードに書き出しながら話し合った（表3）．

表3 ホワイトボードに書き出した内容

	メリット	デメリット
食べる	●本人の意思を尊重できる．しかし，日によって言うことが異なるので意思を尊重しているか怪しい ●食べることで施設に戻れる ●「施設に帰りたい」という意思は明確．その意思は尊重できる	●肺炎を再び起こす可能性が高い　命が短くなる．急変もありうる 　➡医の倫理上，許されるのか ●食べることで痰が増えるので食後の吸引は必須 　➡痰の吸引が苦痛を与える ●ST，ナース，施設職員がBさんが安全に食べるというケア方法を行うことが必要
食べない AHNを 検討	●肺炎を起こさず余命が延びる ●吸引の苦痛が最小限となる	●本人の食べたいという思いが尊重されない ●本人の施設に戻りたいという思いが尊重されない． 　➡療養型病院への転院 　➡慣れない場で余生のQOL低下

- 年齢的な余命の予測も加味しながら検討した結果「AHNにより，本人のよい人生を支え得るQOLを達成できるか疑わしい」という結果となり，すこしでもいいので経口摂取ができ，短期間であっても施設に戻ることがBさんにとっての最善ではないか，という結論が導き出された．

施設職員を交えて話し合い▶

施設の担当者，看護職に来院してもらい，病院の関係職種間で話し合った内容，プロセスを伝え，施設側の見解を交えながら今後の治療方針，療養場所について意見交換をし以下のように決まりました．

- その結果，Bさんの「食べたい」「施設に戻りたい」という意思を尊重し，経口摂取を継続し，施設に戻る．
- 発熱等異常時には再受診する．

＊施設職員と話すBさんの様子

その話し合いの後，施設職員と話すBさんは，まるで恋人に向けるようなはにかんだ笑顔で「帰れるんか，あんたが迎えに来てくれるんか」と喜んでいました．そのBさんの様子をみた看護師，医師は，いままでに見たことのないBさんの表情から，「あの表情が答えやね，あの笑顔のためにも一時的にでも施設に帰ることに意義があるね」と確認し合いました．

ケアの引き継ぎ▶

- 安全な経口摂取方法の伝達，レクチャー，異常時の徴候の明確化，緊急時の対応や連携方法などを確認し，退院．施設に入所された．

その後の結果

退院後，Bさんは施設で穏やかに過ごされましたが，3日後に発熱，酸素飽和度の低下を認め再入院となりました．誤嚥性肺炎の治療が施され，その後も同様のケアを継続しました．Bさんはこの入院では施設に戻りたいということを言わなくなり，穏やかに日々を過ごす様子がみられました．再度，本人も交えて療養場所の話し合いを持ち，療養型病院へ転院されました．

引用・参考文献
1) 倉田貞美ほか：胃瘻栄養を代理決定した家族介護者による在宅介護の体験．老年看護学，16（1），48-56，2011
2) 原田かおるほか：急性期病院の退院調整看護師が感じている高齢者の退院支援における困難．日本老年看護学会誌18（2）：67-75.2014
3) 佐瀬真粧美：老人保健施設への入所にかかわる老人の自己決定に関する研究．老年看護学2（1），87-96，1997
4) 佐瀬真粧美：高齢者の入退院・入退所に関する課題．老年看護学(10) 2：15-19，2006
5) 長江弘子：看護実践に生かすエンド・オブ・ライフケア　その構成要素と課題．Nursing Today28（3）：22-26，2013
6) 日本看護協会：高齢者の意思決定の支援　考えられる方策.看護実践情報 看護倫理,日本看護協会ホームページ
http://www.nurse.or.jp/rinri/basis/shien/　　より2014年11月25日検索
7) 日本老年医学会編：高齢者ケアの意思決定プロセスに関するガイドライン─人工的水分・栄養補給の導入を中心として
2012年版．医学と看護社，2012
8) 厚生労働省：終末期の決定プロセスに関するガイドライン．2007
http://www.mhlw.go.jp/bunya/iryou/zaitaku/dl/h260425-03.pdf　　より2014年11月25日検索

意思決定支援を「外来患者への支援」へ

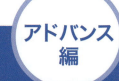
アドバンス編

宇都宮 宏子

ポイント

★ 意思決定支援は外来通院時から必要．入院前に意思決定支援をすることで通院医療から在宅医療への移行を可能にする
★ 意思決定支援は訪問看護とともに行うことが効果的
★ アドバンス・ケア・プランニング（ACP）は「病態予測に基づいた一歩先ゆく道案内」．診療所や外来で働くナースは，「気になった今後のこと」を在宅チームに発信できる．高齢者の場合は自宅や介護施設が ACP の場となる
★ ACP は早期の DNAR ではなく，これからどう生きるか，どう生ききるかを考えること
★ 意思決定支援の際に重要となる「病状説明の内容」を記録に残し，チームで共有する工夫をすることが大切

退院支援なき退院調整になっていませんか？

　2002 年，筆者が訪問看護の経験を活かして急性期病院から在宅療養への移行支援を実践したいと病院に戻ったころ，多くの医療機関では，入院期間が長期化した患者の退院調整を行っていました．診療報酬上，退院調整に対する評価がつき，在宅復帰率を求められるようになったいま，あなたの医療機関では患者目線で必要な支援を提供しているでしょうか．

　ここで，退院支援と退院調整の違いを考えてみましょう（**表 1**）．

　医療機関でチームによる退院支援を提供するためには，この 2 つの言葉の意味を理解し，外来・病棟の看護師がリーダーシップを取り，退院支援が提供できるしくみと教育体制をつくっていくことが必要です．

表 1 退院支援と退院調整

退院支援：患者が自分の病気や障害を理解し，退院後も継続が必要な医療や看護を受けながらどこで療養するか，どのような生活を送るかを自己決定するための支援
退院調整：患者の自己決定を実現するために，患者・家族の意向をふまえて，環境・人・ものを整える．社会保障制度や社会資源につなぐ

本稿では，次の3つの視点で学びを深め，自施設の現状評価と課題に向けた取り組みを進めていきましょう．
1. 生活者である外来通院時から必要な意思決定支援
2. アドバンス・ケア・プランニング（ACP）
3. 記録のあり方

外来通院時からの意思決定支援

1 「闘う医療の場」から「暮らしの場」へ

　患者の多くが，入院前は自宅やそれに代わる生活の場（介護施設等）で暮らしています．なんらかの入院医療が必要と判断され，生活の場から病院という医療提供を受ける場へ入院します．入院時がスタートではないのです．目の前にいる患者は，人生を生きている人であるということを忘れてはいないでしょうか．

　病棟や外来を離れて退院調整看護師として活動し始めると，多くの看護師が「入院する前になんらかのサポートがあれば，今回の入院を回避することができたのではないか」ということに気がつきます．退院支援の目的は，退院後の在宅療養の安定です．入院する前に，患者の病気の変化や老いによる変化を予測し，外来通院時に訪問看護を導入したりすることで，通院医療という形態から在宅医療へ移行することは可能です．

　なぜ，意思決定支援において，訪問看護や在宅医療へ移行することが重要なのでしょうか．治らない病気や生活のしづらさを抱えて自分の人生をどう生きるか，これまでの人生や周りの大事な人とのかかわりを振り返り，人生を生ききることを考え，前に向く力を発揮するのは，やはり「暮らしの場」であるからです．「暮らしの場」は病院という闘いの場ではない，私らしさが出せる，言える場所なのです．

　それは，もしかしたら自宅に代わる住まいかもしれません．家族とは疎遠でも，介護スタッフやともに暮らす入居者との関係性のなかで新たな人とのつながりをはぐくんでいるかもしれません．「闘う医療」から脱し，「生活を，暮らしを支える医療の仲間」をもつことの大切な意味がここにあります．

2 外来での意思決定支援の3タイプ

■ 在宅療養支援外来[※1]

　外来で，医師からの病状説明や治療方針を決める場面が多くなっています．そのような外来診察の場面に，看護師は同席していますか？

　外来担当医や看護師は，治療の経過や患者・家族からの「自宅での生活や抱えている症

※1　在宅療養支援外来
　　専門看護師や認定看護師の看護外来で，退院調整看護師・療養支援担当看護師が協働して在宅医療へ移行する

状」を聞いて,「大丈夫かな,痛みが強くなって大変かな」「自分で生活ができなくなってきて家族の介護大変だな」と気づいています.入院してからでは遅い,つらいことですが,その前に外来で医師からの疾患レビューを行い,これからの人生をどう生きていくかを考える場面が必要です.

　外来患者は,生活者です.「なるべくいまの暮らしを続けたい」という思いをもっています.外来での「方向性共有・意思決定支援」を看護チームで組織的に取り組みましょう.また,いまの暮らしを継続できるように外来通院時に在宅医療やケア体制を整えましょう.

　治療の限界,病態の変化,老いによる変化,病態予測に基づいて生活場面での変化を予想し,訪問看護・在宅医への移行,ケア体制を整えることで在宅療養を継続することができます.また患者・家族の意向を踏まえ,看取りを支えることへとつながります.また,症状緩和ができていないため入院や,介護負担のための入院を回避することができます.

■ 看護外来

　在宅療養指導対象者(HPN・PEG・ストマ・HOT等),在宅療養指導管理対象患者の導入時,いままで自立していた患者の老いや病態による管理能力の変化に気づいたとき,訪問看護や在宅医療へ移行します.

　この場面で,病気や自分の身体の変化を,どう受けとめているのかを聴き取ることができます.患者・家族,在宅支援チームと一緒に暮らしの場でできる方法へ再検討することも必要です.

■ 予定入院患者への退院支援

　外来での入院申し込み時のオリエンテーション場面で,入院後のパス説明・退院時の共有を看護師が行い,同時に退院支援が必要かどうかの情報収集・アセスメントを行います.

　医師の説明だけでは理解できなかったり,不安を抱いていた患者・家族が,看護師からの説明を受けて一緒に考えることが,安心して主体的に治療に向き合うことにつながります.

3 外来での支援

　「外来の場面で,在宅療養支援なんてとてもできない」と思っていませんか.ましてや患者・家族の意思決定支援をどのような場で,誰が実践するのか.

　実は,在宅療養支援は外来看護そのものです.意識して,計画的に実践するためのしくみができれば可能になります.

　ここでは,がん患者,心不全を繰り返す患者,医療処置が必要な患者を例に,在宅療養支援の時期や気づきの工夫,調整内容を紹介します.

例1:がん患者

①痛みや緩和する症状が強い,または緩和ケアのサポートが必要な場合
- 診断時に転移等がすでにあり,精神的なサポートが必要となる
- オピオイド管理や,それに伴う排便管理,症状緩和が必要となる

②高齢者であることや,骨転移・脳転移の影響で生活面のサポートが必要な場合
- 入院による廃用性筋力低下,退院時にケア体制を整える
- ADLが低下する予想を踏まえ,訪問看護のサポートやケア体制を整える

③治療困難になる時期(ベストサポーティブケア:BSC)

多くのがん患者は病名告知を受けたのち,外来で,生活をしながら,就労しながら治療を受けたり,再発や転移といった節目を迎えています.

いまの暮らしを継続するために,必要な医療やケアを暮らしの場で提供できる体制を整えることで,最期のときを暮らしの延長線で迎えることが可能です.

ターミナル期になってから在宅医や訪問看護を経験するのでは,患者・家族との信頼関係も結べないまま大事な時間を迎えることになり,結果,望まない救急搬送になったり,家族の不安が強く死後の喪失感がより強くなったりします.

患者は,生活の場に来てくれる訪問看護師には自分の思いを語れることがあります.家族にも,患者には言えない家族ならではの不安があります.訪問看護師が両者の調整役になりながら,どこで最期の時間を送りたいか,必要なケアや在宅医療のコーディネート機能ももちながら,意思決定支援を継続して提供していくことができるのが訪問看護です.

また,かかりつけ医にだからこそ言える思いがあります.治療病院との併診を進めましょう.

「治療できなくなったら」とか「最期はどうする」という話をすることは,医療者にとってもつらい場面です.しかし,患者自身は,「最期まで自分らしくありたい,つらい症状はやわらげてほしい」と望んでいます.その場は,患者によって自宅であったり,緩和ケア病棟であったり,高齢者の場合は,特別養護老人ホーム等のその人にとっての「なじみの場」になります.

医師と治療経過を共有しながら,どのタイミングで誰がリーダーシップを取り,患者・家族との時間を持つかを計画的に考え,進めていきましょう.緩和ケアチームが外来でも機能するようになり,専門看護師や認定看護師が,カウンセリングとして関わることも定着してきましたが,外来看護チーム全体で支援する体制を整えましょう.

> **例2：心不全を繰り返す高齢者**
>
> 以下の点を，病棟との協働で実践しましょう．
> - 退院後，初めての外来で「退院後の様子を聞く場面」をもつ
>   内服・食事・活動量（住環境・生活状況により負荷はかかっていないか）・計測を行ないながら，安定在宅着地を患者と一緒に考える場面です．
> - 症状が落ち着いているときに，これからの療養のことを話し合う

> **例3：医療処置が必要な高齢者**
> - 加齢や病状変化に伴うセルフケア能力の低下を予想し，訪問看護を導入する
>   医療処置や管理を可能な方法へ切り替えましょう

❹ 意思決定支援を訪問看護とともに

　訪問看護の重要な役割の1つに，患者・家族の意思決定支援があります．訪問看護の役割は，症状観察やケア，医療処置や内服管理といった看護そのものを暮らしの場で提供することですが，何よりも重要な役割は，今後の病態予測にもとづき，いまの暮らしにどんな影響が出てくるか，暮らしの「折り合いをつける」ことを，患者・家族に説明することです．そして，どんな生活を送っていきたいかを一緒に考え，患者・家族が思いを言える場を設定し，意思決定していく過程を支えることです．

　在宅では，看護師による「インフォームド・コンセント（IC）」が当たり前のように実施されています．多くの場面は人生最終章の時間をどう過ごすかですが，ときに入院医療を選択するか，このまま在宅療養での治療を選択するかという治療選択の場合もあります．たとえば認知症があり療養が長期化してくる場合，ときにはこれからの療養場所の選択をする場合でも，その人の病気や老いの状況から看護師として予測できることを提示し，在宅療養継続のための方法や自宅に代わる療養場所を情報提供し，患者・家族が決定することに寄り添い，支援していきます．

アドバンス・ケア・プランニング（ACP）という考え方

❶ 患者の「ちょっと気になる今後のこと」を発信

　訪問看護での経験，退院調整看護師としての活動をとおして，「医療同意」「療養場所の選択」「望む場所での最期の暮らし方」などの病気や老いのプロセスで，「意思決定支援」にかかわる看護師が果たす役割の大きさを痛感しています．

しかし病院においても，在宅・施設においても，看護職に求められる役割のなかで，意思決定支援についての共通認識があるとはいえない状況です．介護保険においてトータルマネジメントを提供するケアマネジャーに福祉系出身者が多いこともありますが，「病態予測に基づいた一歩先ゆく道案内」は，医療と介護の連携がベースになります．

病気や患者の状況に応じて「ちょっと気になる今後のこと」をケアマネジャーや地域包括支援センターといった在宅チームに発信することができるのは，診療所や病院の外来で働く看護師です．予後予測が可能ながん患者と違って，非がんの慢性疾患の多くは予後予測が難しく，本人の意思表示がないまま救急搬送になり，家族やかかわる周りの人たちが，代理決定をするつらい場面がありがちです．

診療所・病院・在宅・介護系施設の看護師が，患者の病気や老いのプロセスのなかで，適時，適切なアドバンス・ケア・プランニング（ACP）のための場をもつ，一緒に考えることを実践しておくことが求められています．

❷ 外来での「定期的な疾患レビュー」と看護師からの「療養支援」

外来通院時の支援が必要な理由は，「入院してから始めたのでは遅い」からです．病気の進行や老いの変化によって起きてくることを外来ですこしずつ伝えながら，重度化・悪化予防の視点でかかわることで折り合いをつけ，どう生きるかを一緒に考える場面を外来で意識的にもっていくことです．

病院がその場になりやすいがん患者のACPとは違って，高齢者の場合は，やはり住み慣れた自宅や介護施設がACPの場になることが大切だと考えます．診療所や外来のナース，訪問看護師，施設の看護師が，患者が病気や老いの変化と上手につき合ってどう生きるか，食べること，排泄のこと，お風呂に入ること，眠ることというあたり前の生活のことから，最期のときに受けたい医療，受けたくない医療，どんなケアを受けな

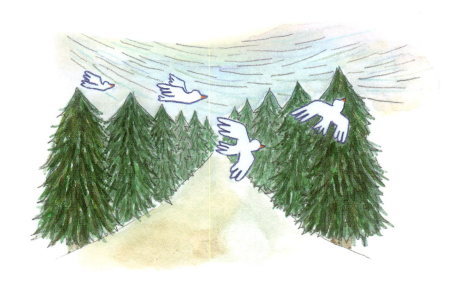

がらどう生ききるかを一緒に考えていく看護師の支援そのものがACPだと考えます．ACPは早い時期の延命治療の中止（DNAR：do not attempt resuscitation）ではありません．どう生きるか，どう生ききるか，を考えることがACPです．

退院支援は，人生の再構築を支援することです．ベッドを空けるための，長期入院患者の収容先を探すことではありません．患者が，病気や障害をもちながら，これからどう生きるかを一緒に考え，構築していく支援です．

本人や家族だけで決めることができる場合もありますが，これから自分にどんなことが起きるのか，そのとき，医療やケア，リハビリ，さまざまな専門家のサポートを受けながら，自分でできることは自立を目指し，自分で決めていく（自律）ことが，人として生きる尊厳です．

医師からの適時，適切な疾患レビューと看護師からの療養支援が提供されることで，患者が療養を自分のこととして受け止め，病気と折り合いをつけながら，生活者としての強さを取り戻していけるのです．

記録の工夫-患者の変化を時間軸でみる

みなさんはカルテのなかで，病状説明の記録をどこに残しているでしょうか．前職では，病院の電子カルテの「I.C」というタグをクリックすると，外来から入院まで医師から患者・家族に話された説明内容の一覧を見ることができました．長い期間，患者が生活してきたなかで，どのようなプロセスで受診し，病名告知を受け，治療を選択し，転移や再発といった経緯を経ていまを迎えているのか．時間軸で患者の病気の変化をとらえ，そのとき患者がどう理解し，どう受け止めてきたのかを，カルテを時間軸で追いながらイメージしていくことが容易に可能でした．

しかし，多くの医療機関では，膨大な量の医師の診療録や看護記録から病状説明の内容を探していないでしょうか．意思決定，方向性を決めるうえで重要な場面となる病状説明の場面，いわゆるICに看護師は同席していますか？　意識して記録に残し，必要な前後の支援をチームで進めているでしょうか．

たとえば，ここでご紹介する市立札幌病院の「退院支援アセスメントシート」（**図1**）では，退院支援を行ううえでの2つの大きなテーマがきちんと分けて整理されています．

分散している記録に，「I.C」とか「退院支援」というタグをつけ，記録にテーマをつけることで検索機能を活かしている病院も多くなりました．看護計画で「意思決定支援」に関連した計画を立案して，集中させる方法もあります．「退院支援カンファレンスシート」に「意思決定支援」「自立支援」の2つの項目を分け，カンファレンスでの議論がまとまるように工夫しているところもあります．

前職の神経内科病棟で作成した「退院支援プロセスシート」[1]では，意思決定支援を①I.C日程確認，②IC同席，③本人・家族へ疾患の受容確認，④本人・家族へ療養生活のイメージが付いているかの確認，⑤各種手続き説明，に分類し，実施介入日付，評価を記載しています．退院支援を定着させるために，実施していることの意味を押さえるため

入力日　　年　　月　　日

氏名　電子カルテ	ID　電子カルテ	性別 電子カルテ	年齢　電子カルテ	生年月日　電子カルテ
入院病棟　電子カルテ		入院日	電子カルテ	主治医　電子カルテ
病名				記入者　電子カルテ

受容支援	病状の理解と退院後についての意向	患者	・患者や家族が，疾病や病状・予後をどのように理解し，どのように受け入れているかを記載する ・患者や家族が希望する，または現時点でイメージしている退院後の生活について記載する
		家族・続柄 （　　　）	
	主治医の治療方針と病態・病状予測		・病状や治療状況を確認のうえ，退院時の患者の状態がどのようになっているかを記載する
	受容支援に関するアセスメント		患者や家族の病状・予後に関する受け入れと，主治医の予測にずれが生じていたなら，どのような調整が必要かアセスメントする

自立支援	医療管理上の課題	入院形態	□	1か月以内の再入院	理由								
			□	入退院の繰り返し	理由								
		退院後に継続する医療管理のポイントについて記載する	□	在宅自己注射	□	在宅中心静脈栄養	□	在宅人工呼吸器	□	創傷管理	□	疼痛管理	
			□	ドレーン管理	□	経管栄養	□	尿道留置	□	人工肛門	□	人工膀胱	
			□	気管内吸引	□	在宅酸素	□	リハビリ	□	栄養指導・管理	□	服薬指導・管理	
			□	その他（　　　　　　　　　　　　　　　　）									

図 1　市立札幌病院の退院支援アセスメントシートの記入例（一部抜粋）

高木日登美ほか：事例 急性期 病院PDCAサイクルを回しながら取り組む退院支援・地域連携—市立札幌病院．平成26年度看護白書(日本看護協会編)．p63，日本看護協会出版会，2014より引用

に，カンファレンス等で記載しチームで支援するためのツールとして活用しています．

まとめ

退院支援に取り組むと多くの退院調整看護師は，**「もっと早い出会いが必要」「入院する前の生活を安定させるための外来での支援が必要だったのではないか」**と気づき，動き始めます．がん患者に対する外来での在宅療養支援では，緩和ケア認定看護師や専門看護師を中心に意思決定支援を行い，退院調整部門と協働して「いまの暮らしを継続するための地域リソースにつなぐ」取り組みが広がっています．

がん患者の場合，「病状説明，今後の治療の可能性，病態予測，予後予測」といった医療情報をベースに考えていきます．しかし，高齢者の場合，ACPのスタートは地域，暮らしの場にあると考えています．

病気や老いと向き合い始めたプロセスのなかで，「これからのことを考える，考え始める分岐点」を，地域で働く看護職が集まって事例を振り返りながら共有し，必要な支援を地域で提供するしくみや共通ツールの開発を進めていきましょう．

引用・参考文献

1）宇都宮宏子ほか編：これからの退院支援・退院調整　ジェネラリストナースがつなぐ外来・病棟・地域，日本看護協会出版会，p56，2011
2）特集・地域包括ケア本格化！—退院支援・外来機能を再強化する．看護管理23（12）：986–1020，2013
3）特集・最期まであなたらしく生きることを支える「アドバンス・ケア・プランニング」．看護管理25（1）：9-51，2015
4）高木日登美ほか：事例 急性期病院 PDCAサイクルを回しながら取り組む退院支援・地域連携—市立札幌病院．平成26年度看護白書(日本看護協会編)．p63，日本看護協会出版会，2014

第2章 退院支援の実際

3 療養環境の準備・調整
①医療上の課題

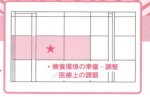

退院後の「医療上の課題」への対応 〈基本編〉

北浦 利恵子

ポイント

★ 医療上の課題についても，入院時から検討を進めて，方向性の共有を行う
★ 入院治療による回復の可能性，予測される症状の変化，治療はいつまで続けられるのか，退院時の状態像などの一致を図る
★ 起こりうる変化を予測し，各疾患によって必要となる医療の準備・調整をしていく
★ 自己管理がどの程度可能なのか，サポートできる体制はどの程度あるかを明確にしていく
★ 生活の場に合わせた医療の簡便化を考え，患者・家族や訪問看護などへ医療処置指導をつなげる

入院から治療開始までに行うこと

　患者は生活の場から医療を受けるために医療機関へ入院をします．入院後，患者が住み慣れた生活の場へ安心して戻れるようにすることが医療従事者の役割です．とくに高齢者にいたっては，入院し治療を受けることによって住み慣れた生活の場へ戻れなくなることがあります．戻れなくなる原因はさまざまですが，ほとんどの患者は，住み慣れた生活の場へ戻ることを望んでいます．誰もが生活の場へ戻ることを可能にするために，医療上の課題を明らかにし，多職種が一丸となって退院支援に取り組むことが求められています．

　まず，入院時に「スクリーニングシート」(p219)を活用し，スクリーニングをします．退院支援を進めていくなかで，医療上の課題について何を考え，どう行動するかを検

討します．このときに今回の入院にいたる理由をアセスメントすることが求められます．

　たとえば，入退院を繰り返している腸閉塞の患者の，腸閉塞の原疾患は何でしょうか．悪性疾患であり，今回，症状が軽快したとしても今後の方針を検討しなければならない場合があります．また，良性疾患であっても腸閉塞を繰り返す原因が本人の食生活にあった場合は，食事指導が必要になります．

　この場合は，病棟で入院中にしっかりと指導を組み入れていくことが求められます．また，慢性疾患の糖尿病や心不全の急性増悪を繰り返して入院してくる患者に対して，入院中にどのような指導やかかわりが必要かをこの時点から展開していく必要があります．

　患者の疾患やADLの変化に伴い，今後，療養生活を送るなかで起こりうる課題について検討をします．検討を進めるなかで，入院前・現状から退院時に目指せる状況のアセスメントおよび課題の抽出を行います．この作業は，看護師のみで進めることができません．医師を含めた医療従事者で，方向性の共有を行います．退院支援はチーム医療です．患者・家族を中心とした考えで，チームが一丸となって取り組みます．

　入院時の患者・家族からの情報や医師からの情報，地域からの入院前情報をもとに「医療に関する初期アセスメントシート」(p223)を活用してアセスメントをします．

医療に関する初期アセスメント

　患者の入院目的は，疾患の治療を行うことです．つまり，退院支援は，医療上の課題については「病状確認・治療方針・今後の予測」を医療チーム内で共有することから始まります．

❶ 入院治療による回復の可能性，退院時の状態像の一致を図る

■ 治療により，どの程度まで回復できるのか

　治療によって回復はどこまで可能なのかを医師を含めた医療従事者で検討を行い，退院時のイメージを共有します．

　このときに，今後予測される症状の変化についても説明を受けられるようにします．予測として，病状が徐々に緩やかに変化するのか，急激な変化をたどるのかがあります．そのときの症状に対して，提供可能な治療方法についてはどのような**医療が受けられるのか**の説明が必要です．そして，**その治療には入院が必要なのか**，**外来通院や在宅医療で対応が可能なのか**も大切な情報です．これらの説明の場面には，看護師として患者・家族の側に寄り添い思いを聴く姿勢を大切にします．

　急性期の治療では，医療者の説明は専門的であり，かつ非常に慌ただしい環境のなかで受けることが少なくありません．説明の際は，患者・家族が置き去りにならないように十分な配慮が必要です．病状や治療説明の場面では，必ず看護師が同席して，患者・

家族が医師からの説明を納得して受けられるようにサポートすることが重要です．

　医療の現場で自分の身に起きていることに対する患者の不安は，とても大きなものです．治療が継続されているときには，患者の不安ができる限り最小限になるようなかかわりを忘れないようにします．

■ 症状緩和・緩和ケアは提供できているか

①現実的かつ段階的な目標設定

　症状緩和や緩和ケアが必要な患者には，生活を送るなかで苦痛となっている症状のマネジメントを行います．そのうえで症状緩和の目標を設定します．

　ここでは，シシリー・ソンダースの患者の苦痛に関するすべての要因を含めてとらえる「全人的な痛みの諸因子」にもとづいて，身体的な痛み，精神的な苦痛，社会的な苦痛，スピリチュアルな苦痛の因子を考えます．この全人的な痛みをどのように理解するかが大切です．

　がん性疼痛のある患者にとって，身体的痛みは生活の質を低下させます．症状のマネジメントを進めるなかで，まずは痛みについてのアセスメントが必要です．痛みの種類，痛みの強さ，痛みの部位，痛みの経過，痛みの性状，痛みの増悪因子・軽快因子，日常生活への影響，現在の治療の反応について評価します．痛みのマネジメントで大切なことは，現実的かつ段階的な目標設定をすることです（表1）．

　第1の目標は，痛みに妨げられずに夜間の睡眠時間が確保できること，第2の目標は，日中の安静時に痛みがない状態で過ごせること，第3の目標は，起立時や体動時の痛みが消失することです．最終的にはこれらの目標を達成し，鎮痛効果の継続と平常の日常生活に近づけることが求められます．

　しかし，骨転移の体動時痛を，動いても痛くないようにすることは難しい場合があります．また神経障害性疼痛の場合，症状の完全な緩和が困難なこともあります．これらのことを患者に理解してもらえるように，繰り返していねいに説明することが重要です．

表1　がん疼痛治療の目標

第1目標	痛みに妨げられない夜間の睡眠	「痛みがなく眠ることができる」（眠れる）
第2目標	安静時の痛みの消失	「安静時には痛みがない」（休める）
第3目標	体動時の痛みの消失	「体動時，労作時には痛みがない」（動ける）

日本緩和医療学会緩和医療ガイドライン作成委員会編：WHO方式がん疼痛治療法，がん疼痛の薬物療法に関するガイドライン2014年版，第2版，p37，金原出版，2014をもとに作成

②患者の精神的サポート

　オピオイドに対するがん患者の認識として，医学的事実と一致しない「誤解」がある場合には，その認識にいたった患者の背景などを十分に把握したうえでがん性疼痛やオピオイドについての情報提供を行う必要があります（表2）．

　また，患者は痛みが取れることだけを希望しているわけではなく，「バランスのとれた疼痛治療」を希望していることが少なくありません．副作用への配慮や対策を十分に行うことが必要です．さらに，オピオイドが最後の手段あるいは死を連想させることによる不安に対しては，疼痛治療を行うことは単に「楽になる」だけではなく，「いまでき

表2 オピオイドに対する患者の認識と臨床対応

患者の認識	臨床対応
「麻薬中毒になる」,「寿命を縮める」などの誤解	・誤解に対する患者の考えを把握する ・上記をもとに,オピオイドに関する説明を行う
副作用への心配	・鎮痛効果とバランスの取れた副作用対策を行う ・精神症状に配慮する
「最後の手段」など,死を連想させること	「楽になる」だけではなく,オピオイドを使用することで「できないことができる」ようになることを伝える. ・死の不安に対する精神的サポートを提供する

日本緩和医療学会緩和医療ガイドライン作成委員会編:患者のオピオイドについての認識,がん疼痛の薬物療法に関するガイドライン2014年版,第2版,p91,金原出版,2014より引用

ないことができるようになること」「いったん始めても,具合が悪ければ相談して止めてもよいこと」などを伝えることや,死の不安を念頭に置いた精神的なサポート(否認への配慮)が必要になります[1].

患者の痛みは患者にしかわからないことは事実なのですが,大切なことはその痛みを理解したいという医療者の思い,患者に寄り添う思いです.

退院までの症状緩和の目標を設定しながら,多職種でサポート体制をつくります.そのサポート体制が,医師や薬剤師,疼痛緩和のリソースナースを交えた医療チームとなるとよりよい支援が可能になります.患者が住み慣れた生活の場に戻るときに,安心して穏やかな療養が継続できることを目標にして地域へつなげる準備を行います.

■ 治療はいつまで続けられるのか

①継続治療の調整

疾患の治療についていつまで続けられるのか,治療のゴール,状態像など医師を含めた多職種で共有します.そして,退院後もその治療は継続するのか,その治療は外来通院が必要なのか,かかりつけ医に移行するのかの確認が必要です.退院調整として医療のサポート体制をどのように組むべきかなどを含めての検討を行います.

②慢性疾患の場合

慢性疾患の場合,たとえば慢性心不全で薬物療法が継続する場合や,慢性呼吸不全で在宅酸素療法の継続,吸入薬を含めた薬物療法が必要な場合があります.また,糖尿病で食事療法や運動療法,薬物療法が継続する場合もあり,糖尿病の場合は合併症を伴う症例が多くみられます.

このような慢性疾患の場合,治療のゴールは「現状維持」とされることが少なくありません.そのために地域ではどのような支援があり,どのようにしたらその支援を受けることが可能なのかの情報提供を,退院支援のコーディネーター役の退院調整看護師等を交えて行いながら検討を開始します.

慢性疾患で入退院を繰り返している患者の場合,その人の受け止めている疾患に対する認識や疾患の自己管理についてのアセスメントが必要になります.主疾患以外に弊害となる疾患はあるか,家族背景や家庭環境はどうか,本人の管理能力の程度などの情報は重要です.入院中はすべて看護師の管理のもとで治療が行われます.自宅では主とし

て誰が医療管理を行うのか,を把握しておく必要があります.その管理が患者・家族では困難な場合,かかりつけ医や訪問診療は必要か,訪問看護や訪問薬剤管理指導の支援を導入するかなどを検討します.

慢性心不全の急性増悪を繰り返す患者に対して,訪問薬剤管理指導を導入することによって内服管理が可能になり症状が安定することがあります.このように訪問薬剤指導を導入する場合,事前に主治医,病院薬剤師,訪問薬剤師とともに薬剤管理方法について検討をします.このときには病院薬剤師にも協力を呼びかけます.自宅と同じような管理方法を入院中から提供できるようにすることによって,退院後の内服管理が安定します.

また,がんの治療を継続する患者の場合,がん化学療法の種類や治療方法,起こりうる身体症状や対処方法については十分な説明を医師から受けられるようにします.がん化学療法を継続する場合,治療のゴールは決して明るいものではないことが多いでしょう.また,副作用によっては生命の危機にさらされることも少なくありません.退院後は外来部署へ引き継ぎ,継続的な看護が提供できるよう院内での連携が重要です.

③がん化学療法を継続する患者の場合

がん化学療法を継続する患者の場合は早期から訪問看護の導入を行い,今後の療養上の相談や治療の相談を行える看護師の存在はとても大きな支えになるはずです.訪問看護の支援によって,住み慣れた自宅でじっくりとかかわってもらうことができます.そして,早期からの介入になれば,信頼関係も早期から構築できます.病院チームと訪問看護師を中心とする在宅支援チームが連携を取りながらかかわるなかで,患者ががん終末期に移行するときには訪問看護師は患者・家族にとって必ずよき相談者になるはずです.

❷ 病状の経過における患者のステージの一致を図る

■ 進行・重症化を予防する指導・支援ができているか

スクリーニングシートⅠの「医療面」において,「がん末期,難病疾患,誤嚥性肺炎等呼吸器感染症,認知症,脳血管疾患,心不全,精神科疾患のいずれかに当てはまる」「再入院である」にチェックが入った場合には,とくに疾患,病状の進行・重症化が予測されます.

①がん末期,難病疾患の場合

進行や重症化を予防することは困難ですが,**症状緩和や症状コントロールが必要**になります.そのためには入院中から医師や薬剤師などとともに患者の退院後の症状緩和や症状コントロールについて検討しかかわることが求められます.退院後,どのような支援が必要かを患者・家族とともに考えながら,導入可能な社会資源についても情報提供できるとよいでしょう.

②慢性疾患の場合

誤嚥性肺炎を繰り返す患者の場合は,**早期に嚥下評価を行う必要があります**.嚥下機

能はリハビリの介入や食事の工夫等で保たれるか評価を受けたうえで，共通認識をもってかかわることが大切です．また，入院中に誤嚥性肺炎を繰り返さないための本人・家族への指導が必要になります．また，退院後にはどのような支援の継続が必要かも検討します．

心不全の増悪を繰り返す患者の場合は，医師に病期について確認をしたうえで指導を検討します．**一番大切なことは，内服薬をしっかりと管理することです**．入院中の患者の内服管理は，看護師管理になることが多いのが現状です．実際，一人暮らしの患者が退院をしたら，内服管理を行うのは誰でしょうか．そういったことを踏まえて退院支援を進めていきます．もしも，内服内容が複雑である場合は，**主治医に内服内容の簡素化を検討してもらうことも必要になります**．そして，入院中から退院後の服薬管理方法について検討をしたうえで，自宅管理と同じ方法で自己管理が可能かどうかの評価も行います．同時に**水分制限・食事制限や体重管理が必要になる場合も入院中から指導を開始します**．

■ 起こりうる変化を予測し，必要となる医療の準備・調整をする

①慢性疾患の場合

慢性心疾患や慢性呼吸不全，糖尿病等の入院患者の場合，病状の経過のなかでの患者の現状について確認が必要です．まず，**今回の入院目的，治療方針，今後の予測について医師から情報を得ます**．

入院は何が原因であったのか，今後，急性増悪を予防するためにどのような指導が必要かを検討します．**入院前の生活情報を患者，家族から得ます**．

たとえば，慢性心不全患者や慢性呼吸不全患者の場合，入院前の ADL ／ IADL の評価，疾患に関する理解力，内服薬の管理はできていたか，どのような食生活だったかの情報が必要です．

糖尿病患者の場合は，食事状況を含めた生活リズムについての情報が重要です．食事の回数・時間帯・食事内容・運動状況・内服薬やインスリン管理の情報が必要です．人にとって「食べる」という行為は，生きていくためのエネルギー摂取だけの目的ではありません．家族や友人とともにおいしいものを食べるということは，食べることを通して会話に花が咲き楽しい時間を過ごすこと，生きる楽しみや生きがいにつながることが少なくありません．そのような楽しみや生きがいを否定しないような方法を前提に，患者・家族から情報を得ます．

また，心不全，呼吸不全，糖尿病等の慢性疾患の患者に，必ず家族が存在するとはかぎりません．1人暮らしだったり，高齢世帯だったりと家族構成はさまざまです．そのため，生活の情報を得ることが困難な場合もあります．もともと介護支援サービスを受けていた場合は，ケアマネジャーやヘルパーなどの支援スタッフから情報を得る方法もあります．

また，家庭環境によっては，内服薬の管理についての把握に難渋することが予測されます．そのようなときには，入院時に自宅から持参してくる服薬を確認することによって，どの程度管理できていたかの予測がつきます．必要に応じて退院前訪問を計画して，

退院前に自宅環境を確認すると同時に，入院前の暮らしぶり，生活状況を把握する手がかりとすることが可能になります．また，退院前訪問のときの一時外出を計画することにより，退院後の外来受診は可能なのか，かかりつけ医への通院は可能なのかなどを評価します．これらの情報から，継続する医療管理を担う医療機関はどこがよいかの検討を進めます．

②急変が起こりうる患者との合意形成

末期がん等で在宅療養へ移行する患者の場合は，「看取り」について本人・家族の思いを確認することが必要です．末期がん患者の場合，病状・病期が月単位なのか，週単位なのか，日単位なのかを主治医に確認して，この先の予測をしながら医療の準備・調整を行います．末期がん患者の場合，自らの疾患について医師からどのように説明を受け，どのように受け止めているかをしっかりと把握することが必要です．

死が間近に迫っている患者とその家族は，退院に大きな不安があるはずです．そのような患者にとっての急変とは，どのような状態をさすのでしょうか．病状の悪化が予測されているなかでの病状変化については，患者が穏やかに過ごせることを目的とした社会資源をあらかじめ導入し対応できるようにします．そのためには患者とその家族が，その状況を納得したうえで調整を進めていくことが求められます．

このような調整を進めていくなかで，病状の変化が緩やかな場合は，最期をどこで，どのように過ごしたいかという課題に対して，在宅での療養を継続しながら検討していく場合があります．そのときには，外来看護へつなげながら地域と連携を取っていけるとよいでしょう．地域事業者には患者とその家族の思いをしっかりとつなぐことが大切です．また，在宅医療へつなげながらもバックベッドの対応が必要と予測される場合には，あらかじめ対応方法を相談します．そして，患者と家族が安心して在宅療養へ移行できるよう準備を進めます．

■ 治療の効果が得られず，症状緩和あるいは緩和ケアへの移行の必要がある

①インフォームド・コンセント

患者・家族の病状に関しての受け止め状況では，病状と今後予測される状態についての理解が乏しい場合は，主治医からのリアルタイムでのインフォームド・コンセント（IC）を行う必要があります．このときには「病状説明，今後の治療方針，入院予定期間など」を必ず組み込んでもらいながら説明を受ける機会を設定します．

また，慢性疾患患者，がん患者のなかには，残念ながら治療効果が得られない方もいます．医療チーム間で，患者の病状の経過や現在の患者が置かれている病状のステージについて一致を図ります．とくに非がん患者の場合は，病状のステージについて医師と話し合い情報共有することが重要です．

がんでも非がんでも，治療効果が得られないことを含めた患者へのインフォームド・コンセントの設定が必要です．治療の効果が得られない場合は，今後どのような予後をたどるのかという予測が必要です．そのことをふまえて，患者は症状緩和や緩和ケアの必要性をしっかりと受け止めることができるようになります．

そのときには，患者・家族の病状の受け止めや思いに看護師が寄り添えるようなかか

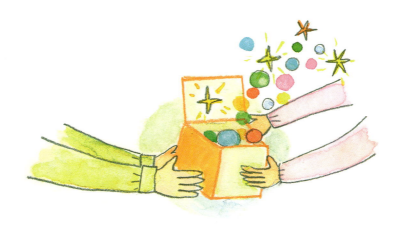

わりをします．治療にかける患者・家族の思いはさまざまです．しっかりとこの部分を押さえておくことが必要です．医師から病状説明を行うときには，症状緩和や緩和ケアの必要性までを含めた内容説明を行います．

②意思決定とコミュニケーション

悪性疾患で治療困難になった患者によくみられますが，医師が患者に説明する前に家族に「もう治療の手立てがない．予後はよくない」と説明してしまうことがあります．そうなると，患者には真実が知らされず家族への説明でとどまってしまうことがあります．患者は説明を聞いていないので「もっとよくなったら退院する」「食べられるようになったら退院する」という言葉を発します．こういった言葉を発する患者に対して看護師はどのように考えて対応すべきでしょうか．

真実を知りそのことを理解することができれば，患者は残された時間をどのように過ごし，どうやって生き抜きたいかと考えることができるでしょう．たとえ予後告知をされていなくても，看護師は患者の言葉に耳を傾け，患者が自分の病気のこと，症状や治療のこと，これからのことをどのようにとらえているのかなどの思いを引き出すかかわりをすることが大切です．そのうえで看護師は医師に患者の思いを代弁し，必要に応じて再度ICの場を設定し，看護師は患者の側でICに同席するようにします（p62 第2章-2 参照）．

③患者の受容に寄り添う

医師から病状説明や緩和ケアの必要性までを説明されて，簡単に受容できる患者は多くはありません．看護師は患者や家族の思いをしっかりと引き出し，その思いに寄り添えることが大切です．退院後に訪問看護を利用する患者の場合，患者の思いを訪問看護師につないでいくことが求められます．**病棟看護師は，病院でのエピソードや受容支援のプロセスをしっかりと訪問看護師や地域の支援者たちにつないでいけるようにします．**

受容できないことは，決して間違ったことではありません．患者のなかには，亡くなるそのときまで受容できない方もおられるでしょう．その思いに寄り添えることが，大切なプロセスなのではないでしょうか．

3 自己管理はどの程度可能なのか

■ 医療管理上の課題を検討する

新たな医療処置や医療管理が必要になりそうなときは，どのような医療が必要になるのかを準備し，調整することが必要になります．その際には，医療従事者間で必要な医療上の課題の管理方法について検討します．

医療管理上の課題の検討を進めるうえでいちばん大切なことは，医療を行うための在宅の生活ではなく，生活するための医療という考え方です．どのようにすれば，生活を邪魔しないで，あるいはQOLを阻害しないで医療処置を導入できるかを考え，患者や家族への説明，納得をしたうえで導入することが求められます．ここで重要なことは意思決定と合意形成です（p62 第2章-2参照）．

医療の導入を患者，家族が希望されたら，治療に必要な医療処置や医療管理について患者・家族が医療処置の必要性を理解し，安全に安心して在宅での医療処置が継続できるように指導をします．医療処置の内容によっては訪問看護等の支援を導入することが可能です．このときに訪問看護がすべての医療管理を行うのではなく，患者・家族がある程度の自己管理ができたうえでの支援です．患者・家族のセルフケア能力によって支援内容を考えます．

■ 病状の理解度があがれば自己管理は可能なのか

医療上の課題がある患者に対して，自己管理能力について考えます．

図1のように，患者―看護者関係には，①社会的関係，②対人相互的関係，③技術的関係，の3つのレベルがあります．技術的関係とは，アセスメントをして目標をたて，計画し実践して評価を行うという一連の看護過程を土台にした関係です．患者に必要な看護ケアを行うために，看護師は患者のセルフケア欠如がどの程度のものなのかをとらえる必要があります．

具体的な援助の方法は，次の5点です．

①他者に代わって看護行為を行う，②方向付けをする（指導する），③サポートする，④治療的環境の提供，⑤指導する（教育する）

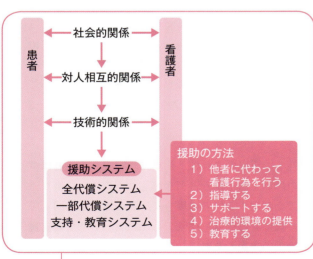

図1　看護システム（患者－看護者関係と援助システム）

南裕子ほか監，粕田孝行編：セルフケア看護理論．セルフケア概念と看護実践，p 33，へるす出版，1987

看護師は患者が自分自身のことができないときだけ患者のために看護活動を行い，それ以外のときには，患者との関係を維持しながらできるだけ自分のことができるように環境を整えます[2]．

その際，医療処置の内容や患者・家族のセルフケア能力をみながら具体的な支援を検討します．看護師は，患者の生命や健康，安寧を維持するためにどのようなセルフケアが必要なのかを考えます．

❹ サポートできる体制はどの程度あるのか

具体的に退院後のサポートについて検討をします．患者の状況を十分ふまえて，医療管理はどこの医療機関が行うかを主治医との意見も混じえながら相談します．患者のADLが低下している場合は，訪問診療と訪問看護の導入を検討します．このときには，患者のニーズに合った在宅医療機関の情報提供を行います．入院前からケアマネジャーがいるときには，退院後の支援内容について相談を行います．

医療管理については，在宅医の役割と専門医の役割を話し合っておきます．必要に応じて，在宅療養指導料を算定する医療機関の役割を明確にしておきましょう．また，患者自身が自己管理を問題なく行うことができれば，退院後のサポート体制は入院していた医療機関の外来部門のみで問題はありません．

生活の場に合わせた医療の簡便化

医療上の課題を生活の場へ移行するときに最も大切なことは，**生活の質を低下させてしまう医療管理になっていないかを見直すことです**．削れる医療管理がある場合には，1つでも少ないに越したことはありません．

医療処置に関しては，患者・家族の療養生活に合わせて統一した内容で指導を進めていきます．医療処置指導については，患者・家族の生活を意識したうえで，患者・家族が住み慣れた自宅のなかで行えるように工夫し，訪問看護等へつなげていけるとよいでしょう（p101「アドバンス編」参照）．その際のポイントを表3に示します．

表3　医療処置指導を訪問看護へつなげる際のポイント

①個々の患者に合わせた医療処置の管理方法を訪問看護師とともに検討する．患者の療養環境に合わせた医療処置指導を実施する
②訪問看護に対象患者・家族への医療処置指導内容の指導達成目標を確認する
③訪問看護師に実際の医療処置方法について引き継ぎを実施する
④必要な衛生材料，保険材料はどこでだれが調達をするかを明確にする
⑤医療管理を行う医療機関を決めておく．かかりつけ医へ医療管理を移行する場合は専門医とかかりつけ医の役割を明確にする
⑥トラブル時の対応方法を引き継ぐ．またトラブル時の患者・家族への対応方法の指導の達成状況を引き継ぐ．緊急時の受診方法について明確にしておく

❶ 医療処置が必要な場合

医療処置の内容によっては，自宅での管理をどのように行うかの確認を目的とした退院前訪問を計画・実施することによって，患者・家族の自信につなげることができます（**表4**）．

■ 在宅酸素療法

在宅酸素療法の場合，医療機器会社の担当者の方に協力をしていただき，**在宅酸素ボンベを使用しながら試験外出を行います**．このときにボンベの具体的な使用方法が確認できます．また，自宅環境下での動作時の経皮的酸素飽和度の測定を行います．

ほかにも患者の生活環境を確認しながら，自宅のどの場所に酸素機器を設置したらよいかを退院前に具体的に検討できます．自宅環境を確認しながら，トイレや浴室への動

表4 医療処置ごとの指導・訪問看護へつなぐ際のポイント

医療処置	在宅をイメージした指導・工夫のポイント
在宅酸素療法	・療養環境の確認と在宅酸素機器の設置場所の検討 ・自宅環境下での動線の確認 ・携帯用在宅酸素ボンベの具体的な使用方法の指導 ・排泄時や入浴時の経皮的酸素飽和度のモニタリング ・安静時，労作時の酸素吸入流量指示に合わせた患者・家族指導 ・受診が必要な状態および受診方法を指導
在宅自己導尿	・自己導尿を実施する場所の確認・トイレの環境確認 ・清潔な自己導尿が行える自宅環境の整備（必要物品が置ける場所を設置） ・セルフカテーテルを洗浄する場所の確認 ・尿の性状について指導・異常時の医療機関への受診方法を指導
喀痰吸引	・吸引器の準備を検討（制度利用・レンタル・購入等） ・入院中から在宅用吸引器を使用し患者・家族指導を実施 ・衛生材料・保険材料の調達方法について確認
気管カニューレの吸引	・吸引器の準備を検討（制度利用・レンタル・購入等） ・カテーテルの管理方法について訪問看護と検討 ・入院中から在宅用吸引器を使用し，在宅と同じカテーテル管理方法での患者・家族指導を実施 ・気管カニューレ抜去時の対応についての患者・家族指導を実施 ・衛生材料・保険材料の調達方法について確認 ・災害時に備えた吸引器の整備
経腸栄養	・注入方法の決定（液化法，固形化法）および管理方法，注入方法について指導と実施 ・腹部症状を確認し栄養剤の決定 ・医薬品栄養剤を使用する予定がある場合は入院中から同じ栄養剤を使用し，腹部症状の有無を確認 ・衛生材料・保険材料の調達方法について確認 ・胃ろう，腸ろう造設の場合，次回の胃ろう，腸ろうカテーテル交換を行う医療機関と交換日，受診方法を確認 ・トラブル，緊急時の対応について患者・家族指導
服薬管理	・主治医，薬剤師とともに患者の生活スタイルに合わせた薬剤の簡素化，服薬時間，剤型等を検討 ・本人管理か，家族管理かの検討 ・服薬カレンダー等の使用を試みながらの自己管理方法の指導 ・訪問薬剤師（在宅患者訪問薬剤管理指導）や訪問看護の導入を検討 ・入院中から在宅で行う管理方法を試行

線の確認を行うことができます．また，入院中に動作時や排泄時，入浴時の経皮的酸素飽和度の測定や呼吸状態のモニタリングを行います．

　試験外出時の情報も含めて主治医と労作時のモニタリング情報を共有し，労作時の在宅酸素療法の酸素吸入流量指示を受けておきます．**病棟看護師は，その酸素流量指示を含めた患者・家族指導を実施します．**訪問看護・訪問リハビリや通所系サービス（デイサービスやデイケアなど）を受ける場合には，医師からの詳細な指示を共有できるようにします．在宅酸素療法を受けている患者が通所系サービスを利用する場合，サービスのなかで入浴支援を受けるときは，入浴時の酸素チューブやボンベの使用方法などについて事前に打ち合わせをして，安全なサービスが受けられるようにしておきます．

■ 在宅自己導尿

　在宅自己導尿の患者の場合は，**退院前訪問を実施することによってどこで自己導尿を行うのか，トイレの環境はどうか，セルフカテーテルの具体的な取り扱いのなかの洗浄はどこで行うことが可能かを確認できます．**病院のなかで行う自己導尿と自宅で行う自己導尿では，環境の差があることが予測できます．入院中から清潔に自己導尿が行える自宅環境を整備することによって，感染リスクを減らすことが可能になります．

　このように，医療処置によっては，可能であれば退院前訪問を計画・実施することにより，自宅での医療管理の具体的な確認を行うことが可能になります．

■ 喀痰吸引

　喀痰吸引が必要な患者の場合，**吸引器の調達はどうするのかの検討が必要です．身体障害者制度等の利用は可能なのか，制度の利用に該当しない場合は貸与するのか，購入するのかなどの検討が必要です．**制度を利用できる場合は，事前に準備する書類等については主治医への作成依頼を行います．吸引指導は，在宅で使用するものと同じ吸引器を使用しての指導を計画・実施できるとよいでしょう．

　気管カニューレの吸引方法については，**カテーテルの管理方法について在宅で行う方法を導入して指導計画を立てます．**カニューレ管理を行う医療機関，訪問看護ステーションと吸引カテーテルの管理方法について相談をするとよいでしょう．病院のようにカテーテルを使い捨てで管理することは，在宅では難しいことが予測されます．カテーテル管理がドライ方式か浸漬方式かを検討し，自宅でのカテーテル管理に近い方法で介護者への指導計画を立てることが必要です．

■ 経腸栄養

　経腸栄養に関しても，**注入方法が液化法か固形化法かによって指導方法が異なります．**在宅での管理方法を，訪問診療の医師や訪問看護師等に事前に確認しておくとよいでしょう．

　担当の訪問看護師と指導方法を相談しながら進めることによって，在宅療養への移行がスムーズになります．

■ 服薬管理

服薬管理等について，患者・家族の管理が困難で症状コントロールが課題になる場合，**入院中から薬剤師の薬剤指導を導入します**．まず，服薬管理が困難になっている原因は何かをアセスメントし，主治医を含めた医療チームで自宅での管理が可能になる方法を検討します．在宅サービスの導入が必要な場合には，入院中から共同で検討を行いながら支援体制を検討します．生活スタイルに合わせた服薬時間の検討，剤形の検討，服薬カレンダーの利用など患者の生活を見据えた管理方法を検討できるようにします．

❷ 在宅療養指導管理科

退院に向けた調整期間には，関連機関と連携をして退院前カンファレンスの準備・開催を行います．

また，医療管理・医療処置内容についての最終確認を行います．衛生材料が必要な場合は，「在宅療養指導管理料」に該当するかどうかの確認も行います（**図2**）．該当する場合は，「在宅療養指導管理料」の算定により十分な指導と必要かつ十分な量の衛生材料と保険材料の支給を行うことができます（p101「アドバンス編」参照）．衛生材料や保険材料の支給がされることによって，安全な医療管理が可能になります．

退院後，算定の医療機関がどこになるのかも確認しておくことが必要です．入院していた医療機関の外来部門なのか，かかりつけ医への移行を行うのか，訪問診療へ移行するのかなど医療機関の確認は必ず行い，引き続きの衛生材料，保険材料の支給が継続されるようにします．

退院に向けて退院処方の準備，必要な衛生材料の準備，医療機器の手配，退院日の患者の全身状態の最終確認，関係者との退院日程，時間の確認，必要時には移送サービスの手配，必要書類の最終確認を行います．

入院医療機関への外来受診へ移行する患者の場合は外来との情報共有を行います．地域への情報提供としては病状経過，患者・家族へのICの内容，患者・家族の理解度・受け止め方，抱えている課題などを盛り込みます．

> ▶ 在宅寝たきり患者処置指導管理料
> ▶ 在宅中心静脈栄養法指導管理料
> ▶ 在宅自己導尿指導管理料
> ▶ 在宅自己注射指導管理料
> ▶ 在宅自己腹膜灌流指導管理料
> ▶ 在宅気管切開患者指導管理料
> ▶ 在宅酸素療法指導管理料
> ▶ 在宅人工呼吸指導管理料
> ▶ 在宅持続陽圧呼吸療法指導管理料
> ▶ 在宅成分栄養経管栄養法指導管理料

図2　主な在宅療養指導管理料

退院支援の実際　第2章

❸ チームでのかかわり

　医療上の課題への対応においても，多職種での支援が取り組めるようチーム内で話し合いながら進めます．

　医師を含めた医療チームで，今後起こりうる病状の変化について予測しながら支援計画を立てて，役割を決めます．そのためにも，薬剤師やリハビリチーム，栄養サポートチーム等と院内で連携をとりながら進めていきます．情報共有の場をもつためにもカンファレンスを開催します．入院中から病院でできている医療管理，退院後に在宅で継続する医療管理についても検討を行います．

　慢性心疾患や糖尿病の患者が入退院を繰り返すときに，入院すると症状は軽快するが，自宅退院すると症状が悪化してしまうことがあります．その際は，病院と自宅で何が違うのかをアセスメントします．その結果，何が原因と考えられるのかを予測します．医療管理ができていないことが原因であれば，主治医と相談しながら医療の簡素化は可能であるか，医療が必要であれば支援はどのように組み入れていけるかどうかを話し合います．また，薬剤師には服薬指導と同時に，その人の生活背景をもとに医師と相談をしながら効果的な服用方法を提案してもらうことが重要です．

まとめ

　患者が治療を終えて退院する際，病院と生活の場の解離を少なくし，患者とその家族が円滑に生活の場へ移行できるように支援を行うことが私たちの役割です．そのためには入院前の患者の暮らしぶりを知ることが大切であり，地域の関係者との連携なくしては前に進むことができません．

　その人がその人らしく生活の場で過ごすことができるような看護を提供するために，私たちにはどのように考え，動くのかを医療チームで検討し，退院支援・退院調整を進めていくことが求められています．

事例　症状緩和への支援ーがん性疼痛のある終末期のがん患者

事例紹介

- Cさん，70歳代／男性　● 娘家族と同居，妻は10年以上前にがんで他界
- がんが骨転移し，麻痺と疼痛が進行　● オピオイドとNSAIDを使用

入院経過▶

　娘は2人の幼児がいる子育て世代．娘には母親ががんのときには何もしてあげられな

かったという後悔があり，父親に対しては自宅で介護をしたいという思いがあった．男性はがんが骨へ転移しており，麻痺と疼痛が進んでいた．がん性疼痛のコントロールはオピオイドとNSAIDを使用していたが，屯用オピオイド（以下レスキュー）の使用もあった．このレスキューを服用するにあたり，男性は手指の巧緻機能が低下していたため薬袋の開封が1人でできなかった．

支援の方法

　入院中に男性は試験外泊をし，その際，退院前訪問も行いました．このときに夜間に痛みが増強しレスキューを服用したのですが，娘を起こさなければならなかったため，娘は一晩で疲労してしまいました．入院中は，看護師が簡単に行っていたレスキューの服用を，退院後は娘が対応するという現実に，娘は介護に自信がなくなってしまいました．

　主治医，病院薬剤師，訪問薬剤師，担当看護師，訪問看護師，がん性疼痛看護認定看護師，ケアマネジャーが参加した退院前カンファレンスで，このことを検討しました．このときに「娘の就寝前に，ベッドサイドテーブルの手が届くところにあらかじめレスキューの封を開けて取りやすいように設置しておくことはできないか」という提案が出されました．

　事前にレスキューを開封しても薬効には問題がないか，薬効に問題ないとしたら何時間まで開封が可能か，どの種類のレスキューが好ましいか，実際，このような設定で服用可能かなどについて，それぞれ専門的な知識を出し合いながら検討しました．このカンファレンスで提案された方法で，入院中に実践してみることにしました．

その後の結果

　最終的に退院までにこの提案が可能であったため，娘の介護負担は軽減されました．また，男性も痛みを我慢せず，娘に遠慮をすることなくぐっすりと眠ることが可能になりました．このことは，試験外泊をしなければ検討をする機会がありませんでした．

　また，自宅退院後は，訪問入浴介護を受ける予定でした．痛みがなく，訪問入浴介護を受けられることが目標です．入院中に機械浴を行い，痛みの評価を行うことが提案されました．訪問入浴介護での患者への身体的負荷はどのようにかかるかをふまえて，支援を受ける何分前にレスキューを服用すべきかを検討しています．

引用・参考文献
1）日本緩和医療学会緩和医療ガイドライン作成委員会編：がん疼痛の薬物療法に関するガイドライン2010年版，p77，金原出版，2010
2）南裕子ほか監：セルフケア看護理論．セルフケア概念と看護実践，へるす出版，p30-38, 2008
3）浜町久美子：医療におけるインフォームド・コンセントと合意形成．医学哲学医学倫理，23：11〜21, 2005
4）浜町久美子：医療における意思決定と合意形成プロセス．生命倫理15：176-184, 2005
5）宇都宮宏子：受容支援と自律支援．退院支援実践ナビ（宇都宮宏子編著），p31~40, 医学書院，2011
6）東京都在宅療養推進会議編：東京都退院支援マニュアル．東京都福祉保健局，2014
7）宇都宮宏子ほか編：看護がつながる在宅療養移行支援，日本看護協会出版会，2014

暮らしの場への安定着地を支援する

アドバンス編

井上 多鶴子

ポイント

★ リーダーナースの役割には,①入院前情報の確認,②医療の継続要否についての在宅療養移行支援チームとの検討,③予測される入院期間に応じた指導のタイミングや内容の決定,④病状の変化・悪化に備えた病院のバックアップ機能の明確化などがある
★ 在宅療養指導管理料は,算定できるか否かではなく,患者・家族の理解度に応じた指導を行い,在宅で実施できることが重要となる
★ 医療機関や訪問看護,薬局,医療機器業者など在宅チームとのマッチングでは,患者の医療的管理の程度,セルフケア能力等に応じて選択する

受け手の視点でのかかわり

　ベッドに横たわった姿から患者へのかかわりが始まることの多い病院の看護師にとっては,その患者がこれまでどのような生活をしていたのか,家族や社会のなかでどのような役割を担っていたのか,どのような地域に住んでいたのかということまで想像することは難しいことではないでしょうか.

　宇都宮[1]は,「退院支援は,患者が自分の病気や障害を理解し,退院後も継続が必要な医療や看護を受けながら,どこで療養するか,どのような生活を送るかを自己決定する支援である.退院調整は,自己決定を実現するために,患者・家族の意向をふまえて,環境・人・物・経済的問題などを社会保障制度や社会資源につなぐなどのマネジメントの過程である」といっています.入院中の経過のみならず,入院前の状況,退院後の状況なども踏まえた切れ目のない支援ができるよう,患者を俯瞰してとらえ退院支援・退院調整のプロセスを確認してみましょう(図1).

1 入院前の情報を確認しましょう

　入院前のかかりつけ医や訪問看護などの介入はあったのか,または医療処置の有無や医療管理の内容はどうかなど,ケアマネジャーや地域包括支援センターからの情報も大切です.独居や老々介護など介護力が低下している家庭環境の情報は,退院に向けた医療の選択の際に考慮すべき点です.ときには,介護環境に問題がなくても,介護保険の支給限度額などケアマネジメントの問題で,医療的支援がなく入退院を繰り返している

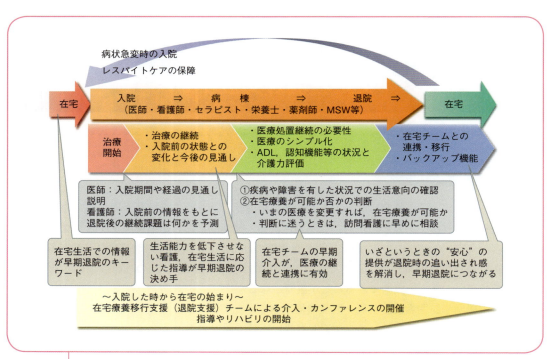

図 1 望ましい継続看護

ケースもあります．

　病気はいつごろから発症していたのか，病気についてどう考えていまにいたっているのか，これまでどんな生活をしていたのか，退院後どのような生活をするのか，最期の過ごし方をどうしたいのかなども，退院後の医療継続・療養方針を決定する際の重要な情報です．

❷ 在宅療養移行支援チーム[※1]は入院初期から機能していますか？

　医師は，早い段階で入院期間や経過の見通しを患者・家族に説明します．看護師は，入院前の情報をもとに退院後の継続課題は何かを入院初期に予測し，医師のインフォームド・コンセントの場に立ち会って，代弁者としての役割を果たす必要があります．

　医療の継続要否について，医師のみの判断に委ねるのではなく，看護師，リハビリ担当者，栄養士，薬剤師，医療ソーシャルワーカー（MSW）など多くの職種の意見を聞き，可能なかぎり患者・家族も交えて検討すべきです．いま実施されている医療が退院後も本当に必要なものか，変更することで在宅療養が可能になるかの検討もしましょう．療養方針の検討段階で，かかりつけ医や訪問看護も参加し，在宅療養の実際と生活・介護の実際をもとに検討することも重要です．

※1　**在宅療養移行支援チーム**　退院支援部門の看護師や医療ソーシャルワーカーに加え，在宅療養移行に関与する医師，栄養士，薬剤師，リハビリ担当者，事務職員等を院内のチームとする．また場合によっては，在宅医や訪問看護師，ケアマネジャーもチームに加わる場合もある

③ 指導のタイミングと連携はとれていますか？

　入院はできる限り短期のほうが，ADLへの影響が少なくすみます．予測される入院期間に応じて，指導のタイミングや内容を決めましょう．指導途中で訪問看護に引き継ぐことも可能です．その際は，退院前カンファレンスは早めに設定し，訪問看護ステーションと連携をとって，指導の内容などの役割分担や連携を具体的に検討しましょう．

④ バックアップ機能と切れ目のない連携

　大病院志向型の患者や家族の場合，退院時に病院から追い出されたように感じている方がいます．また，病状が変化したときや悪化時に病院のバックアップ機能があると，患者・家族も在宅チームも安心です．どこの医療機関がどのような受け入れ体制をとっているか，窓口はどこかが明確になっていると，在宅療養の安心保障になります．

　入院から在宅，在宅から入院のいずれの場合でも，病院チームと在宅チームが切れ目のない連携，移行支援，役割分担等を明確にし，お互いに確認できていることが重要です．

在宅では「医療のシンプル化」を目指す

　在宅では病院と違い，生活に関することも医療に関することも実施するのはすべて患者と家族です．24時間365日，医療者の目や手がないところで実施するということを考えなければなりません．患者・家族がその医療的管理や処置の必要性を十分理解し，安全に実施できることが必須要件です．

　山田[2]は，「生活の中で医行為を実施するに関しては，本当に必要な医療に限るよう，いわゆる『医療のシンプル化』を目指すこと」といっています．そのため，医療的処置の導入時，医師のみではなく在宅療養に関する知識のある看護師を含むチームでその適応を十分検討し，患者・家族に十分説明したうえで，同意を得て実施する必要があります．

① 「医療処置指導シート」のポイント

　そして，医療処置の導入が確定したら，誰がこの医療管理・処置を実施するのか，どの時間帯に実施するのかなど患者・家族のセルフケア能力と，患者と家族それぞれの生活パターン，介護する者の年齢・理解力・介護に費やせる時間等の介護力，経済力などを十分に確認して，具体的な療法の選択をすべきです．

　医療的管理は，退院前の指導内容が在宅療養に大きく影響します．『東京都退院支援マニュアル平成28年3月改訂版』[3]には，在宅で実施される頻度が比較的高い医療処置である在宅中心静脈栄養法，在宅酸素療法，マスク式人工呼吸器，膀胱留置カテーテル，在宅自己導尿，経腸栄養法（胃ろう，経鼻カテーテル），人工肛門造設・人工膀胱造設，

気管カニューレ使用による吸引の8項目を取り上げた「医療処置指導シート（指導シート）」が掲載されており，退院前に指導する際のポイントを示しています（www.fukushihoken.metro.tokyo.jp/iryo/sonota/zaitakuryouyou/taiinnshienn.files/taiin1.pdf）.

このシートは各医療機関の指導内容と照らし合わせて活用できるように作成されており，医療者が一方的に指導するのではなく，患者や家族の生活を意識したうえで，患者や家族が実施できるよう工夫し，どの程度セルフケアが必要であるか，指導や生活の注意点がわかるように作成されています．とくにこの「医療処置指導シート」のポイントは，①生活を意識した個別性が取り入れられるように指導のポイントを明らかにしたこと，②災害時や機器等のメンテナンス，病状悪化や緊急時の対応についても記載したこと，③「退院までの準備」は退院直前に医療処置に特化して確認しておくこと，④診療報酬の留意点を盛り込み，退院後に使用する衛生材料の供給方法も確認すること，です．

2 指導を訪問看護に引き継ぐ

ただし，すべて病院で指導して完璧な状態で退院しようとすると，入院期間は長くなってしまいます．場合によっては，**訪問看護に引き継ぐことも可能です**．その際，指導すべき内容は何か，その内容のどこまでを指導し実施できるのか，訪問看護に引き継ぐ内容は何かを明確にする必要があります．退院前カンファレンス等で具体的な指導内容の確認や手技の確認をするとスムーズな引き継ぎができます．また，指導の際には，なぜこの方法を選択したかという根拠も一緒に指導してください．たとえば，吸引の場合，開放式吸引か閉鎖式吸引か，カテーテルの消毒法など，なぜその方法を選択するのか，選択根拠が明確でないと患者・家族も指導を引き継いだ訪問看護も混乱してしまいます．

在宅で医療を継続する際，在宅でのイメージがもてない方も多いでしょう．そのようなとき，外泊によって在宅療養のイメージや退院後の課題を確認するという病院がありますが，ただ単に「外泊してみてください」ではかえって不安感を増すこともあります．通常，**外泊時は，介護保険サービスも医療保険サービスも利用することができませんが，訪問看護だけは利用可能です**．在宅療養に関する不安軽減と退院後の課題を，一緒に確認するうえでも有効です．

さらに，退院直後2週間は患者・家族が在宅療養に慣れるまでの時期です．病院でできていたことも家では頭が真っ白になり不安だったということを耳にしたり，生活と介護と医療を両立しなければならず困惑しているという状況も目にします．この退院直後の不安定な時期に集中して訪問看護が介入することにより，**在宅療養の継続が可能となります**．「特別訪問看護指示書」による頻回な訪問看護や訪問診療を利用し，病状安定を図りましょう．

在宅療養指導管理料に関する確認ポイント

在宅療養指導管理料は，特定の医療を継続的に管理する必要がある場合，診療報酬で

算定でき，患者は1～3割の自己負担で医療的処置や管理指導を受けることができます．

ただし，この算定に関しては，患者の病名，使用可能な薬剤や栄養剤・医療材料など一定の基準があると同時に，算定する医療機関または連携する医療機関が備えるべき要件等の規定があります．退院調整の際，算定が可能か否か，どこの医療機関が算定するか，退院時と退院後の管理はどこが担うかなど，ほかの医療機関や薬局との役割分担などを具体的に確認しておく必要があります．

表1に，在宅療養指導管理料の詳細と各項目に関する留意点とリーダーナースに確認してほしい点を示します．**単に算定できるか否かでなく，患者・家族の理解度に応じた指導をし，在宅で実施できることが重要です．**対象者の多くは高齢者であり，新たな疾病や障害，老化に伴う視力低下や手指機能の障害，認知症の進行等により入院前にできていたことができなくなる場合や介護環境の変化などにより介護者ができていたことができなくなる場合もあります．患者・家族の状況を十分考慮して適応の判断と指導の工夫をしましょう．

1 在宅療養指導管理料の算定

在宅療養指導管理料を算定するにあたっては，以下のような各項目に共通した留意すべき点があります[4]．

①当該指導管理が必要かつ適切であると医師が判断した患者であること

②患者または患者の看護に当たる者に対して，医師が療養上必要な事項について適正な注意および指導を行ったうえで，医療管理を十分に行い，かつ，各在宅療養の方法，注意点，緊急時の措置に関する指導を行うこと

③必要かつ十分な量の衛生材料または保険医療材料を支給すること．消毒薬，衛生材料（脱脂綿，ガーゼ，絆創膏等），酸素，注射器，注射針，翼状針，カテーテル，膀胱洗浄用注射器，クレンメ等は保険医療機関が提供する必要があるが，医療材料の費用は別に診療報酬上の加算等として算定可能

④同一の在宅療養指導管理料は，1つの医療機関が算定すること．退院時は，入院医療機関と在宅医療機関が算定可能．

⑤同一医療機関において，2つ以上の在宅療養指導管理料が対象となる場合，主たる指導管理料のみを算定すること．加算はおのおのの項目で算定可能

⑥緊急事態に対処できるよう緊急入院ができる病床が常に確保されていること．入院病床のない診療所等の場合は，入院病床を有する医療機関と密接な連携を図ること

⑦訪問看護ステーションと連携の上，必要かつ十分な衛生材料を提供すること．衛生材料または保険医療材料の支給にあたっては，訪問看護計画書による必要量の報告をうけ，訪問看護報告書による使用実績により量の調整，種類の変更等の指導管理を行うこと

⑧保険薬局と連携することにより，訪問看護計画書を基に衛生材料等を支給することが可能

⑨医療廃棄物の処理は区市町村によって異なるため，必要な指導をすること

表 1 在宅療養指導管理料（H28.4 現在）の詳細と各項目に関する留意点・リーダーナースに確認してほしい点

項　目	リーダーナースへ
1．在宅自己注射指導管理料 1）複雑な場合 　間欠注入シリンジポンプを用いて，ポンプの状態，投与量の確認・調整などを行った場合に算定する 2）1）以外の場合 　医師がひと月に在宅で実施するように指示した注射の総回数に応じ算定する ①月 27 回以下の場合　　②月 28 回以上の場合 **1-2．在宅小児低血糖症患者指導管理料** **1-3．在宅妊娠糖尿病患者指導管理料** □導入初期加算　（導入初期，3 か月以内） 　導入前に，入院中または週 2 回以上外来・訪問診療等で医師が教育・指導を行った場合 □血糖自己測定器加算 ①月 20 回以上，月 40 回以上，月 60 回以上のそれぞれに応じた加算．インスリン製剤又はヒトソマトメジン C 製剤の自己注射 1 日 1 回以上（1 型糖尿病を除く）行っている患者の場合算定 ②月 80 回以上，月 100 回以上，月 120 回以上のそれぞれに応じた加算．インスリン製剤の自己注射を 1 日 1 回以上行っている（1 型糖尿病にかぎる）．12 歳未満の小児低血糖症患者，妊娠中の糖尿病患者の場合算定 □注入器加算 　ディスポーザブル注射器（注射針一体型にかぎる），自動注入ポンプ，携帯用注入器又は針無圧力注射器をいう □間欠注入シリンジポンプ加算 　インスリンまたは性腺刺激ホルモン放出ホルモン薬を間欠的かつ自動的に注入するシリンジポンプをいう．「プログラム付きシリンジポンプ」とは，間欠注入シリンジポンプのうち基礎注入と追加注入がプログラム可能なもの 　間欠注入シリンジポンプを使用する際必要な輸液回路，リザーバーそのほか療養上必要な医療材料の費用は点数に含まれる □持続血糖測定器加算 　血糖コントロールが不安定な 1 型糖尿病患者または低血糖発作を繰り返す血糖コントロールが不安定な 2 型糖尿病患者で，持続皮下インスリン注入療法を行っている者 □注入器用注射針加算	▶留意すべき点 ・指導管理の対象である注射薬（厚生労働大臣が定める注射薬）の適応となる疾患である患者に対する診療を日常の診療として行っており，十分な経験を有する医師が行うこと ・かかりつけ医と異なる医師が在宅自己注射指導管理を行う場合は，緊急時の対応について十分な連携を図ること ・廃棄物の適切な処理方法について指導を行うこと ▶確認してください □自宅での生活や食事習慣に応じた注射時間になっているか □注射手技に影響する視力障害や麻痺の有無，認知機能は確認できているか □自己注射までの一連の行為を患者が実施可能か，声かけが必要か．患者ができない場合誰が代行するのか，手技のどの部分を代行するのかを確認し，できないところを補う支援はできているか □血糖自己測定の回数や時間帯は妥当か □血糖値変動の場合やシックデイのときの対応について指導できているか □家族の状況変化が血糖値の変化に影響していないか □退院時，持ち帰る物品の確認はできているか

項　目	リーダーナースへ
2．在宅自己腹膜灌流指導管理料 　　頻回指導（月2回まで） 「頻回に指導管理を行う必要がある場合」とは，①導入期　②糖尿病の血糖コントロール困難な者　③腹膜炎・トンネル感染および出口部感染の疑いのある者　④腹膜の透析効率および除水効率が著しく低い者　⑤その他医師が必要と認めた者 2-2．在宅血液透析指導管理料 頻回指導（月2回まで） □紫外線殺菌器加算 　　在宅自己連続携行式腹膜灌流液交換用熱殺菌装置を使用した場合 □自動腹膜灌流装置加算 □透析液供給装置加算 【特定保険医療材料として算定】 □腹膜透析液交換セット ①交換キット ②回路（Yセット，APDセット，IPD[※2]セット） □在宅血液透析用特定保険医療材料（回路含む） ①ダイアライザー　　②吸着型血液浄化器	▶確認してください □仕事や日常生活パターンに応じて，昼間APD[※1]か，夜間APDか検討されたか □バック交換の時間や場所は確保できているか □室内環境（部屋の掃除，透析液の保管場所など）は大丈夫か □日常生活（寝返りやトイレ移動など）がカテーテル出口部に及ぼす影響はないか □出口部のケアや入浴方法の具体的な指導はできているか，介助は誰がするか □除水量，血圧，体重など日記等に記録する習慣はできているか □必要物品の準備は大丈夫か．入浴時のカテーテル出口部保護物品は保険対象外であるため，入手の指導はできているか □災害時，停電時などの対応を確認できているか
3．在宅酸素療法指導管理料 1）チアノーゼ型先天性心疾患の場合 　　ファローの四徴症，大血管転位症，三尖弁閉鎖症，総動脈幹症，単心室症などで，発作的に低酸素，無酸素状態になったときの救命的な酸素吸入療法．小型酸素ボンベ（500L以下）またはクロレット・キャンドル型酸素発生器による供給する 2）そのほかの場合　①または②のいずれか ①高度慢性呼吸不全のうち在宅酸素療法導入時に動脈血酸素分圧55mmHg以下の者，および60mmHg以下で睡眠時または運動負荷時に著しい低酸素血症をきたし，医師が必要と認めた者，②慢性心不全患者のうち医師の診断によりNYHA Ⅲ度以上であると認められ，睡眠時のチェーンストークス呼吸がみられ，無呼吸低酸素指数が20以上であることが睡眠ポリグラフィ上確認されている者 □酸素濃縮装置加算（3か月に3回に限り） □液化酸素装置加算（3か月に3回に限り） 　　　・設置型 　　　・携帯型 □呼吸同調式デマンドバルブ加算（3か月に3回に限り） ・緊急時入院に備えるべき機械および器具 ①酸素吸入設備　　　②気管挿管または気管切開の器具 ③レスピレーター　　④気管内分泌物吸引装置 ⑤動脈血ガス分析装置　⑥スパイロメトリー用装置 ⑦胸部X線撮影装置	▶留意すべき点 ・在宅酸素療法を指示した医師は，酸素の投与方法（使用機器，ガス流量，吸入時間等），緊急時連絡方法等を夜間も含めた緊急時の対処法について患者に説明をすること ▶確認してください □使用機器は，何を選択するかにより，設置場所や電源確保の必要性，室内環境の準備を確認できているか □在宅医へ移行の場合，機器業者との契約はできているか □具体的な日常生活（入浴や家事，家族も含めた禁煙など）を確認のうえで，酸素療法の指導はできているか □トイレや浴室などの動線は大丈夫か □通院や外出時の介助は必要か □呼吸リハビリテーションが必要な場合，その調整や連携はできているか □通所サービス等利用時の酸素療法は可能か □日常生活上注意すべきことをケアマネジャーや介護職にも理解されているか □災害時や停電時の対応は確認できているか

項　目	リーダーナースへ
4．在宅中心静脈栄養法指導管理料 　諸種の原因による腸管大量切除例または腸管機能不全例等のうち，安定した病態にある患者で，原因疾患のいかんにかかわらず，中心静脈栄養以外に栄養維持が困難な者で，医師が必要と認めた者 □輸液セット加算 　輸液バッグ，注射器，輸液ラインをいい，1月6組までは加算に含まれる．1月に7組以上輸液セットを使用する場合は，7組目以降を「特定保険医療材料」で算定する □注入ポンプ加算	▶留意すべき点 ・中心静脈に挿入したカテーテルを経由して高カロリー輸液をした場合に算定するもので，単なる補液は中心静脈を介しても算定の対象とならない． ・院内で使える薬剤がすべて在宅で可能とはかぎらないので注意する ・感染防止のためにも追加薬剤は最低限にする ▶確認してください □24時間持続注入か，間欠注入かは，QOLや患者・家族の生活パターンに合わせて選択しているか □輸液製剤の交換，輸液ルートの交換，プライミング，ポート針の交換は，誰が実施するか　その頻度も指導されているか ※ポート針の交換は訪問看護や在宅医が実施する場合が多いため，交換頻度に応じた訪問依頼が必要 □ポンプの扱い，輸液ルートの交換を入院中に練習し，習得できているか □入浴やシャワー浴時必要な物品の指導と準備はできているか．ポート針の差し換え日や輸液ルート交換日に訪問看護が介助する場合が多いので，具体的な連携はできているか □調剤薬局の手配はできているか
5．在宅成分栄養経管栄養法指導管理料 　諸種の原因により経口摂取ができないまたは経口摂取が著しく困難な者について，実施する栄養法．在宅成分栄養経管栄養指導管理料の対象となるのは，栄養成分の明らかなもの（未消化態タンパクを含まないもの）を用いた場合のみである 5-2．在宅小児経管栄養法指導管理料 □栄養管セット加算 □注入ポンプ加算	▶留意すべき点 ・要件を満たす人工栄養剤（商品名）は，エレンタール®，エレンタール® P，ツインライン®のみ．ただし，小児は対象薬剤の定めはない ・栄養剤が対象栄養剤でない場合，「寝たきり患者処置指導管理料」で算定可能．ただし，栄養管セットやポンプ加算は算定不可 ▶確認してください □在宅で使用する栄養剤は，患者の疾患，介護者の手間，経済性を考慮して選択しているか[※3] □退院後の栄養剤を変更する場合，入院中に変更しているか □栄養管セットの交換や注入ポンプの取り扱いを入院中に練習しているか □胃ろうや腸ろうの管理やスキンケアの指導はできているか □抜去等トラブル時の対応は指導できているか □注入内服薬は，経管栄養から注入可能な薬剤か □簡易懸濁法の指導はできているか □半固形化の場合の指導はできているか □注入時の体位と褥瘡予防指導はできているか □胃ろうや腸ろうの対応や交換時期等について在宅チームに情報提供しているか □介護力が乏しく，介護職が行う場合の必要な連携はとれているか
6．在宅自己導尿指導管理料 　対象者は，神経因性膀胱，下部尿路通過障害（前立腺肥大，前立腺がん，膀胱頸部硬化症，尿道狭窄等），腸管を利用した尿リザーバー造設術の術後など残尿を伴う排尿困難を有する者で医師が必要と認めた者 □間欠導尿用ディスポーザブルカテーテル加算	▶確認してください □患者が実施可能か □手間や経済性を考慮して，1回毎の使い捨てか，繰り返し使用するタイプかのカテーテルを選択しているか □カテーテル，カテーテル用消毒薬や潤滑薬，陰部消毒綿等の必要物品は準備できているか ▶留意すべき点 ・留置カテーテルを設置することになった場合は，在宅寝たきり患者処置指導管理料の対象となる．

第2章 退院支援の実際

項　目	リーダーナースへ
7. 在宅人工呼吸指導管理料 　長期にわたり持続的に人工呼吸療法に依存せざるを得ず，病状が安定し，在宅での人工呼吸療法を行うことが適当と医師が認めた者 ①患者が使用する装置の保守・管理を十分に行う ②装置に必要な保守・管理の内容を患者に説明する ③夜間緊急時の対応等を患者に説明する ④そのほか，療養上必要な指導管理を行う □人工呼吸器加算 1）陽圧式人工呼吸器（気管切開口を介した場合） 2）人工呼吸器（鼻・口マスクを介した場合） 3）陰圧式人工呼吸器 □排痰補助装置加算 **7-2. 在宅持続陽圧呼吸療法指導管理料** 　睡眠時無呼吸症候群または慢性心不全の患者に行う呼吸療法．対象者は，在宅持続陽圧呼吸療法指導管理料1または2の算定基準に該当する患者 □在宅持続陽圧呼吸療法用治療器加算 　（3か月に3回に限り）	▶留意すべき点 ・患者・家族が確実に実施できること ・機器業者はメンテナンス体制も含め対応可能であること ・緊急時やレスパイト時の受け入れは主たる医療機関が行うこと ▶確認してください □呼吸器の取り扱い方法やトラブル時の対応はできているか □呼吸管理に必要な手技はすべて理解し，実施できるか □ナイトトレーニングを実施し，大丈夫なことが確認できているか □マスク式の場合，装着は患者ができるか □マスク装着面の皮膚トラブル対策を指導し，必要物品を提供できているか □吸引が必要な患者の場合，指導できているか □介護力が乏しく，介護職による吸引が必要な場合必要な連携がとれているか □退院時の搬送手段は大丈夫か □緊急時対応の確認はできているか □在宅チームとの連携と役割分担はできているか □災害時・停電時などの対応を確認できているか
8. 在宅悪性腫瘍等患者指導管理料 　末期の悪性腫瘍または筋萎縮性側索硬化症もしくは筋ジストロフィーの患者であって，持続性の疼痛があり鎮痛剤の経口投与では疼痛が改善しないため注射による鎮痛薬注入が必要，または注射による抗悪性腫瘍薬の注入が必要なもので，在宅における鎮痛療法または化学療法を実施する イ．鎮痛療法とは，ブプレノルフィン製剤，モルヒネ塩酸塩製剤，フェンタニルクエン酸塩製剤，複方オキシコドン製剤，オキシコドン塩酸塩製剤，フルルビプロフェンアキセチル製剤を注射または携帯型ディスポーザブル注入ポンプもしくは輸液ポンプを用いて行う療法 ロ．化学療法とは，携帯型ディスポーザブル注入ポンプ若しくは輸液ポンプを用いて中心静脈内注射，植込型カテーテルにより抗悪性腫瘍薬を注入またはインターフェロン製剤を多発性骨髄腫，慢性骨髄性白血病，ケアリー細胞白血病または腎がんの患者に注射する療法 □携帯型ディスポーザブル注入ポンプ加算 □注入ポンプ加算 **8-2. 在宅悪性腫瘍患者共同指導管理料** 　共同指導料は，緩和ケアに関する研修を修了した医師と同一日に指導管理を行った場合に算定	▶留意すべき点 ・携帯型ディスポーザブル注入ポンプや注入ポンプは，薬液が取り出せない構造，注入速度を患者が変更できないこと ・経口鎮痛薬やパッチ製剤などは算定対象でない[※4] ▶確認してください □注入薬剤や注入ポンプは，病院から直接提供か，それとも調剤薬局を利用するかを確認し必要な連携ができているか □PCAポンプの取り扱いについて，入院中に十分指導できているか □ADLや活動状況に応じた注入ポンプの持ち運び方法の検討や指導はできているか □麻薬製剤等オピオイド使用時の取り扱い（使用済みや未使用のものも含む）について指導できているか □専門性の高い看護師の同行訪問が必要か検討をしましょう

項　目	リーダーナースへ
9. 在宅寝たきり患者処置指導管理料 　創傷処置（気管内ディスポカテ交換を含む），皮膚軟膏処置，留置カテーテル設置，膀胱洗浄，導尿（尿道拡張を要するもの），鼻腔栄養，ストーマ処置，喀痰吸引，介達牽引又は消炎鎮痛等の処置 「特定保険医療材料」 ①気管内ディスポカテーテル ②膀胱留置用ディスポカテーテル ③栄養用ディスポカテーテル（経鼻一般，経鼻経腸栄養用，特殊型，腸ろう用）	▶確認してください □カテーテル等の交換はどこが行うか □抜去時の応急処置について指導しているか，また必要物品は提供しているか □胃ろうや腸ろう等を交換する時期やどこで交換するか確認しているか □在宅で必要な医療材料や衛生材料の提供の準備はできているか □在宅チームとの連携と役割分担はできているか
10. 在宅気管切開患者指導管理料 　実施する医療機関または緊急時に入院する施設は，次の機械及び器具を備えなければならない ①酸素吸入設備　　　②レスピレーター ③気道内分泌物吸引装置　④動脈血ガス分析装置 ⑤胸部 X 線撮影装置	▶確認してください □吸引は，誰が行うか □排痰法の指導はできているか □吸引の手技，カテーテルの選択は介護力や経済性を考慮しているか □介護力が乏しく，介護職が行う場合の必要な連携はとれているか

〈在宅で比較的症例数が少ない指導管理料〉
11. 在宅自己疼痛管理指導管理料
12. 在宅肺高血圧症患者指導管理料
13. 在宅難治性皮膚疾患処置指導管理料
14. 在宅植込型補助人工心臓（非拍動流型）指導管理料

※1　APD：自動腹膜灌流装置 automated peritoneal dialysis
※2　IPD：間欠的腹膜透析 intermittent peritoneal dialysis
※3　経腸栄養剤は，何を選択するか，大きくわけて医薬品扱いのものと食品扱いのものがあります．医薬品扱いのものは，医療機関が算定する保険扱いとなるので医療保険の自己負担分ですが，食品扱いのものは全額自費負担となります．医薬品扱いのもののうち，消化態・成分栄養剤であるツインライン®やエレンタール®・エレンタール®Pを使用する場合のみ「在宅成分栄養経管栄養法指導管理料」が算定でき，注入ポンプと栄養管セット加算が算定できますが，ラコール®やエンシュア・リキッド®など半消化態栄養剤や濃厚流動食を使用する場合は，「在宅寝たきり患者処置指導管理料」を算定することになるため，注入ポンプや栄養管セットの加算は算定できません．
　　食品扱いの商品は近年多く販売されており，半固形化経腸栄養剤や糖尿病・腎不全など病態に応じた経腸栄養剤，注入が簡単なものなど，患者の病態や家族の介護状況に応じて選択できますが，経済的な負担は大きくなります．
※4　がん性疼痛管理は，より簡単な経路で投与することが基本です．可能なかぎり経口薬もしくは経皮吸収製剤にオピオイドローテーション（オピオイドスイッチング）を行って退院することが求められます．その際，以下について確認しましょう．
　　□患者・家族の理解力，介護力等に応じたオピオイドの選択がされているか
　　□持続痛と突発痛に対する薬剤の選択と指導はできているか
　　□日常生活と疼痛と薬剤使用に関する日記等について説明されているか
　　□オピオイドの使用に関する注意，廃棄する際の注意，日常生活上の注意など，理解されているか
　　□日常介護を担当する訪問介護やケアマネジャーにも注意点について説明されているか

2 医療継続をめぐる訪問看護での事例から

　患者・家族の理解度に応じた指導をし，実施できることが重要であると前述しましたが，訪問看護の場で以下のような事例がありました．独居や高齢者世帯が増えていくなか，多職種による支援も増えており，指導する側の工夫が求められます．

事例1：独居の認知症高齢者へのインスリン注射

　認知症で独居の高齢者．訪問看護開始時，1日3回血糖チェック，朝・夕のインスリン注射という指示でした．主治医に認知機能の低下が進行しており，血糖チェックもインスリン注射も困難なことを伝え，1日1回のタイプに変更が可能か相談したところ，持効型インスリンに変更されました．

　月曜日から土曜日まで毎朝訪問看護ステーションからの電話で起床し，9時の訪問看護にて血糖チェック・インスリン注射を行い，食事や通所介護サービス利用など患者の1日の生活が始まります．日曜日は別居の家族が対応することで，在宅療養が継続できました．

事例2：「大丈夫，大丈夫」には要注意

　腸ろうによる経管栄養管理で退院した患者．退院翌日に「腸ろうに薬が詰まった」と緊急コールがありました．簡易懸濁法による薬の注入方法の指導は受けたのですが，実際病院で実施していないため，懸濁時の温度が低く薬が十分に溶解していなかったため詰まったということがわかりました．

　パンフレットで指導しても，その指導内容が実施できるか実際に行ってみる必要があります．また，実際に行ってみても，医療者がいるところでできることと，医療者がいない家では混乱したり不安になったりすることもあります．この患者の家族が「大丈夫，大丈夫，簡単だからわかったよ」と言ったため，病院側は大丈夫と思ったそうです．わかったつもりと実際に行えることは違います．

> **事例3：医療職と介護職の理解の違い**
>
> 独居で認知症があるがん末期の患者．入院中，オキシコンチン錠を7時，19時に服用し疼痛コントロールができていました．短期記憶障害があり，時間どおりの内服は誰かの声かけが必要であったため，退院前カンファレンスの席でケアマネジャーが主治医に「痛み止めの時間は，すこしずらしてもいいですか」と質問しました．主治医は7時・19時の内服時間を6時・18時か，8時・20時に変更と思い，「いいですよ」と回答．ところが，ケアマネジャーは，ヘルパーサービスの入っている9時，17時に変更してもよいと理解していました．
>
> 　このように医療職と介護職に理解の相違があります．患者・家族のみでなく，ケアマネジャーや介護職等の多職種にも共通理解ができる指導の工夫が必要です．

患者・家族に応じた在宅チームを探す（マッチング）

1 退院後の医療機関の選定

　退院した医療機関に通院するか，居住地近くの医療機関に通院か訪問診療か．在宅療養指導管理料はどこの医療機関が算定か，緊急受入医療機関はどこか．また，具体的な役割分担や連携の方法は大丈夫かなどを確認する必要があります．

　入院前のかかりつけ医がいる場合，まず入院により新たに発生した医療管理が可能か否かを確認しましょう．かかりつけ医は患者・家族と長い付き合いがあり，地域での生活や人生観に触れている場合が多く，在宅での療養方針等を決定する際に患者・家族にとって重要な支援者となってくれます．また，地域には24時間365日の対応体制をもち，緊急往診や在宅看取りを行っている「在宅療養支援診療所（在支診）」や「在宅療養支援病院（在支病）」があります．常勤医師数の要件や緊急往診や在宅看取り数の実績にもとづく「機能強化型在宅療養支援診療所」もあります．患者の重症度，医療の必要度により退院後の医療機関を選択しましょう．

　さらに，訪問看護ステーションとの連携や調剤薬局との連携，指導管理料の算定に関与する内容や衛生材料の提供は可能かなども合わせて検討することが求められます．

2 訪問看護ステーションの選定

　訪問看護ステーションは，届出や特徴により対応がさまざまです．24時間対応体制・24時間連絡体制（医療保険）または緊急時訪問看護加算（介護保険）の届出，特別管理加算の届出（医療保険・介護保険），訪問看護ターミナルケア療養費（医療保険）またはターミナルケア加算（介護保険）の届出などをし，重症度の高い利用者を受け入れ可能な訪問看護ステーションと，そうでないところがあります．また，2014（平成26）年度から常

勤看護師が5人または7人以上であること，24時間対応体制であること，重症者の受入が可能であること，在宅看取り実績があることなどの要件を満たす「機能強化型訪問看護ステーション」が新設されました．

一方で，特別管理加算対象者は訪問しているが，24時間対応は行っていないという訪問看護ステーションやリハビリテーションを主とした訪問看護ステーションもあります．患者の医療の重症度や在宅看取りの希望等に合わせて訪問看護ステーションを選ぶ必要があります．

そのほかにも，「泊り」と「通い」と「訪問」を組み合わせて利用できる「**複合型サービス**」や，一日数回の訪問介護と週1〜2回の訪問看護を組み合わせる「**定期巡回・随時対応介護看護**」を一体型または連携型で提供している訪問看護ステーションもあります．患者の状況のみならず，介護環境等をアセスメントして看護と介護を上手に組み合わせる方法の工夫も必要です．

③ 調剤薬局や医療機器業者の選定

薬局を選ぶ際，無菌調剤が可能か，注入ポンプ等の医療機器の取り扱いをしているか，医療材料や衛生医療の提供は可能か，訪問薬剤指導をしているかなどを確認したうえで，選択する必要があります．また，とくに考慮すべき点は，**退院後医療管理を行う医療機関とその薬局との連携が可能か否かという点です**．場合によっては，契約を結んでいただくような働きかけも必要となります．

麻薬製剤を使用する場合，使用済みまたは未使用で不要になった注入器の返却や回収に関しても，具体的に患者と家族が理解するような方法で指導できているかの確認も必要となります．

④ 効率的な医療的支援，医療と介護の連携拠点

高齢者の在宅療養は，医療と介護の両面から支援する必要があります．介護保険のマネジメントを担当するケアマネジャーの多くが介護職・福祉職であり，医療的マネジメントに苦手意識をもっている人も少なくありません．また，在宅医や訪問看護ステーションなど在宅療養を支援するチーム側の力量はさまざまです．**地域の資源のなかから，患者の医療的管理の程度，患者・家族のセルフケア能力等に応じ選ぶ必要があります**．

医療機関の近隣地域であれば，ある程度の資源情報はもっていると思いますが，入院医療機関と退院後に療養生活する地域が異なると，地域の資源情報は乏しく適切にマッチングすることは難しくなります．医療と介護の連携拠点として，2012（平成24）年度に行われた在宅医療連携拠点事業を参考に各地域でもさまざまな取り組みがなされています．地域にこのような拠点があるか確認し，活用してみてください．

まとめ

　患者には老いても障害があっても，住み慣れた地域で，家で暮らし続けたいという希望があります．病気やけがで入院しても，医療が必要な状態になっても，さらには人生の終焉のときでも，スムーズに暮らしの場への安定着地ができるよう支援する必要があります．

　今後，地域に高齢者が増えるなか，病院と在宅，医療と介護など，組織や職種の垣根を越えてお互いに少しオーバーラップしながら看護職が本来行うべき「継続看護」，点の看護を線でつなぎ，面で患者・家族を支援する「看看連携」が重要です．

引用・参考文献
1）宇都宮宏子：病院で行う在宅療養移行支援：退院支援・退院調整・外来支援．看護がつながる在宅療養移行支援－病院・在宅の患者像別看護ケアのマネジメント（宇都宮宏子ほか編），日本看護協会出版会, p11, 2014
2）山田雅子：訪問看護による在宅療養移行支援．看護がつながる在宅療養移行支援－病院・在宅の患者像別看護ケアのマネジメント（宇都宮宏子ほか編），日本看護協会出版会，p21,2014
3）東京都在宅療養推進会議：指導シート．東京都退院支援マニュアル，東京都福祉保健局，p48-61,2014
　　http://www.fukushihoken.metro.tokyo.jp/iryo/sonota/zaitakuryouyou/taiinnshienn.files/taiin1.pdf　より2014年12月1日検索
4）社会保険研究所：医科点数表の解釈．p361-391, 2014
5）財団法人医療経済研究・社会保険福祉協会：退院準備から在宅ケアを結ぶ支援（リエゾンシステム）のあり方に関する研究報告書．医療経済研究機構，2007
6）宇都宮宏子：退院支援実践ナビ．医学書院，2013
7）京都府看護協会：在宅療養支援ガイド，2012
8）永井康徳：たんぽぽ先生の在宅報酬算定マニュアル改訂版－2014年度改定完全対応，日経BB社，2014
9）山田律子ほか編：生活機能から見た老年看護過程＋病態・生活機能関連図．第2版，医学書院，2014

第2章 退院支援の実際

4 療養環境の準備・調整
②生活・ケア上の課題

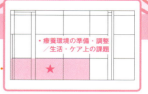

日常生活動作（ADL）のアセスメントと支援　基本編

坂井 志麻

ポイント

★ しているADL，できるADL，なりたいADLの3つをすりあわせながら，患者と医療チームで退院時に目指す方向を共有して，必要な支援を提供する

★ 入院によるADL低下を最小限にするために，日々の日常生活動作を入院前に行っていたように実施できるようできるかぎり環境を整え働きかける

★ 家族支援では，家族が思いや不安を表出できるように働きかけると同時に，不安を軽減できるように支援していく

★ 食事，排泄，入浴・洗髪，洗面・歯磨き，更衣・整容，移動・移乗などの各日常生活動作のアセスメントと支援を行う

★ 生活環境の情報収集は，退院時に目指す環境を整えるために重要であり，とくに画像データなどがあると，入院時よりより具体的な支援が可能となる

日常生活動作（ADL）／手段的日常生活動作（IADL）評価と支援

1 現在の病棟やベッドサイドでのADL／IADLを評価

患者に身近な存在として，日常生活援助にかかわるのは病棟看護師です．日々の生活のなかから，食事，入浴・洗髪，洗面・歯磨き，更衣・整容，排泄，移乗・移動において，患者が自分でできること，援助が必要なことを1つひとつアセスメントしていく必要があります．その際に留意することとして，患者のペースを可能なかぎり尊重すること，

患者のもてる力を引き出すような声かけや環境調整の工夫をしていくことがポイントとなります．

患者のもてる力を引き出す援助を行うためには，①入院前の患者のADL／IADL状況とどのような役割を担っていたか，②リハビリ室でのADL／IADLを評価することの2つの視点に配慮しながら働きかけを行っていきましょう．

■ 入院前の患者のADL/IADL状況と役割

入院前の患者は1日をどのように生活していたのか，朝は何時頃に起床して，夜は何時頃就寝していたのか，日中はどのように過ごしていたのか，仕事の有無や家庭内での役割・日課について，外出の頻度や楽しみとしていたことなどの情報から，入院前の活動量や活動範囲についてアセスメントします．

食事は誰が準備をしてどのようなものを摂取していたのか，口腔ケアはどのような方法でどのくらいの頻度行っていたのか，更衣・整容において身だしなみに気を遣う方であったか，排尿・排便頻度と失禁の有無，居室からトイレまでのアクセスとトイレの形態，入浴の頻度や浴室環境，内服薬はどのようなものを誰が管理していたのか，通院はどのように行っていたのか，屋内や屋外の移動，歩行状態，公共交通機関の利用，買い物・炊事・洗濯・掃除などの家事や金銭管理は誰が行っていたのかなどの情報から入院前のADL/IADLを把握します．

■ リハビリ室でのADL/IADL

リハビリ室ではどのような訓練を行っているのか，PT・OT・ST等のリハビリスタッフと情報共有をしましょう．ベッドからの起居動作や車椅子への移乗動作，歩行状態やバランス，各動作の安定性や耐久性について共有することにより，病棟でも安全性に配慮しながら患者の変化に合わせてタイムリーに移乗・移動能力拡大に向けた働きかけが重要となります．

また，食事・排泄・更衣動作などでは，どこまで患者が実行可能で，環境調整や道具の使用など，どのような働きかけの工夫が必要であるか共有することにより，患者のできるADLを病棟でしているADLへつなげていくことができます．

❷ 患者自身が望む生活や治療とリハビリチームによるゴールとの共有（表1）

患者の入院前の生活状況，現在のADL／IADLの状態を把握したら患者自身が退院後どのような生活を送りたいと思っているのか，どのようなADL／IADL状態に回復することを望んでいるのか，患者が生活のなかで大切にしていることや今後の生活に対する思いを患者が表出できるような働きかけをしていきましょう．

患者の意向を把握するのと同時に，医師やリハビリスタッフとともに病状の進行や治療に伴い起こりうる生活上の変化，治療やリハビリにより医療チームが目指すADL／IADLのゴールを共有することが重要なポイントとなります．

患者自身が望むゴールと医療チームが目指すゴールに，ズレが生じるケースがしばし

表1　リハビリスタッフとの情報共有のポイント

- 患者の入院前の生活状況，暮らしぶり，住環境について共有する
- 自立してできるあるいは見守りのもと，できる動作と援助が必要な動作を共有する
- 患者のもてる力を最大限に引き出すための環境調整や声かけ，援助方法を共有する
- いまの患者の心の揺れ動きやリハビリに対する気持ち，リハビリを進めるにあたっての身体状況について共有する
- 患者の退院後の生活に対する思いや希望を共有する
- 患者と家族の関係性や家族介護力，介護協力の可能性について共有する
- リハビリテーションにより，どの程度機能回復が見込まれるのかを共有する
- 退院後の生活スタイルや住環境を想定した動作訓練と介護方法について共有する

ばみられます．杖歩行自立でトイレに1人で行けるようになりたい，あるいは口から食事が食べられるようになって経管栄養の必要性がなくなったら退院したいなど，患者の病状や治療上，到達することが困難な現状をなかなか受け入れることができず，不安や落ち込み，怒り，否認などさまざまな感情を呈することがあります．

　看護師はそのような患者の思いを受け止め，患者がこれまでの暮らしのなかで大事にしてきたことや価値観に配慮したかかわりに努める必要があります．リハビリ室でやったことがうまくできないと感情失禁がみられることや，「リハビリ室から帰ってきてからも必死に言葉の練習や筋トレをしている」「無理しすぎることはよくないと伝えても必死にリハビリをしている」「昨夜は眠れていない」といった患者が病棟で表出する状況についても，リハビリスタッフへ伝えていくことで，患者の疾病や現状に対する受け入れ状況に配慮したチームサポートにつながっていくと考えます．

　現状を受け入れられるようになるには，時間も必要です．しかしそのときをただ待つだけでなく，患者がいまできる部分に目を向けていくことも重要です．リハビリスタッフと連携しながら，短期目標として患者ができる動作について話し合い，患者の短期目標を共有します．第1段階として起居動作の自立を目指すことや間接訓練や口腔ケアなどの直接訓練に向けた準備状態を高めて，ゼリー食による経口摂取を目指すなど，患者と相談しながら到達可能な目標を設定します．そしてリハビリ室のみならず，病棟での日々の日常生活動作に患者のできる部分を取り入れ，できていることやADL動作が拡大していることを患者へフィードバックしていきます．

　また，終末期患者の望む生活が治療により困難となる可能性が生じるケースがあります．そのような場合は，患者の希望を医師へ伝えていくこと，医師より患者へ予後予測や治療により期待される効果と起こりうるリスク（副作用）を情報提供したうえで，患者自身が自己決定できるよう支援していくことが大切です．患者がこれまでの暮らしのなかで大事にしてきたことを継続することが難しい場合は，その状況に近づけられるようなあるいは代替案を医療チームで話し合い，患者の希望と医療チームのゴールをすり合わせていくようにしましょう．

③ 患者・家族の退院後の生活に合わせた生活・介護指導（表2）

　患者・家族と医療チームが目指すゴールが共有できたら，退院後の療養先の生活に合わせた支援と生活指導を行っていきます．その際に留意すべきことは，患者・家族の生活スタイルを基盤とした方法を指導していくことです．たとえば，入院前の生活スタイルとして，8時過ぎに起床して20時頃には就寝するため，朝と昼ごはんが兼用で1日2食であった場合に，栄養士と相談のうえ，2食の食事と間食で栄養バランスがとれるような食事内容をアドバイスすることや，内服の種類と時間について医師と相談のうえ，1日2回に調整していくようにします．

　また，患者の生活状況で安全・簡便なものへアレンジしていくことが重要なポイントとしてあげられます．夜間の排泄方法に関して，入院前は23時に就寝して6時に起床していた場合に，病院では2，3時間おきに体位変換・おむつ交換を実施しているところを，褥瘡予防マットとコンドーム型排泄用具の装着あるいはおむつのあて方の工夫で，皮膚トラブルが生じずに過ごしてもらえるよう，入院中からケア方法を調整・確認したうえで，なるべく簡便な方法へとアレンジしていきます．

　さらに患者・家族の理解度に合わせた指導を行っていくことも大切です．退院後も確実に継続していけるように，内服薬の種類と内服時間が多岐にわたっている場合には，医師や薬剤師と相談して，一包化の工夫や種類・回数のシンプル化を目指すことや，ヘルパーや訪問看護師の訪問に合わせるよう調整していきます．

　地域の社会資源に合わせた指導や退院後のサービス提供機関と調整して退院後のサポートを依頼していくことも重要な視点としてあげられます．福祉用具や住宅改修を行うことにより自宅での入浴が可能かリハビリスタッフと相談し，自宅の構造に合わせた状況での入浴動作の訓練や家族へ介護方法の指導を行っていきます．退院後の入浴援助をヘルパーや訪問看護師へ依頼する場合には，入院中の動作として患者・家族ができていることと，援助・サポートが必要な事柄について退院前カンファレンス等を活用して依頼していきます．

表2　患者・家族への生活・介護指導のポイント

- 患者・家族の元々の生活スタイルを基盤とした指導を行う
- 患者・家族の理解度に合わせた指導を行う
- 地域の社会資源に合わせた指導を行う
- 院内の地域連携部門の退院調整看護師・MSWと協働して行う
- 患者の生活状況で安全・簡便なものへアレンジする
- アレンジ方法について，医師，薬剤師，リハビリスタッフ，栄養士等と連携しながら患者・家族が継続可能な方法を検討する
- 退院後のサービス提供機関と調整して退院後のサポートを依頼する

❹ 入院生活によるADL低下を最小限にするかかわり

　安静臥床により1日に2％，1週間で10〜15％，1か月で約50％の筋力が低下するといわれています[1),2)]．そして，低下した筋力の回復には，一般的に少なくとも廃用状態に陥った期間と同じだけの時間がかかり，多くの場合，以前の状態まで回復するのに2倍ないしそれ以上の期間を要することが報告されています[3)]．

　患者・家族が退院に向けて不安を抱く主なものは，入院前のADLより現在のADLが低下することによる退院後の生活の変化についてです．看護師は，患者の入院前のADL状況を把握して，そのADLが入院生活により極力低下しないように，日常生活援助を通して働きかけを行っていく必要があります．

　患者の病状により，入院初期は安静臥床が必要となる場合があります．しかし，20日間の臥床は30年間の加齢よりも心肺機能を低下させる[4)]といわれているように，安静臥床後2週間で血漿量の8〜12％，2〜4週間で15〜20％減少することが報告されています．その結果，血液粘稠度は増加し静脈血栓の危険性が高まり，安静による2次的リスクが生じることになります．

　長期臥床では交感神経活動が障害されるため，下肢の血管収縮が不十分となり静脈還流量が減少し，1回心拍出量の低下をもたらし脳血液量が低下します．起立性低血圧は臥床4-7日で起こるといわれており，その原因として先に述べた循環血液量の減少とそれに伴う一回心拍出量の低下，ほかに心臓の質的低下，動脈圧受容器の反応性低下，筋交感神経活動の障害など[4)]，さまざまな影響が及ぶことが示唆されています（**図1**）．

　このような安静による弊害のリスクを軽減することや，入院生活によるADL低下を最小限にするために，看護師は医師・リハビリスタッフと連携して早期離床に努めていく必要があります．病棟での日常生活援助は，主に看護師が実践する機会が多くあります．**移動・移乗・食事・排泄・整容といった毎日行う生活動作を，患者の病状に合わせて，なるべくベッドから起き上がり日々行動範囲が拡大していけるようにかかわっていきましょう**．洗面やトイレの際に車椅子に移乗することで，起居動作・移乗動作のリハビリにつながっていきます．起き上がりや立ち上がりに交感神経が働き，下肢の抗重力筋にも刺激を与えることができます．食事もベッド上ではなく，ベッドサイドの椅子やデイルームに移動して摂取することにより，生活のめりはりにもつながっていくと考えます．

　日々の日常生活動作を可能な範囲で，入院前患者が行っていたように実施できるよう環境を整えることや働きかけることが，入院生活によるADL低下を最小限にするための重要なポイントであると考えます．

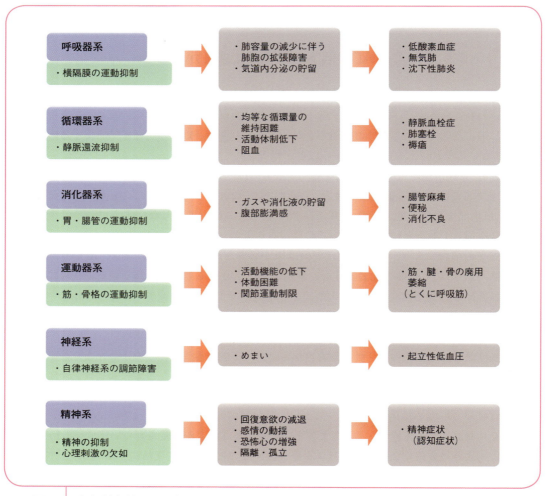

図1　臥床が身体に及ぼす影響
宇都宮明美：安静・侵襲による生体反応，早期離床ガイドブック：安心・安全・効果的なケアを目指して（宇都宮明美編），p18，医学書院，2013より引用

家族支援と社会資源の活用

　家族支援は，患者の退院支援を進めていくうえで，患者支援同様に欠かせない重要な要素としてあげられます．患者が入院することにより，家族システム内にアンバランスが生じて，家族が揺らぎ始めます．もし患者が家族の大黒柱であれば，復職は可能なのか，経済的に今後どうなるのだろうかという思いや，患者が主婦であれば，家事はいままでどおりできるのだろうか，子育てはどうしたらよいだろうかという不安が生じます．また，患者が高齢者であれば，入院前と同じ生活ができるだろうか，介護が必要となったら仕事は続けられるだろうか，介護によって自分の時間がなくなってしまうのではないかといった，これまでの家族の生活スタイルが変化することへの不安の声が多く聞か

れます．

　看護師は，家族がそのような思いや不安を表出できるよう働きかけると同時に，それらの不安を軽減できるように支援していく必要があります．具体的には，患者の病状や予後についてどのように理解し受け止めているのか，これまで家族はどのような生活を送っていたのか，患者と家族の関係性として家族にとって患者はどのような存在なのか，ほかに健康問題を抱える家族がいるか，または協力可能な家族がいるか，患者の病状や今後の生活について家族が不安に思っていること，経済面についても情報収集していきます（表3）．

　それらの情報から不安を軽減するための方策として，医師からの病状や予後について説明する機会を設けるとともに，家族内の揺らぎやショック，悲嘆などを十分に吐露し，支えるケアがとても重要です．さらに，介護保険法や障害者総合支援法等の社会資源の情報提供（表4），地域にある各種サービスの利用を紹介することにより，家族が退院後の生活の再構築を考えていけるよう支援していきましょう（図2）．

　社会資源を利用する際には，所得に応じて利用料を要するため，経済面にも配慮したうえで，退院後の不安を解消するためのサービス情報を提供していくことが重要です．充実しているサービス資源や利用の空き状況，市町村独自のサービスなど，地域により

表3　家族アセスメントのポイント

- 病状理解と受容
- 家族の感情（ゆらぐ気持ち）の受け止め
- 家族の価値観の理解
- 家族全体のこれまでのセルフケア行動の確認
- 患者家族の関係性と役割
- 家族構成と健康問題を抱えるほかの家族員の存在
- 地域性の理解
- 症状緩和や対処方法についての迷い
- 自宅で看取ることもあるという家族の不安
- 経済的課題の有無

表4　介護保険制度と障害者総合支援制度の対象者と申請方法

	介護保険制度	障害者総合支援制度
対象者	・65歳以上の被保険者 ・40歳から64歳までの医療保険の加入者（国が指定する16の疾患が原因で介護が必要な状態となったとき）	・身体障害者福祉法第4条に規定する身体障害者 ・知的障害者福祉法でいう知的障害者 ・精神保健及び精神障害者福祉法に関する法律第5条に規定する精神障害者 ・難病患者などで，症状の変動などによって身体障害者手帳の取得ができないが，一定の障害のある者
申請方法	市区町村の窓口	市区町村の窓口

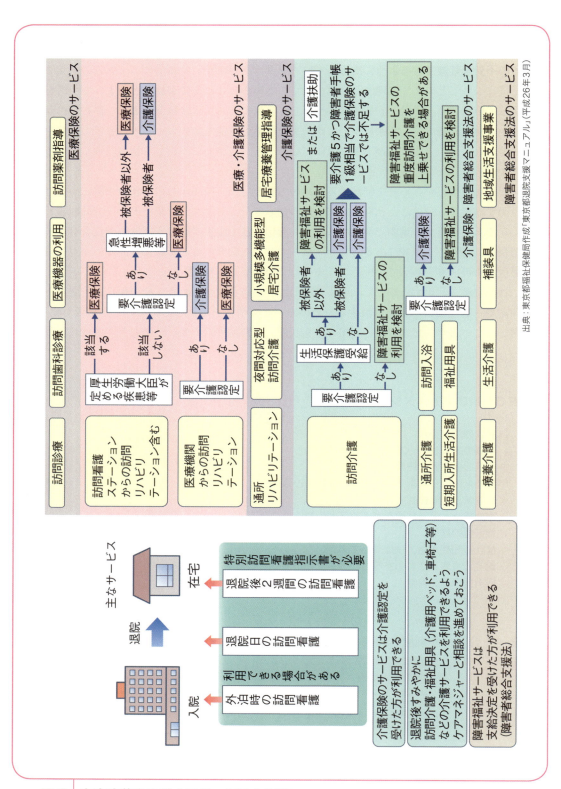

図2 在宅療養を支援するサービスと制度

それぞれの特徴がありますので，地域連携部門のスタッフと協働しながら情報提供し，家族が退院後の生活をイメージできるよう支援していきます（p180「コラム」参照）．

また社会資源の導入にあたっては，現在の患者ができること，今後の療養先の生活環境において患者自身ができることと援助が必要なことを明確にし，援助が必要なことについては，誰がその援助を担うのか，家族の介護力や対処能力を査定したうえで，患者・家族に必要な社会資源に繋げていくことが大切です．

各ADL項目におけるアセスメントと支援

1 食事

表5に記載したポイントを参考にして摂食・嚥下状態と栄養状態を評価し，課題に対して支援をしていきましょう．姿勢保持を補助する椅子の選択や自助具の工夫，口腔ケアを実施することにより，摂食準備を整えます．リハビリスタッフと連携しながら，食事形態を工夫することにより誤嚥を予防しながら，必要な栄養を摂取できるようにします．

環境や食形態の工夫をしたうえで，食事に介助を要する状況の場合は，どのような援助が必要かを査定し，家族が担うことが可能か，家族が仕事等でむずかしい場合はサービスを導入するかについて，患者と家族の入院前の生活スタイルに合わせて調整していきましょう．

表5　食事に関するアセスメントポイント

入院前の食生活	1日の食事回数，間食の有無，食物の嗜好，食材の調達と調理
摂食・嚥下評価	食物の認識，摂食動作（姿勢，集中力，箸やスプーンの使用，食べこぼしの有無），口腔内の状態（歯の欠損状況，義歯の適合具合，舌苔や口内炎の有無），咀嚼力，食物の送りこみ，嚥下状態（むせの有無），食事形態（ゼリー・ミキサー食・キザミ食・トロミ食の必要性），水分摂取状況（1日摂取量，むせの有無，トロミの必要性）
栄養状態評価	食事摂取量，食事回数，食事内容，BMI，血液データ（TP，Alb，LDL，HDL，中性脂肪，Na，K，Cl，Mg，P，Hb，血糖値等）
食事の準備	買い物・調理は可能か，電子レンジの使用は可能か

2 排泄

表6に記載したポイントを参考にして，現在の日中・夜間の排泄状況を評価し，課題を抽出しましょう．患者の排泄パターンを把握して，病状が可能ならばトイレでの排泄ができるように介入していきます．トイレに行くことが生活リハビリの1つになります．

医師と連携しながら薬剤の調整を行うことにより，夜間の排泄回数を減少するよう働きかけることや，福祉用具を使用することにより排泄環境を整えて患者のもてる力を引き出していきます．退院後も排泄介助が必要な場合は，患者や家族介護者の睡眠パターンを考慮した介助方法を提案しましょう．

表6 排泄に関するアセスメントポイント

入院前の排泄習慣	排尿・排便回数，排泄環境，排泄時間
排尿状況	尿意の有無，失禁の有無，排尿回数（日中，夜間），排尿時間，尿量（1回量，1日量），尿性状（色調，混濁，くささあるいはにおい），排尿困難，尿意切迫感，頻尿，尿閉，排尿時痛，残尿感の有無
排便状況	便意の有無，失禁の有無，排便回数，便秘・下痢の有無，排便にかかる時間，排便間隔，排便量，便性状（ブリストルスケール）（図3），排便困難（肛門痛，努責をかけても出ない，腹部緊満・不快感・痛み，嘔吐・悪心，残便感）
排泄行動	ADL動作の確認，トイレまでの歩行状態，坐位・立位バランス，車椅子から便器への移動，便座での坐位保持姿勢，下着・ズボン・ファスナーの上げ下げの動作，トイレットペーパーの使用，水洗レバーやウォシュレットのボタン操作
排泄環境	トイレの広さ，和式・洋式，便座の高さ，大きさ，手すりの有無，排泄用具の使用状況（おむつ，ポータブルトイレ，差し込み便器，尿器，コンドーム型排尿器〈図4〉，カテーテル，パウチ等）
排泄に影響する要因	薬剤使用状況（利尿薬，降圧薬，下剤，眠薬），水分・食事摂取状況，睡眠パターンと睡眠時間

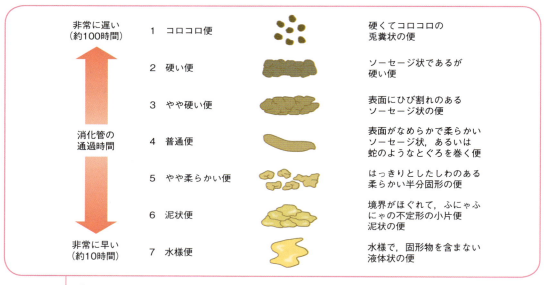

図3 ブリストルスケール

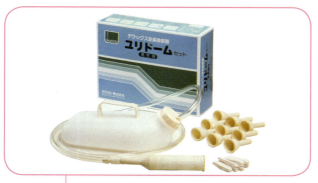

図4 コンドーム型排尿器
（写真提供：オカモト株式会社）

③ 入浴・洗髪

患者の清潔に対する価値観に配慮しながら，リハビリスタッフと連携して，入浴方法の検討や福祉用具・家屋改修の必要性について査定していきましょう．患者の自立を促す環境調整とともに，転倒などの安全に配慮した介助方法について家族へ伝えていきましょう（**表7**）．

表7　入浴・洗髪に関するアセスメントポイント

入院前の状況	入浴頻度，入浴時間（朝，夜，就寝前），入浴道具（タオル，あかすり，石けん，シャンプー，リンス），温泉など入浴や清潔に対する価値観
入浴状況	浴室までの移動，洗体・洗髪動作，浴槽の出入り
浴室環境	広さ，出入り口の段差，手すりの有無，椅子の有無・高さ，シャワーの有無，浴槽の深さ（据え置き式，埋め込み式）

④ 洗面・歯磨き

口腔ケアは感染症予防や食欲，爽快感などに影響するため，口腔内の清潔が保たれているかアセスメントし，必要時は患者・家族へ清潔保持方法を指導していきましょう．意識障害のある患者や高齢患者の口腔ケアは，誤嚥性肺炎予防の視点からも重要で，入院初期より看護師が適切な口腔ケア介入を実施することにより，病状回復に伴う食事摂取再開に向けた準備にもつながっていくと考えます．さまざまな口腔ケア用品があるため，患者に適した口腔ケア方法についてリハビリスタッフと連携して検討しましょう（**表8**）．

表8　洗面・歯磨きに関するアセスメントポイント

入院前の状況	洗面・歯磨き頻度，歯磨き時間（朝・昼・夜・就寝前），歯磨き道具（歯ブラシ，歯磨き粉，入れ歯洗浄薬），清潔に対する価値観
洗面・歯磨き動作	洗面台までの移動，洗面動作，ブラッシング動作，咳嗽動作，入れ歯の着脱と洗浄動作

⑤ 更衣・整容

起床時の洗顔などの整容は，1日の始まりを認識するのを助けて生活リズムを整えることにもつながっていきます．また，更衣は清潔感や気分転換といった心理的効果をもたらすため，患者の入院前の状況に配慮しながら生活リズムを整えていきましょう．リハビリスタッフと連携して，毎日の生活リハビリとして病棟での更衣・整容動作を組み入れていきましょう（**表9**）．

表9 | 更衣・整容に関するアセスメントポイント

入院前の状況	ふだんの服装，外出頻度や場所，おしゃれへの関心（アクセサリー，化粧，香水，整髪，髭剃り，アイロンをきちんとかけるなど）
更衣・整容動作	下着・衣服の着脱動作，ボタンやファスナーの開け閉め，手洗い，髭剃り，爪切り，整髪

6 移動・移乗

　起居動作，坐位保持，移乗動作において，どこまでできてどの部分に援助が必要か，福祉用具の活用や環境調整により自立の可能性を拡大することは可能か，転倒の危険性に応じて必要な支援や環境調整はないかリハビリスタッフと連携しながら調整していきましょう（表10）．

　医師と連携しながら病状に合わせて早期に離床範囲を拡大していけるよう働きかけていくことが入院によるADL低下を防止するためにも重要です．リハビリ室で行っている動作について情報共有し，病棟生活のなかに取り入れていきましょう．

表10 | 移動・移乗に関するアセスメントポイント

入院前の状況	入院前の活動状況（外出頻度，活動範囲）
移動・移乗動作	寝返り，起き上がり，坐位保持，立ち上がり，立位保持，ベッドから車椅子への移乗，車椅子からトイレへの移乗，活動耐性，歩行移動状況（歩幅，姿勢，バランス，耐久性，速度，段差，自助具使用の有無），車椅子移動状況（姿勢，自走の有無，坐位耐久性），階段昇降

家屋評価と支援

1 家屋状況についてアセスメントして，課題を抽出する

　患者の入院初期の段階で，家屋状況についての情報を収集します．患者の退院時のADL／IADL状況をイメージして，生活上生じる課題について明確にしていきます．
　具体的なアセスメント項目を表11に示します．
　屋外アクセス・屋内アクセス・居室や居間・トイレ・浴室など，入院前の患者の主な生活環境がどのようであったか情報収集して，患者の退院時の状況から入院前と同様に生活動作を自立して行うことが難しく，環境調整や介入が必要な課題を抽出していきます．
　家屋評価にて，多くの課題が抽出される場合には，家屋の見取り図とともにそれぞれの場所の写真を撮ってきてもらうよう家族に依頼していきます．画像データの情報は具体的な退院後の生活環境をイメージするのに大変有用で，これらの情報をもとにリハビリスタッフと連携して，日常生活動作を退院後の生活に合わせていくようアプローチします．

表11 家屋評価項目

居住形態	一戸建て（患者の主な居住空間は何階か），集合住宅（マンション，アパート，エレベーターの有無），持ち家・賃貸
屋外アクセス	玄関の段差，玄関から公道までの距離と段差，手すりの有無
屋内アクセス	廊下の幅，患者の居室からトイレ・浴室・台所・食堂までの距離，段差の有無，手すりの有無
居室	洋室，和室，広さ，段差の有無，ベッド（高さ・手すりの有無），布団
居間・食堂	洋室，和室，広さ，段差の有無，テーブル，椅子
トイレ	洋式，和式，広さ，ドア（開閉式，スライド式），出入り口の段差，手すりの有無，ウォシュレットの有無
浴室	屋内・屋外，広さ，ドア（開閉式，スライド式），出入り口の段差，手すりの有無，浴槽の深さ（据え置き式，埋め込み式）と出入りの方法，シャワーの有無，洗面台の高さ

❷ 患者と医療チームとで退院時に目指す状態で生活していくために必要な環境を整える

　患者・家族と医療チームが目指すゴールが共有できたら，家屋状況により生活上生じる課題について，環境調整や支援介入を進めていきます．その際の留意点として，まずは患者の生活環境のなかですでにあるものを利用した動作の工夫や介助方法を工夫することにより，患者の自立を促進していくことです．

　移動時に手すりを設置しなくとも，家具や机を手すり代わりとして伝い歩きすることが可能か，夜間尿器で自己採尿することが難しい場合に，尿取りパットを複数あてて，排尿ごとに1枚ずつパットを引き抜いていくことは可能かなど，患者の生活環境に合わせた，もてる力を引き出す生活動作の工夫について，リハビリスタッフと協働しながら進めていきます．

　また，患者の自立を促進する支援として，福祉用具などのものを活用することも重要なポイントとしてあげられます．その際には，患者や家族がその用具を十分に活用できるよう，入院中からそれらの用具を利用した動作の練習や介護指導を行っていきます．

　外出や外泊を通して，屋外アクセスの方法，実際の日常生活動作や介護方法について確認することも1つの方法としてあげられます．その際は，事前のADL／IADL評価や家屋評価から考えられる必要なサポートに対して，入院中に可能な限り調整や工夫を行い，より自宅に近い環境で介護指導を行ったうえで，外出や外泊を行います．外出・外泊等で患者・家族に不安や困りごとが生じた場合には，それらの解決策について，患者・家族とともに医療チームで話し合い，新たな方法を実施して，患者・家族が自信をもつことができるようアプローチしていくことが大切です．

　家屋改修の必要性については，リハビリスタッフと連携し，実用性を十分に考慮して進めていく必要があります．退院前自宅訪問などの機会を利用して，実際の生活環境において，患者の動作を確認したうえで，家屋改修により患者の自立を促進するための自宅改修の必要性について，患者の担当ケアマネジャーと情報共有していきます．

まとめ

　患者・家族の退院後の生活状況をイメージした支援がとても重要です．そのためには，患者・家族が入院前にどのような生活環境でどのように1日を過ごしていたのかを把握し，退院後どのように過ごしたいと考えているかを目標として共有し，入院によるADL低下を最小限とするようチームで介入していくことが大切です．
　チームで情報を共有することによって，患者・家族のもてる力を活かした支援，自律を促進する働きかけをしていきましょう．

事例　脳梗塞により左片麻痺を生じた高齢夫婦

事例紹介

- Dさん，71歳／男性
- 右中大脳動脈梗塞を発症し，左上下肢麻痺（MMT3/5）あり
- 70歳の妻との2人暮らし

入院経過▶

　Dさんは障害高齢者の日常生活自立度B1レベルで，短い距離なら屋内での伝い歩き可能．リハビリ室では短下肢装具を装着して，杖歩行訓練を開始しているが，病棟では車椅子ベース．日中はリハビリパンツを使用し，声かけを行い車椅子トイレで排泄，ときどきタイミングが合わず失禁があった．移乗動作は見守りで，ズボンの挙げ下げに介助を要する．夜間は尿意の訴えがなく失禁がみられ，看護師が夜間帯2度おむつ交換を行っている．入浴は一部介助でリフト浴を使用している．

支援の方法

カンファレンスで方向性を共有▶

　カンファレンスで，本人，妻，医師，リハビリスタッフとリハビリゴールとして屋内伝い歩きであることを共有しました．妻は自宅退院について，子どもたちは遠方に住んでいるので，1人で介護できるか不安であるが，なるべく本人の意向に沿いたいとの思いがありました．本人は家が落ち着くので，自宅でこれまでのようにテレビを見て晩酌をして過ごしたいとの思いがありました．そこで，自宅退院を目指して，日中は病棟で車椅子の自走を勧め，リハビリスタッフより排泄動作の指導を受けて，本人が一連の動作を獲得できるよう見守り支援しました．

患者・家族の生活に合わせた介護指導と環境調整▶

　夜間のオムツ交換は，妻への介護負担や本人の熟眠感確保のために，コンドーム型排

尿器の使用を始め，妻へ着脱の方法と管理ケア方法について指導しました．さらに外泊時に退院前訪問を実施し，本人の居室，居間，トイレへの移動動作の確認，屋外アクセスとして玄関，玄関から公道までの導線，動作確認を行いました．

担当ケアマネジャーにも同行を依頼し，玄関入り口とトイレ内へ手すりが必要であること，トイレのドアを引き戸に改修することを確認しました．居室，居間，トイレへの移動は屋内空間が狭いことから，家具等をつたいながら移動可能であること，浴室については，退院後しばらくはデイケアでリハビリを受けながら入浴サービスを受けることとし，退院後の生活で必要となったら，あらためてケアマネジャーに調整をしてもらうことになりました．

その後の結果

外泊中は病棟から尿器も持っていきましたが使用することなく，自宅トイレにて排泄することがなんとか可能であったこと，夜間もコンドーム型排尿器で睡眠をとることができ，外泊から2週間後に自宅退院の運びとなりました．退院後も大きなトラブルはなく，在宅療養に移行できたとの報告をケマネジャーよりいただきました．

引用・参考文献
1) 上田敏：リハビリテーション医学の基礎医学．標準リハビリテーション医学（津山直一監修）p78，医学書院，2006
2) 前田真治：廃用症候群，誤用症候群，過用症候群，老人のリハビリテーション，p247，医学書院，2003
3) S.J.ギャリソン：不動．リハビリテーション実践ハンドブック（石田暉ほか監訳）p11，シュプリンガーフェアラーク東京，2005.
4) 中村健：臥床による影響，medical rehabilitation 72：19-25，2006
5) 伊東由美子編著：まるっと1冊 リハビリ病棟の退院支援：個別性のある患者・家族支援ができる！ リハビリナース2013秋季増刊，2013
6) 宇都宮明美：早期離床ガイドブック：安心・安全・効果的なケアをめざして，医学書院，2013
7) 山田律子編：生活機能からみた老年看護過程＋病態・生活機能関連図第2版，医学書院，2012
8) 吉田千文ほか編：特集：退院支援における家族ケア．家族看護18，2011
9) 大堀洋子：大学病院が地域と取り組む看護連携．看護管理25（2）：144-149，2015

退院後の環境調整と高齢者施設との連携

アドバンス編

坂井 志麻

ポイント

★ 入院時訪問で，発症前の生活様式を確認し，住環境の評価を行う．訪問が難しい場合は在宅図面や写真を提供してもらい情報収集する．入院時訪問は入院時訪問指導加算が算定可能

★ 退院前訪問の目的は①住環境の評価，②入院中に獲得した動作の確認，③住宅改修や福祉用具導入についての提言など．退院前訪問には退院前訪問指導料が算定可能

★ 福祉用具は「ひと」「環境」「しくみ」の3要素の相互関連性から総合的にとらえるとよい

★ 高齢者施設との連携では，生活の場へ戻ることが困難とならないよう施設職員と入院初期から連携していく

★ 特に口から食べることは活動意欲や生活のQOLにも影響する大きな意味をもつため，入院当初から口腔ケアを基本とした摂食嚥下機能を整える介入を行い，施設の看護師やケアマネジャーにも情報提供をしていく

「暮らしの場」を整える

入院期間は，患者の生活史のほんの一部分にしか過ぎません．急性期病院では治療や疾病管理に関連したケアに重点がおかれがちですが，それらの視点とともに，患者のこれまでの暮らしぶりや今後の生活への展望にも留意したケアの提供が大切であると考えます．入院環境下における患者のADL評価だけでなく，患者それぞれの暮らしの場における生活を整えていく視点について，確認していきましょう．

❶ 入院前の「暮らし」を知る

■ 入院時訪問で情報収集する

前項の「基本編」（p115）でも述べましたが，入院前の生活状況を把握することは，入院によるADLの低下を最小限にするかかわりや，退院後の生活の再構築に向けた支援を提供するうえでとても重要な情報です．ここでは入院時訪問について紹介していきます．

入院時訪問の目的は，発症前の生活様式の確認と患者宅の周囲を含めた住環境の評価

を行うことです．2014（平成26）年の診療報酬の改定で，回復期リハビリテーション病棟の評価見直しとして，リハビリテーション総合計画評価料とともに，医師，看護師，理学療法士，作業療法士または言語聴覚士の少なくとも1名以上が自宅等を訪問し，住環境等の情報収集・評価を行い，リハビリテーション総合実施計画を作成した場合に，入院時訪問指導加算が算定できるようになりました（表1）．

入院時訪問指導加算は，回復期リハビリテーション病棟に入院した患者を対象とした診療報酬ですが，そのほかの患者においても，入院後早期に退院指導の必要性がある場合は，退院前訪問指導料において算定することが可能です．

表1 入院時訪問と退院前訪問に関連する診療報酬

リハビリテーション総合計画評価料　300点（1回／月）

- 施設基準を満たした保健医療機関において，定期的な医師の診察及び運動機能検査又は作業能力検査等の結果に基づき医師，看護師，理学療法士，作業療法士，言語聴覚士，社会福祉士等の多職種が共同してリハビリテーション総合実施計画を作成し，これに基づいて行ったリハビリテーションの効果，実施方法等について共同して評価を行った場合に1月に1回に限り算定する

入院時訪問指導加算　150点（入院中1回）

- 回復期リハビリテーション病棟入院料を算定する患者に対して，医師，看護師，理学療法士，作業療法士又は言語聴覚士の少なくとも1名以上が，必要に応じて社会福祉士，介護支援専門員，介護福祉士等と協力して，退院後生活する患家等を訪問し，患者の病状，退院後生活する住環境（家屋構造，室内の段差，手すりの場所，近隣の店までの距離等），家族の状況，患者及び家族の住環境に関する希望等の情報収集及び評価を行った上で，リハビリテーション総合実施計画を作成した場合に，入院中に1回に限り算定する
- 当該病棟への入院日前7日以内又は入院後7日以内の訪問に限り算定し，退院後生活する患家等とは，介護老人保健施設や当該加算を算定する保健医療機関に併設されている介護保険施設等を含まない

退院前訪問指導料　555点
（入院中1回，入院後早期に退院前訪問指導の必要があると認められる場合は2回）

- 入院期間が1月を超えると見込まれる患者の円滑な退院のため，入院中（外泊時を含む．）又は退院日に患家を訪問し，当該患者又はその家族等に対して，退院後の在宅での療養上の指導を行った場合に，当該入院中1回（入院後早期に退院前訪問指導の必要があると認められる場合は，2回）に限り算定する．指導に要した交通費は，患家の負担とする
- 入院後早期（入院後14日以内とする．）に退院に向けた訪問指導の必要性を認めて訪問指導を行い，かつ在宅療養に向けた最終調整を目的として再度訪問指導を行う場合に限り，指導の実施日にかかわらず退院日に2回分を算定する
- 退院して家庭に復帰する患者が算定の対象であり，特別養護老人ホーム等医師又は看護師等が配置されている施設に入所予定の患者は算定の対象としない
- 医師の指示を受けて保険医療機関の保健師，看護師，理学療法士，作業療法士等が訪問し，指導を行った場合にも算定できる

厚生労働省：診療報酬の算定方法の一部を改正する件（告示），平成26年度診療報酬改定について，別表第1・第2章，2014
http://www.mhlw.go.jp/stf/seisakunitsuite/bunya/0000032996.htmlをもとに筆者作成

入院早期から患者の生活環境を評価することにより，居室と居間やトイレ，浴室までの距離，廊下の広さ，屋内の段差の有無，生活主体は和室か洋室か，寝室はベッドか布団か，玄関の段差および広さなど，さまざまな情報を収集することができます．それらの情報をもとに，入院中の日常生活動作について具体的な場面をシミュレーションすることにつながり，トイレや浴室などを使用するために必要な能力や動作の工夫，車椅子導入の必要性について早期から検討することに活用していきます．

　百聞は一見にしかずというように，入院時訪問は患者の生活様式，生活環境を理解するうえで有益ですが，患者宅への距離や家族の負担感，病院の体制などさまざまな状況により入院時訪問が効果的でない場合は，生活イメージを共有するために，自宅の構造，間取りについて住宅図面を提供してもらい，部屋の位置や移動動線を確認していきます．

　住宅図面は本人または家族に作成してもらうか，建築時の図面をコピーしてもらう，デジタルカメラで段差や外観などを撮影してもらうなどを家族へ依頼していきます．また，入院前より介護保険を利用している患者の場合は，担当ケアマネジャーと連携して，住環境や入院前の生活状況について情報収集をしていきましょう．

❷ 退院後の暮らしを整えるための福祉用具・住宅改修のポイント

■ 患者が望む生活に向けた環境調整

　環境調整を進めていくうえで重要な視点は，患者が24時間365日どのような生活を望んでいるか，現在の患者の状況からどのような生活を送ることが可能なのか，希望と現実のギャップを埋めていくために必要な資源や環境について考えていくことです．病院の整った環境での患者の日常生活動作を評価するのではなく，患者がそれぞれの自宅においてどのような生活を送るのかを具体的に考えていくことが大切です．

　朝起きてから就寝するまでの1日を，家屋内のどこからどこへどのように移動して，どのような活動をして過ごされるのか，夜間の排泄はどのくらいの頻度で行うのか，買い物や仕事，趣味活動など外出の機会や活動について，本人が望む生活に近づくように必要な環境整備について検討していきます．

■ 退院前訪問と福祉用具，住宅改修の留意点

　退院前訪問指導料とは，継続してひと月を超えて入院すると見込まれる入院患者の円滑な退院のため，入院中(外泊時を含む)または退院日に患家を訪問し，患者の病状，患家の家屋構造，介護力等を考慮しながら，患者またはその家族等退院後に患者の看護に当たる者に対して，退院後の在宅での療養上必要と考えられる指導を行った場合に算定できる診療報酬です(**表1**)．

　退院前訪問の目的には，①住環境の評価，②入院中に獲得した動作の確認，③住宅改修や福祉用具導入についての提言などがあげられます[2]．住環境評価では，住宅の間取りや構造，本人の生活場所及び移動の動線，生活上でバリアとなる箇所の確認を行っていきます．また，本人が望む暮らしの視点に立ち，屋外へのアクセス，自宅周辺の環境

についても併せて確認していきます．入院中に獲得した動作の確認では，病院内で指導や訓練した日常生活動作が実際に生活する場において行うことが可能か，課題となることはないか査定していきます．

ADLに介助を要する場合には，介護者へ実際の場面でどのような介助方法や助言が適切なのか介護者のポジショニング等もふまえて，本人の自立支援に向けた介助方法を指導していきます．そして，実際の生活場面における動作確認や環境を査定したうえで，環境調整の必要性に応じて，自宅改修や福祉用具の導入について提言していきます．

福祉用具は，機能の補完・代行，能力の補助・代償，環境の整備を行うことで，「ひと」「環境」「しくみ」の3つの要素の相互関連性から総合的に福祉用具供給サービスとして捉えていく必要があります[3]．

「ひと」要素のかかわりとしては，本人と家族が何を求め，課題に対してどのようにしていきたいかという要望を捉え，その要望と現実とのギャップを解消する方策として福祉用具を活用していくことの有効性について考えていきます．その際に「環境」へのかかわりとして，本人の自立を支援するため，あるいは介護者の人的な補助となる福祉用具を効果的に取り扱うことが可能であるか，収納や管理・使用環境となる空間や場が確保されているかどうかも考慮していく必要があります．

最後に「しくみ」の要素として，地域の社会資源を有効に活用していくために，リハビリスタッフやケアマネジャー，福祉用具専門相談員，福祉住環境コーディネーター等の関係職種と連携しながら進めていきましょう．

住宅改修の目的は，本人の日常生活への自立支援と介護者の介助量の軽減，さらに同居家族も快適に生活していけるよう環境を整えていくことであると考えます．住宅改修を提言する際には生活の予後予測を考慮するとともに，本人・家族が何を望んでいるか理解したうえで，本人・家族が自己決定できるような提案と支援が大切です．

住宅改修は，退院時には必要最低限にとどまることが多く，退院後の生活状況に応じてさらなる改修の必要性について検討してくことが望まれます．その場合は，ケアマネジャーや通所リハビリテーション，訪問リハビリテーションスタッフ等へ今後の生活予後予測や退院後の生活支援の要点，目標等の情報共有を行っていくことが重要です．

借家であることや経済的な問題等のさまざまな事情により，必要と考えられる住宅改修が困難となる場合がありますが，各市町村の助成制度や福祉用具による代替案の検討など，いくつかのバリエーションをもって提案していきましょう．介護保険制度を利用した福祉用具の導入や住宅改修は，ケアプランの1つとして位置付けられるため，担当ケアマネジャーと密に連携しながら進めていくようにしましょう．

■ 福祉用具や住宅改修の活用例

患者のADL状況や家屋の状況，広さなどのスペースにより，利用する福祉用具や必要な改修はさまざまです．ここでは，福祉用具や住宅改修の活用例について紹介します．

①トイレ

トイレは，トイレ内の移動が歩行か車椅子かによって必要となるスペースが大きく異なります[4]．杖歩行の場合は，方向転換やズボンの上げ下ろし，立ち座りに支えとなる

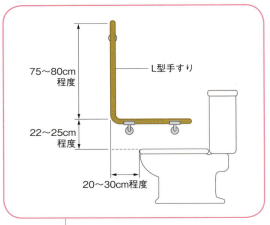

図1　トイレ内手すり取り付け例

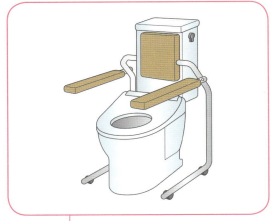

図2　背もたれつき肘掛手すり

よう手すりが設置できる構造やスペースがあるか(図1)，手すりの設置が難しいようであれば，介護保険適用のレンタルでトイレ用背もたれつき肘掛手すり(図2)を利用することで，排泄動作を補助することが可能となります．

　車椅子の場合は，トイレ内に車椅子が入るスペースが確保されているか，介助が必要な場合は，介助者の介助スペースも確保されているか確認が必要です．十分なスペースの確保が難しい場合は，ドアの入り口まで車椅子で入り，車椅子から便座への移乗動作に必要な位置に手すりの設置を検討します．いずれの場合も，手すりの設置により本人や介助者の移動スペースが妨げられないよう，それぞれの排泄動作や体格に合わせて，設置していくことを検討していきます．また，入り口のドアは開けやすさや安全性から引き戸へ改修することも例としてあげられます．

②屋外アクセス

　玄関や公道までの家の出入り口等の屋外アクセスの整備は，外出頻度の向上や通院手段の確保に繋がる重要な視点であると考えます．玄関等の出入り口では，土間と上がり框との段差があり，手すりの設置や踏み台の設置により自力で移動することが可能となるか検討します．また，靴の着脱のために椅子を設置することも有効であり，入り口からの動線や家族や来客時の利用も考えて，設置場所を検討していきます(図3)．

　車椅子では簡易スロープや段差昇降機の設置について検討しますが，利用時には一定のスペースが必要なため，玄関の広さが十分でない場合は，縁側などほかの場所からの出入りの可能性について検討しましょう．

③浴室

　浴室は，入り口の段差の昇降や浴槽の出入り等，家のなかで最も難度の高い動作をする場所であり，加えて水場であることから滑りやすく，浴槽内では浮きやすい等，転倒の危険を含む場所です[4]．入り口に段差がある場合には，本人の移動動作に合わせて，浴室の中と外に手すりの設置を検討します(図4)．出入り口の段差を解消するために，すのこを設置する方法もありますが，掃除のしやすさや介助者に応じた重さ素材などの手入れ，管理なども考慮していく必要があります．

　浴室内では立ち座りの負担を軽減するためにシャワーチェアを用いることや，移動の

第2章 退院支援の実際

ための手すりの設置を検討します(**図5**)．また，浴槽への出入りでは，浴槽のエプロンスペースやバスボードの活用について検討していきます(**図6**)．浴室内へ手すり等を設

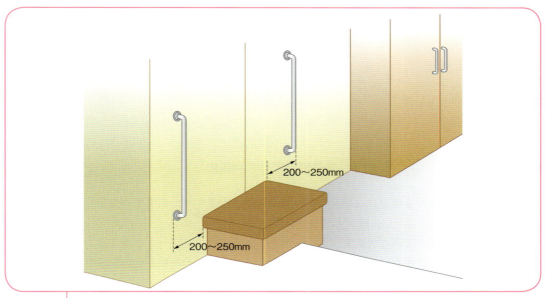

図3 立ち上がりのための玄関ベンチ設置例

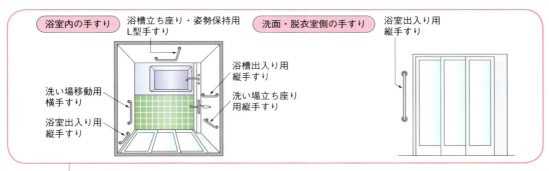

図4 浴室内手すり取り付け例

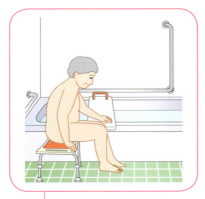

図5 バスボードとシャワーチェアの利用例

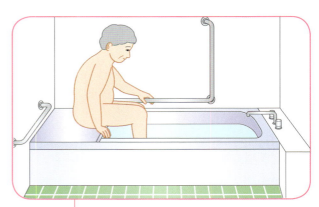

図6 右片麻痺の場合の手すりと浴槽配置例

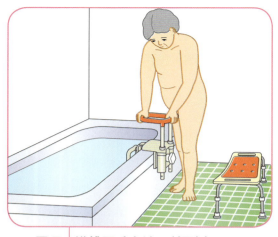

図7 浴槽用手すりの利用例

置することが困難な場合は，取り外し可能な浴槽用の手すりを利用する方法もあります（図7）．

　日常生活を床上で過ごすことが多く，ベッドから車椅子，ポータブルトイレ等への移乗に介助を要する場合に，安全に移乗できることや介助者の腰痛などの介護負担を防止する介護方法について考える必要があります．

④**移乗**

　図8に示すスライディングシートやスライディングボードを使用した移乗方法について，本人の座位保持能力を考慮しながら介助者に適切な用具の使用方法について提案していきます．スライディングシートやスライディングボードを使用した移乗には，アームサポートの工夫があるポータブルトイレや車椅子が必須であり（図9），福祉用具を効果的に活用するために正しい知識と技術をもった専門家より使用方法について指導していきましょう．

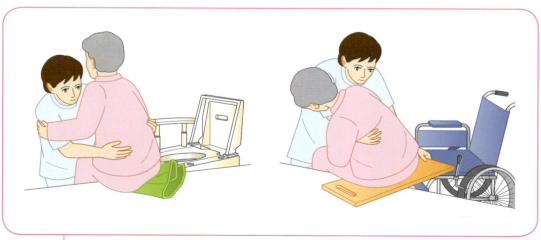

図8 スライディングシート（左）やスライディングボード（右）を使用した移動

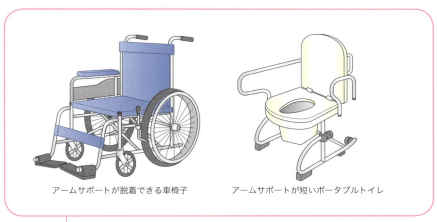

アームサポートが脱着できる車椅子　　アームサポートが短いポータブルトイレ

図9 アームサポートの工夫があるポータブルトイレ，車椅子

高齢者施設との連携

1 高齢者施設との情報共有

わが国では人口の高齢化に伴い，高齢者の要介護者等数が急速に増加しており，65歳以上の要介護者等認定者数は2012（平成24）年度末で545.7万人であり，2001（平成13）年度末から258.0万人増加しています[5]．とくに75歳以上で要介護の認定を受けた人は75歳以上の被保険者のうち23.0％を占め，高い割合となっています．近年，高齢者の生活の場も多様化しており，介護老人保健施設，介護老人福祉施設（特別養護老人ホーム），認知症高齢者グループホーム（認知症対応型共同生活介護）や有料老人ホーム，サービス付き高齢者住宅などがあげられます．

これらの高齢者施設には看護師が常駐しているところもあれば，住まいの位置づけとして，医療は外部からの訪問サービスを利用している施設もあります．それゆえ，これらの生活の場へ患者さんが移行するあるいはこれらの場から病院へ入院する際には，医療と介護の連携が重要となってきます．

リーダー看護師や退院調整部門のスタッフには，高齢患者がどのような形態の住まいから入院されたのか，そこでどのような生活を送っていたのか，入居（入所）に際して日常生活自立度（必要な介護量）や医療管理の条件等はあるか，施設の生活相談員や介護保険施設のケアマネジャーと連携して情報共有することが大切です．

認知症高齢者は，入院による環境変化に伴い認知症に伴う精神症状・行動異常（BPSD）を呈し，病院スタッフがその対応に苦慮することがしばしば生じます．そのような場合は，生活のなかでなじみのある品物をもってきていただくことや，施設スタッフが工夫している声かけ・かかわり，ケア方法あるいはその方の生活史についての情報を生活相談員やケアマネジャーより得て，患者の療養環境を整えていきましょう．

入院によるADLの低下や医療管理の追加により，これまでの住み慣れた生活の場へ戻ることが困難とならないよう，入院初期より生活情報の共有を施設職員と連携してい

くことが大切であると考えます．さらに，退院時には日常生活動作で本人ができることと援助が必要なことについて情報提供し，本人の自立を促す援助について共有することや，医療的管理についてとくに留意する必要がある点を整理し，多職種が理解して継続していけるよう情報提供していくことが重要です．

2 高齢者の摂食嚥下機能を整える

わが国の死因は，第1位悪性新生物，第2位心疾患，第3位肺炎と2011（平成23）年にはじめて肺炎が脳血管疾患を抜いて死因の第3位にあげられるようになりました．その原因として考えられるのは急速な高齢化であり，70歳以降の肺炎での死亡率が他の年齢階級に比較して急激に増加していることからも推察されます．

■ 医療・介護関連肺炎（NHCAP）

もう1点は，抗菌薬の多用や，透析，経管栄養等の高度に進歩した医療が，肺炎の重症化や耐性菌蔓延につながっていると考えます．近年，増加している高齢者で予後が不良な肺炎や医療行為に関連した耐性菌リスクの高い肺炎について，医療・介護関連肺炎（NHCAP：nursing and healthcare associated pneumonia）と新しく定義し，「NHCAP診療ガイドライン」が日本呼吸器学会で作成されました[6]．NHCAPの定義のなかには，介護施設に入所している介護を必要とする高齢者があげられており，NHCAPのおもな臨床像は，中枢神経疾患の既往や高齢者で誤嚥性肺炎，インフルエンザ後の二次性細菌性肺炎，日和見感染症としての肺炎等であると記述されています．

2013（平成25）年度の介護老人保健施設の在宅復帰支援に関する調査研究事業[7]によると，医療機関への退所は全体の45.2％を占めており，うち34.5％は1～3か月以内にもとの施設に戻っていたとされています．また，2010（平成22）年度の介護サービス施設・事業所調査[8]によると，介護老人福祉施設（特別養護老人ホーム）では，医療機関への退所は全体の28.9％を占め，入所前の場所が医療機関である割合が24.5％でした．

これらのことから，高齢者施設において，NHCAPにより入退院を繰り返す利用者が今後も増加していくことが予想されます．入院治療による絶食期間や安静臥床により嚥下機能の低下や摂食機能の低下，食べる意欲や経口摂取量の低下等が生じて，胃ろう造設の必要性について検討されるケースがしばしばみられます．

■ 経口摂取への支援

口から食べるということは，生きていくために必要な栄養を確保することと同時に，長年普通のこととして捉えていた日常生活動作であり，個人の価値観によっては，活動意欲や生活のQOLにも影響する大きな意味があると考えます．そのため，誤嚥性肺炎等で入退院を繰り返す高齢者に対して，入院当初から口腔ケアを基本とした摂食嚥下機能を整える介入を行っていくことが必要であると考えます．

具体的な介入として，治療による絶食期間中は，呼吸や栄養のマネジメントにより評価し，医師と連携して全身状態を整えていきます．さらに，リハビリスタッフと協働し

ながら口腔ケアや発声・構音訓練などの間接訓練を通して，口腔機能の低下を予防することが大切であると考えます．そして，安静臥床による活動耐性の低下を最小限とするよう睡眠覚醒や排泄のリズム等を入院前の情報をもとに，入院前の生活リズムに近づけられるよう看護チーム全体で整えていくことも重要なポイントとしてあげられます．

治療によって症状が改善したら医師の指示により食事が開始となりますが，その際は表2に示す指標について評価しながら，安全に経口摂取量をあげていくようにしましょう．

表2 経口摂取開始の判断基準

	判断基準	説 明
意識	1）意識障害がJCSで1桁である	覚醒が良く，集中力，反応が欠落していない．食べ物の認識ができており（失語があっても言葉をかけると追視するなど見られる），コミュニケーションが著しく悪い状況でない．
全身状態	2）重篤な心肺合併症や消化器合併症がなく，全身状態が安定している＊	動作や行為によるバイタルの変動はなく安定し，疲労度は少ない状態であり，切迫性呼吸も見られない．肺炎罹患・誤嚥性肺炎などの呼吸器疾患や発熱といった症状，易疲労状態や疲労感が明らかになく，活気が良好であり，病状が数日にかけて安定している状態である．治療経過にある場合，全身的な状態の安定を確認する必要がある．（見た目に良いと思われる場合でも，摂食動作，嚥下が困難なこともある）
	3）脳血管病変や障害の著しい悪化・進行がない＊	疾患による急性症状の時期を脱し（症状が安定し，重度の嚥下障害を認めない状態である，など診断が求められる），あるいは，治療や投薬により急性憎悪から回復した状態である．
	4）廃用性による状態や症状が著しくない	長期加療，胃瘻使用により，経口摂取が長期間行われていない場合，摂食・嚥下機能の状態を把握する．"長期"の定義は明確でないが，高齢者であれば，下肢などの運動機能低下と同様に2～3日の安静臥床であっても，機能低下はすでに開始していると考えるのが懸命である．臨床的には，とくに一口目がむせることが多く，姿勢，体位，食物形態，一口量の注意が必要である．長期になるほど，機能低下が進んでいる可能性があり，期間に関係なく間接訓練の基礎訓練実施は必須である．（重症度分類との整合性も取れている）
嚥下機能	5）唾液がスムーズに飲めている，あるいは，水のみテストやフードテストで嚥下反射を認める＊＊	著しい舌運動，喉頭運動の低下がなく，取り込みから嚥下反射，惹起までの時間，惹起の仕方，喉頭挙上距離，スピード，力強さなどが良好である．努力様嚥下（努力した様子で飲み込んでいる）ではないことを十分に確認する．
	6）十分な咳（随意性あるいは反射性）ができる	強い咳反射（むせ含む）があることを確認することが必要である．随意性にしっかり行える場合は，臨床的にむせなどがないか確認するとともに，随意的に行えない場合には咳反射そのものがしっかりとでているかを判断することが重要である．
	7）さ声がない，あるいは軽度である	著しい気息性さ声（息が漏れるような声，かすれ声），湿性さ声（痰がからむような声，ぜろぜろ声）は，"声門のとじ"が悪いことを意味するため，発声そのもの，あるいは発声時などの息漏れの程度が著しく悪くない状態とする．
	8）唾液の貯留が著しくない	口腔内に唾液がたまっていない．吸引をしている場合には，回数や吸引量が減ってきていることなどを確認する．
口腔ケア	9）十分な口腔ケアが実施されている	誤嚥による肺炎リスクを最小限にするためには，経口開始時にも口腔内環境が清潔に保たれていることが前提条件となる．とくに口臭が強い乾燥型の痰貯留などは，咽頭部も同様の状況であることが多く，咽頭クリアランス状態が悪いこともある．

＊は医師の判断，＊＊は専門職の判断が必要である

注）この判断基準は経口摂取をしている対象者の，経口摂取の継続を検討する際の指標としても活用できる

山田律子：口から食べることを目指すケア：経管栄養から経口へ．高齢者の生活機能再獲得のためのケアプロトコール−連携と協働のために（中島紀惠子ほか監，酒井郁子ほか編），p.78，日本看護協会出版会，2010

表2に示す指標は経口摂取を継続する際の指標としても活用可能で，この基準をクリアしていないという理由で経口摂取をあきらめるのではなく，これらの指標に到達できるよう，多職種で連携しながら身体状況をマネジメントすることや日常生活リズムを整えるよう介入していくことが大切です．そして再入院を予防するために，施設の看護職やケアマネジャーへ摂食嚥下機能を整えるケアについて情報共有していくことも重要であると考えます．

まとめ

　患者・家族が希望する暮らしを実現するために，社会資源を有効に活用していくことが求められます．退院前訪問は，家屋評価による住宅改修や福祉用具の導入を検討する際にとても有用です．住宅改修や福祉用具などの環境やモノを整えることにより，患者の生活行動の拡大につなげていきましょう．

　近年，施設が暮らしの場である住まいの選択肢の一つとして普及する背景において，入院によるADLの低下や医療管理の追加により，これまでの住み慣れた生活の場へ戻ることが困難とならないよう施設職員との情報共有を密にしていくことや，高齢者の摂食嚥下機能を整えていくことが重要であると考えます．

引用・参考文献
1) 厚生労働省：診療報酬の算定方法の一部を改正する件（告示），平成26年度診療報酬改定について，別表第1・第2章，2014
　　http://www.mhlw.go.jp/stf/seisakunitsuite/bunya/0000032996.html　より2014年11月25日検索
2) 矢野浩二ほか：家屋訪問と住宅改修．OTジャーナル48(7)：703-707, 2014.
3) 池田真紀：福祉用具の情報収集法と相談機関．OTジャーナル46(7)：693-697, 2012.
4) 竹内さをり：福祉用具・住宅改修の環境整備のポイント．OTジャーナル45(3)：237-242, 2011.
5) 内閣府：高齢者の健康・福祉．平成26年度高齢社会白書(概要版)，2014
　　http://www8.cao.go.jp/kourei/whitepaper/w-2014/gaiyou/s1_2_3.html　より2014年11月25日検索
6) 日本呼吸器学会医療・介護関連肺炎(NHCAP)診療ガイドライン作成委員会：医療・介護関連診療肺炎ガイドライン，2011
　　http://www.jrs.or.jp/uploads/uploads/files/photos/1050.pdf　より2014年11月25日検索
7) 厚生労働省：介護老人保健施設の在宅復帰支援に関する調査研究事業(結果概要)，2013
　　http://www.mhlw.go.jp/file/05-Shingikai-12601000-Seisakutoukatsukan-Sanjikanshitsu_Shakaihoshoutantou/0000041749.pdf　より2014年11月25日検索
8) 厚生労働省：特別養護老人ホームの重点化について，2013
　　http://www.mhlw.go.jp/file/05-Shingikai-12601000-Seisakutoukatsukan-Sanjikanshitsu_Shakaihoshoutantou/0000027994.pdf　より2014年11月25日検索
9) 山田律子：口から食べることを目指すケア：経管栄養から経口へ．高齢者の生活機能再獲得のためのケアプロトコール―連携と協働のために(中島紀恵子ほか監，酒井郁子ほか編)，p78，日本看護協会出版会，2010
10) 東京都理学療法士協会ほか：効果の見える生活期リハビリテーション評価表(訪問版) ver.1.1, 2103
11) 一般社団法人保健福祉広報協会：はじめてのベッド，リフト等移乗用品，杖・歩行器，車椅子，福祉機器 選び方・使い方副読本 基本動作編，2014
12) 一般社団法人保健福祉広報協会：はじめての在宅改修，入浴，トイレ，福祉機器 選び方・使い方副読本 住宅改修編，2014

第2章 退院支援の実際

5 地域サービス・社会資源との連携
①地域とのカンファレンス

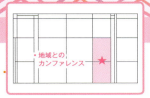

「退院前カンファレンス」の企画と運営　基本編

井上 健朗・宮本 博司

ポイント

★ 退院前カンファレンスは退院後の生活へ向けた支援方法の一つ．退院支援計画実施の具体的展開の重要なステップとなる
★ 退院前カンファレンスを必要とする例には，①高度な医療機器の使用，②症状コントロールが困難，③医療ケアが必要，④生活環境に問題がある，⑤経済的な問題がある，⑥心理精神面の問題がある，などをあげることができる
★ カンファレンスでの確認事項は，「患者の基本情報」「患者の状態」「病状の説明・告知の状況および患者・家族の意向」「医療管理上の課題の地域ケアチームへの引き継ぎ」「生活・介護上の課題をサービスに結び付ける方法」である
★ 多職種が参加するカンファレンスでは，開催時間を守ることが重要である
★ 退院前カンファレンスでは「退院時共同指導料」が算定可能な場合がある．算定時は参加メンバーや文書の共同保存など一定の要件を満たすようにする

地域サービスとの結びつきをつくる

　退院支援計画のなかで重要とされる支援項目に，「**地域サービスとの結びつきをつくる**」ことがあります．これは把握された療養や生活面の課題の解消や軽減のために，地域サービスなどの社会資源の活用を図る支援をさします．
　そのためにはまず，地域の各サービス提供機関や専門職との情報の共有が必要になります．そしてさらに，必要とされるサービスが実際に実現可能かどうか，地域側の事情を確認することも必要です．

このような医療機関と地域支援機関とのコミュニケーションは日常の診療活動のなかでも行われるべきですが，より効率的に行うために，地域とのカンファレンスが活用されています．

このカンファレンスは，地域ケアを必要とするすべての入院患者に対して行われることが理想ですが，現実には難しいことも多く，多職種・合同でのカンファレンスが必要な患者を病棟において抽出したり，患者・家族の希望を確認したりしながら計画を進めていくことになります．

すべての退院患者について，入院中にカンファレンスが開催されなければならないものではありません．地域によっては，退院後，早期に関係者のカンファレンスを患者・家族の居宅や施設などで開催するところもあります．退院前に病院に集まらなければならない理由も含めて，地域ケアを担う機関や関係者とコミュニケーションをとりながらその目的に合った適切な退院前カンファレンス開催を計画しましょう．

目的と開催の準備

1 目的

退院に向けての地域とのカンファレンスは，退院支援計画実施の具体的展開の重要なステップとなります．こうしたカンファレンスは，院内スタッフだけで行われるカンファレンスと対比して「退院前カンファレンス」「拡大カンファレンス」「合同カンファレンス」などと呼ばれています．ここでは，「退院前カンファレンス」と表記して論を進めます．

退院前カンファレンスは，「在宅療養や施設ケアが必要な患者やその家族が，退院後も住み慣れた家や地域で，その人らしく安全で安定した療養生活を送ることを目的とした"包括的ケア"の実現のために，医師，看護師，ソーシャルワーカー，ケアマネジャー，介護福祉士など複数の支援主体と当事者が集まって，共有すべき情報と退院後のケアにおける方法と役割を確認する会議」とされています[1),2)]．退院前カンファレンスの目的を，表1に整理しました．

退院前カンファレンスは，退院後の生活へ向けての支援手法の1つです．退院後の生活の主体は患者・家族であることに留意しなければなりませんが，カンファレンスの必要性

表1 退院前カンファレンスの目的

①包括的なケアのための情報の共有
②患者・家族が安心して退院できる環境づくり
③安定した退院後の療養生活の確保

や開催方法などは，初めての退院などの場合はわかりにくいものです．開催の目的や必要性などについて，患者・家族と十分にコミュニケーションをとりながら進めていくべき支援過程となります．

退院前カンファレンスは，「病院からの退院」のために病院側が一方向的に開催するものではありません．患者・家族の退院後の療養支援を引き受ける地域側の都合も，十分に配慮しなければなりません．近年，複数の病院と地域との間で退院支援についての「共

通のルール」をつくる動きが進んでいます。このカンファレンスのような普段の積み重ねが，地域との連携の基礎になるものととらえて参加・調整を図ることも必要です（図1）．

❷ 開催の準備－個別の目的を明確にする

■ 患者・家族の退院後の生活に向けた希望を確認する

　退院前カンファレンスを開くにあたっては，**患者・家族の退院後の生活に向けた希望を確認すること**が最初のステップとなります．この希望を把握したうえで，在宅でのケアを実現するためには，多職種・多機関で集まって調整をする利点があることをていねいに伝えて，患者・家族の同意をとるようにします．実際にカンファレンスの開催の調整に入ったら，病棟スタッフはカンファレンスが開催される予定であることを伝え，カファンレンスで確認したいことがあるかなど事前にコミュニケーションをとり，カンファレンス開催の調整をしているスタッフと共有しておきましょう．

　医療機関によって事情は異なりますが，少人数の退院調整部門のスタッフがすべての退院する患者についての状況を把握することは困難です．そのような場合，病棟は，退院後の患者・家族の希望や安定した療養生活の確保のために関係機関と多職種・合同でのカンファレンスが必要な患者を抽出する役割をもちます．

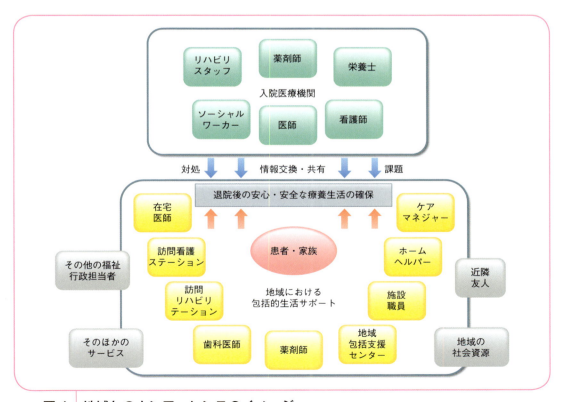

図1　地域とのカンファレンスのイメージ

表2 退院前カンファレンスを必要とする例

高度な医療機器の使用	人工呼吸器・在宅酸素・栄養注入ポンプ・鎮痛剤注入ポンプなど
症状のコントロールが困難	がん・心臓病，腎臓病，糖尿病などの慢性疾患群・難病
医療ケアが必要	吸引・経管栄養管理・ストマ管理・カテーテル留置・導尿・自己注射・腹膜透析
生活環境の問題	独居・重要他者の不在・家族の介護力に不安・住環境（段差・不潔）
経済的問題	療養費用の負担困難
心理・精神面	認知症・精神症状・後見人などの必要性あり

　表2に退院前カンファレンスが必要となる例を参考としてあげますが，病院の形態や地域の状況によって必要性は異なります．表2などを参考にして，所属する病棟の特性をふまえて，どのような患者に退院前カンファレンスが必要になるか検討をしておくとよいでしょう．

　個別のケースについて何のために退院前カンファレンスを開催するのか，その目的を明確にしておくことが重要です．

　再入院の場合などは，今回の入院前から在宅療養を行い地域ケアのスタッフがなんらかの形でかかわっていた場合も考えることができます．地域ケアのスタッフが，すでに意図をもって介入や支援の検討を始めている場合もあるので，これまで地域でどのようなかかわりが行われていたか確認をするようにしましょう[3]．

　末期がんや難病など医療依存度の高い患者の場合は，退院前カンファレンス開催の必要性は高くなります．病状経過，介護状態，患者・家族の身体管理や介護への不安などが確認のポイントになります．また，このような課題に対してどのような支援が必要と判断したかを言語化してみましょう．そのうえで退院支援での具体的な検討課題をあげていくとよいでしょう[4]．

■ カンファレンスで話し合うテーマや課題を整理する

　次に実際に退院前カンファレンスで話し合うテーマや課題を整理し，ポイントを確認します．必要に応じて，病院側は経過や処置内容などを簡潔にまとめた書面や地域や家族に，家や居室の見取り図（移動の障壁や居室環境を確認するため）や社会資源に関するパンフレットなどを用意します．

　カンファレンスの議題に応じて参加メンバーを確認し，スケジュールの調整を行います．実際にカンファレンスを開催し，患者・家族，地域関係機関，病院スタッフの認識の共有が行われ，退院へ向けての支援方針，方法，役割を確認します．

　図2に，退院前カンファレンス開催の流れの例を示します．これらを参考にしながら，所属病棟の入院スケジュールに引き寄せてカンファレンス開催までの歩みを確認しておきましょう．病院や病棟によって違いや特色があると考えられますが，退院支援のプロセスでそれぞれの職種がどのような役割を担っているか，時系列で整理してみることも重要です[5]．

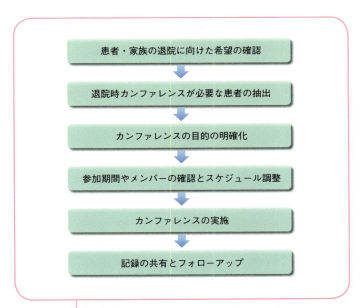

図2 退院前カンファレンス・フローチャート

　表3に退院前カンファレンスでのサービス調整や引き継ぎについての確認事項を整理しています．これらも参考にして，退院後の患者・家族の生活をイメージしながら，個別のカンファレンスの目的や議事内容をチェックしてみましょう．生活課題を地域ケアサービスにつなげる項目については，介護保険法や障害者総合支援法あるいはその他の市町村事業など公的制度を使った支援の調整が含まれます．自院の医療ソーシャルワーカー（MSW）と連携して，制度的制約や経済的負担など社会資源の活用の実現性や可能性について相談しながら進めるようにしましょう．実際の活用調整や支援などは，MSWと役割分担しながら行うようにします．

企画と運営

① いつ開催するか

　病棟では主治医が診療計画書をもとに，入院日数と退院時の病態予測を立て，患者・家族に説明しているはずです．また病棟では，退院支援計画書を作成し，患者・家族の意向を確認して必要なケアや介護保険などのサービスの活用のめどをつけているはずです．しかしなかなか予定どおりには進まないことも多いでしょう．
　退院前カンファレンスの開催は，最終的なサービスの調整スケジュールを考慮すれば，**退院の1週間前までに開催する**ことが望ましいでしょう．ただし疾患によっては，余裕のない調整を求められることもあります．とくに末期がんの場合など，いろいろ迷った挙句，病状的に時間の余裕がない状態で，わずかな期間の在宅復帰を試みるケースなどが想定されます．そうした場合は，限定された条件のなかで効率よく地域との情報交換が行われる方法を選択すべきです．

表3 退院前カンファレンスでの確認事項例

患者の基本情報について	1）基本情報 ①年齢　性別　住所　保険情報　介護認定　障害認定など ②住環境 ③家族・近隣状況　　同居家族　非同居家族　重要他者
患者の状態について	2）身体状態 ①病状・検査データ ②入院中の経過 ③ADL・精神状態 ④必要な医療処置の内容・必要な物品
病状の説明・告知の状況および患者・家族の意向について	1）病状の説明・告知 ①病名，予後の告知　　内容 ②患者・家族の理解の状況 2）患者・家族の意向 ①今後の療養の方針　在宅か施設か入院継続か ②必要なケアを誰が担うか
医療管理上の課題の地域ケアチームへの引き継ぎ	1）退院後の医療管理 ①通院 ②かかりつけ医へ通院 ③訪問診療 ④衛生材料や薬剤の調達（在宅医学管理料の算定はどの機関が行うか） 2）訪問看護 ①医療管理・処置について　患者・家族ができること　どんなサポートが必要か ②がんや難病など　症状の変化，療養の方法の変更など，在宅療養の継続，在宅での看取りに影響を与える継続的な訪問看護による支援 3）リハビリテーション ①継続的な機能訓練の必要性　通院や訪問 ②自宅環境下での生活活動評価・訓練の必要性 ③嚥下機能訓練・口腔ケアの介入の必要性
生活・介護上の課題をサービスに結びつける方法の検討	1）環境調整 ①住宅の確保 ②住宅改修　移動や生活動作を妨げる住環境の改善の必要性 ③介護・福祉機器の導入　ベッドや車いす　移動補助用具などの導入の必要性 ④制度の活用　経済的負担　どのようなファンドを使うか 2）人的サポート ①ADLや介護状況からどのようなサポートが必要か判断する． 　ホームヘルパー　ディサービス　ショートスティ　地域生活自立支援事業　法定後見人 ②制度の活用　経済的負担の確認　介護保険　障害者総合支援法　どのようなファンドを使うか 3）在宅療養を支援する病院や施設 ①レスパイト（介護休養）ケアに活用できる医療機関の必要性 ②病状変化や長期入院が必要な際に対応できる医療機関の必要性
書類	訪問看護指示書，サービス利用のための医師意見書・診断書，医療・看護情報，申し送り書類
薬剤類	薬液，内服薬，医療機器，衛生材料，退院後から次の診察や初回訪問診療までの薬剤の手配（量の確認）
退院時の移送方法	退院先までの移送方法，移動支援者手配の必要の有無

宇都宮宏子：サービス調整．退院支援実践ナビ，p42，p45，p48，医学書院，2011を参考に筆者作成

② 「誰を呼ぶか」が鍵

　退院前カンファレンスの参加者について確認してみましょう．「誰を呼ぶか」，カンファレンスの参加者の確認は退院調整の重要なポイントとなります．カンファレンスへの参加者については，**表4**のような職種・機関が想定されます．包括的な支援を計画するために，多くの援助者に参加して意見をもらうのが理想的です．しかし，限られた退院までのスケジュールのなかで，関係する職種，機関の全員を集めてカンファレンスを行うことは物理的に困難な作業となりかねません．また多くの参加者を集めて長時間の会議を毎回開催していては，最も大切な入院医療機関としての診療機能への影響も懸念されます．

　前述のとおり，カンファレンスの目的は，「患者の退院後の安定した療養と生活環境の確保のために当事者と複数の支援者間での情報の共有」です．このことが達成されることを優先しながら，必要な職種に声をかけるようにします．

　すべての関連職種が集まることを「目標」としてしまっては，開催の困難性が高まり，いつまでたっても開催されず時間を要してしまい，患者にとっても医療機関にとっても不利益な状況が生じてしまいます．最低限必要な参加者については，病院側の調整者だけで決めず，ケアマネジャーや保健師など地域側のキーパソンとなる方や当事者である患者・家族とも相談をして決めます．

　退院前カンファレンスの目的を達成することが重要であり，必ずしもこの参加メンバーや形態にこだわる必要はありません．状況に合わせて内容を最適化して開催するようにします．

表4　退院前カンファレンスの参加メンバー例

①患者・家族	⑩訪問看護師
②主治医	⑪ケアマネジャー・相談支援専門員
③訪問医	⑫地域包括支援センター担当者
④病棟看護師長	⑬地域各サービス担当者
⑤病棟担当看護師	⑭行政・福祉担当者
⑥外来看護師	⑮法定後見人
⑦理学療法士／作業療法士／言語聴覚士	⑯介護施設管理者
⑧医療ソーシャルワーカー（MSW）	⑰その他
⑨退院調整看護師	

3 進行の実際

退院前カンファレンスについて，その具体的な進行を時系列で確認してみましょう．表5は，カンファレンスの進行について時系列でまとめたものです．カンファレンスの司会進行を任された場合は，議事を進行する指標としてください．**効果的にかつ短時間で行うことは，退院前カンファレンス開催のしくみを維持するポイントでもあります**[6]．

■ 進行のポイント

退院前カンファレンスの開催は，その目的を達成することが重要であり，必ずしも提示した形態にこだわる必要はありません．地域との事前の確認や情報交換ができている場合は，もう少し簡潔な進行にすることも可能です．あくまで雛形として時系列マニュアルを紹介しますので，状況に合わせて開催するようにしてください．以下，項目ごとに要点を記載します．

①開催の宣言と出席者の紹介

開催の宣言をして，出席者の紹介をします．患者・家族が参加している場合に，初めて顔をあわせる専門職や事業所などがある場合は，役割なども含めて紹介するようにします．各スタッフの自己紹介の形にしてもよいでしょう．合わせて，終了予定の時間を周知させるとよいでしょう．

表5　退院前カンファレンスの進行（時系列）

退院前カンファレンスの進行	
①開催の宣言と出席者の紹介	・出席者の役割などを紹介 ・カンファレンスの目的の確認 ・情報の共有の範囲や守秘義務の確認
②入院理由と入院後の疾患の経過報告	・入院理由や治療経過の確認
③現在の生活機能の報告	・入院中の生活機能や自己管理の状況 ・日常的に必要な医療的ケアについての確認
④患者・家族の退院後の生活の希望確認	・事前に確認，共有しておく ・ここで再度スタッフとのズレがないか確認する
⑤各職種からみた現状の評価と今後の課題	・教育・指導した内容の確認 ・リハスタッフからみた退院後の活動，環境調整 ・栄養や投薬，口腔衛生などの在宅での課題確認
⑥病院からみた在宅生活での課題	・主に疾患管理の側面から確認事項を整理
⑦ケアマネジャーなどによるケアプランの提示	・地域側が計画しているケア計画の妥当性 ・暫定でもよい
⑧訪問医療からの在宅でのかかわりの提示	・医学的管理の継続方法の妥当性の確認
⑨質問事項や情報の再確認や要望の確認	・医療機関への質問，医療機関からの要望の確認
⑩緊急時の対応・退院スケジュールの確認	・緊急時の連絡や対応の窓口 ・退院までのスケジュールの確認

上越医師会：退院前カンファレンスについて，2009
http://www.joetsu.niigata.med.or.jp/guideline/conference.pdf　を参考に筆者作成

会議の開始にあたって，予測される議題など情報交換する内容や注力すべき協議内容など開催の目的を確認します．患者・家族が参加している場合，情報が共有される範囲や管理方法など専門職や機関の守秘義務について伝えておくことで，安心と信頼感を得て議事を進めることができます．

②入院理由と入院後のおもな疾患の経過

入院の理由と疾患の経過および治療内容を主治医から伝えます．進行性の疾患や病状の変化が予測される疾患については，大まかな予後が伝わるようにします．時間が冗長にならないように，事前に行った情報交換や要点を確認できる資料（「退院支援計画書」や「療養支援経過記録」など）を用いたりすると効率よく議事を進めることができます[7]．

③現在の生活機能

入院中の日常生活活動や服薬管理，栄養状態，精神状態などについて，病棟の看護師から説明します．病棟の生活場面での評価が中心になりますが，患者の退院後の生活の場である自宅や施設での生活へ移行した環境が変わった場合に，生活機能がどのように変化するかを念頭に情報を整理しておきましょう．病棟で行った指導・教育内容や行っている動作などが自宅や施設において一般化され継続可能かどうかを事前確認する機会となります．

④患者・家族の退院後の生活にかんする希望の確認

冒頭で述べたとおり，**患者・家族の退院後の生活への希望事項や退院前カンファレンスで確認したいことなどは，事前に病棟スタッフが聞き取っておくことが求められます**．患者・家族にとって，たくさんの専門職に囲まれることは，頼もしく感じられることもありますが，緊張して自由に発言がしにくいことも考慮しなければなりません．

この段階で，再度司会者が代弁する形で口火を切っても構いませんが，ここで患者・家族の意向を再確認します．いま一度，このチームが計画している退院支援と患者・家族の意向のズレがないかを確認します．退院前カンファレンスは，患者・家族にとって，いよいよ「医療機関から離れて生活を再開する」という決心をし，当事者としての主体性を認識する儀式的な役割を果たす場合もあります．

⑤各職種の専門分野からみた現状の評価と今後の課題（教育内容）

理学療法士，作業療法士，言語療法士などリハビリテーション関連職種のかかわりや栄養士，薬剤師などのかかわりがあれば，その内容などから退院後の課題について伝えます．リハビリテーション・スタッフからは，「できるADL」と「しているADL」の差について，維持的リハビリテーションの方法，あるいは運動機能や認知機能から見た住環境整備についての情報提供などは在宅生活に有益な情報となります．MSWには，仕事や社会参加，家族の生活，経済面など社会的な側面の生活課題やこれらの課題に対する地域での具体的なサポート・システムの準備状況について総括的に確認してもらうとよいでしょう．

また，看護師からも病棟で行った食事や運動，服薬管理などの教育内容について，在宅での退院後の生活場面を想定して，課題を伝えるようにします．

⑥医療機関からみた在宅生活の課題（総括）

退院後，在宅での疾患管理のことを軸にしながら，疾患の管理，運動，栄養，介護，

精神面など在宅での注意事項など総括的に伝えるようにします．患者の疾患の管理が病院という場を離れ，家庭や施設に移るということを意識しながら，どのような状態になったら医療機関と連絡を取らなければならないか，病態把握のポイントとなる兆候など，各支援者がアクションを取らなければならない状況が参加メンバーに理解されるように伝えます．

⑦ケアマネジャーなどによる在宅ケア計画の提示

ケアマネジャーが，退院後のケア計画を立てて参加している場合は，その内容を伝えてもらいます．ケアマネジャーが退院後の生活をどのようにイメージしているかを確認しながら，医学的な見地，あるいは入院中の看護評価から修正が必要であればこれを促します．

退院前は完成版のケア計画ではなく暫定的なものであることが多いと考えられます．患者・家族に対して，**このケア計画は一度決めたら変えられないものではなく，変えていくことが可能であると伝えます．**

⑧訪問医療からの在宅でのかかわり計画の提示

退院後も継続的に必要な医療ケアなどの提供方法，医療機器，衛生材料の供給（管理料などの診療報酬の請求主体になるかなどの整理），管理や使用方法の確認，訪問回数や必要な経費なども確認をします．状態が変化したときの患者や家族の最初の相談先を，訪問看護にするか，訪問医にするかなどを確認します．

⑨質問や情報の確認（医療機関への質問，医療機関から要望）

これまでの経過やカンファレンスで行われた情報交換の内容について，疑問点や確認事項がないかを確かめます．医療職以外の支援職種がいる場合など，わからなかったことがないか質問しやすい雰囲気づくりや促しがあるとよいでしょう．

また院内スタッフから地域担当者への注意事項の伝達などないか確認しましょう．

そして，**患者・家族が議事内容から疎外されていないか，理解できないままになっていないかを確認しましょう．** 患者・家族に対して，「わからなかったことはないですか？」「ご質問はないですか？」など理解を確認する効果的な問いかけをするようにしましょう．

事業所の事務手続きや専門職同士の確認だけですむことなどは必ずしもすべてを患者・家族が把握する必要はありませんが，患者・家族が理解しておくべきことを意識しながら，専門職種の間だけで議事が終わってしまわないように配慮しましょう．

⑩緊急時の対応の確認や退院スケジュールの確認

緊急時の連絡体制，訪問医から病院へ連絡する場合の窓口は**病棟か，外来か，医療連携室か**などの確認をします．医療機関同士，関係機関との連絡体制がどのようになっているかについては，患者・家族にとってもわかりにくいものです．状況が変わった場合に，どこに連絡をすればどこまで連絡がいくのか，いかないのか，必要な場合は確認をします．

退院日までのスケジュール確認も重要です．病院側が手配すべき訪問看護指示書や意見書などの書類の作成状況なども確認します．衛生材料や医療器具などの準備がいつ整うのか，次回の外来日や初回の訪問診療の予定を確認し，退院時に渡す薬剤の量や物品の数などの手配を確認します（退院前カンファレンス終了時に，あらためて確認する在宅準備事項〈書類，薬剤類，移送方法〉については**表3**を参照）．

以上，項目ごとに内容を整理しましたが，前述した「目的」に照らして必要なことが語られることが重要です．上述した項目に固執しすべて網羅しなくてはいけないと考えなくてもよいでしょう．内容が多く，冗長になってしまうと疲労感が増してしまい，基本的な事項の理解すら十分にできずにカンファレンスを終えることになってしまいます．

■ 時間を守ることの重要性

カンファレンスの運営で重要なことの1つに，「時間を守る」ということがあげられます．忙しく不規則なことが起きるのが医療機関ではありますが，これは地域のサービス提供事業所はじめ，退院前カンファレンス参加者のどの所属機関にもいえることであり，決められた時間に会議を開始し，極力予定した時間内に終わる努力が求められます．参加者として長時間の発言や時間を気にしない振る舞いは避け，司会を務める場合は，時間を守る進行を心がけます．

❹ 診療報酬との関係

■ 診療報酬による評価

「退院前カンファレンス」の開催に関連して算定できる診療報酬に，「退院時共同指導料」があります．「退院時共同指導料1[※1]」と「退院時共同指導料2[※2]」があり，「1」は入院医療機関，「2」は在宅医療を行う機関が算定することができます（**表6**）．

表6 退院時カンファレンスに関係する診療報酬（2020年3月現在）

診療報酬の名称	点数	算定の要件	算定の要件
退院時共同指導料1	900点 （在宅支援診療所1500点）	在宅療養担当医療機関の医師または指示を受けた看護師など（※1）が，当該患者の同意を得て，退院後の在宅での療養上必要な説明および指導を，入院中の保険医療機関の保険医または看護師等と共同して行った上で，文書により情報提供した場合に，当該入院中1回に限り算定する．	在宅療養を担う医療機関
退院時共同指導料2	400点 （医師同士の場合は300点加算） （3機関以上の場合は多機関共同指導加算として2,000点，※介護支援専門員（ケアマネージャ）の他，障害者や児童への支援を行う相談支援専門も対象）	入院中の医療機関の医師や看護師など入院中の患者に対して，当該患者の同意を得て，退院後の在宅での療養上必要な説明および指導を在宅医療を担う医療機関や訪問看護ステーションの医師や看護師などと共同して行った上で，文書により情報提供した場合に，入院中に1回算定する（特別な場合は2回）．	入院中の医療機関

※1 **退院時共同指導料1** 入院中の患者について，地域において当該患者の退院後の在宅療養を担う医療機関の医師の指示を受けた看護師等，薬剤師，管理栄養士，理学療法士等もしくは社会福祉士が，患者の同意を得て，退院後の在宅での療養上必要な説明および指導を，入院中の医療機関の医師，看護師等，薬剤師，管理栄養士，理学療法士等または社会福祉士と共同して行った上で，文書により情報提供した場合に，当該入院中1回に限り，地域において当該患者の退院後の在宅療養を担う医療機関において算定する．
※2 **退院時共同指導料2** 入院中の患者について，入院中の医療機関の医師または看護師等，薬剤師，管理栄養士，理学療法士，作業療法士，言語聴覚士もしくは社会福祉士が，入院中の患者に対して，当該患者の同意を得て，退院後の在宅での療養上必要な説明および指導を，在宅療養担当医療機関の医師もしくは医師の指示を受けた看護師等，薬剤師，管理栄養士，理学療法士，作業療法士，言語聴覚士もしくは社会福祉士，または在宅療養担当医療機関の保険医の指示を受けた訪問看護ステーションの看護師等，理学療法士，作業療法士もしくは言語聴覚士と共同して行った上で，文書により情報提供した場合に，当該患者が入院している医療機関において，当該入院中1回に限り算定する．

■ 算定に必要な文書や書面の作成

　患者の同意を得ることや文書による情報交換などカンファレンスの際に確認した事項などを文書で残し，入院医療機関と在宅医療機関の双方で保管することが求められます．「退院時共同指導料」は「退院時カンファレンス」の実施という文言は使用されていませんが，参加メンバーや文書の共同保存など一定の要件を満たせば算定できます．入院医療機関，在宅医療機関双方に，カンファレンス開催の労力を評価する診療報酬ですので積極的に算定しましょう．定型のカンファレンスシート（p226）などを用います．

まとめ

　退院前カンファレンスへの取り組みは，院内外での退院支援の「しくみ」作りの取り組みでもあります．個別の事例でうまく進んだ体験を積み重ねながら，退院前カンファレンスが必要な例の発見，開催の調整，患者や家族への参加の促し，カンファンスの開催と進行，そしてフォローアップとそのしくみを洗練させていくことができれば，退院支援の質が向上し，かつ効率的な病棟運営が可能になります．

　連携の面倒な部分や時間的な制約ばかりに目を向けてしまわず，成果（退院の質の確保・向上）を確認することができれば継続的な取り組みとなるでしょう．

（井上 健朗）

引用・参考文献
1）吉原律子：在宅に移行する際に必要な視点．退院前カンファレンスをどう企画し運用するか，Nursing Today 29（3）：36-40，2014
2）全国国民健康保険診療施設協議会：在宅医療の手引き，p9，2013
3）小森栄作：メッセージ．退院前カンファレンスを活用して病院に積極的なアプローチを，コミュニティケア 9（14）：55-59，2012
4）宇都宮宏子：退院前カンファレンスを開く意味．これからの退院支援・退院調整-ジェネラリストがつなぐ外来・病棟・地域，宇都宮宏子ほか編，p38-40，日本看護協会出版会，2011
5）石原ゆきえ：多職種協働による退院支援・調整事例．時系列でみる！多職種協働事例で学ぶ退院支援・調整，p49-55，日総研出版，2014
6）宇都宮宏子：サービス調整．退院支援実践ナビ，p47，医学書院，2011
7）横地恭子ほか：地域連携を強化した退院支援の実際-退院前カンファレンスを有効に活用した事例の分析．がんと化学療法 36：153-155，2009
8）笹井智子：ストーマ保有者の退院支援・退院調整-ケーススタディ2退院前カンファレンスで何を決める？ 泌尿器ケア 15（5）：57-60，2010
9）中村栄一ほか：生活機能向上をめざして-ICFの保健・医療・介護・福祉での活用．平成17年度厚生労働科学研究推進事業研究成果発表会，2006
　　http://www.dinf.ne.jp/doc/japanese/resource/icf/nakamura/index.html　より2014年5月14日検索
10）藤田伸輔：退院支援におけるICF評価の試み．生活機能分類の活用に向けて-共通言語としてのICFの教育・普及を目指して，厚生労働省主催シンポジウム報告書，2010　http://www.mhlw.go.jp/shingi/2010/02/dl/s0217-10b_4.pdf　より2014年5月14日検索
11）上越医師会：地域連携連絡票（介護給付用），2009
　　http://www.joetsu.niigata.med.or.jp/guideline/conf_kaigo.pdf　より2014年5月14日検索

事例 パーキンソン病患者の退院前カンファレンス（表7）

事例紹介

- Eさん，60代半ば／女性
- パーキンソン病（YH5），敗血症
- 介護度：要介護4（入院前は訪問看護と訪問介護を利用）
- 夫と2人暮らし，子どもはいない

入院経過▶

20年前にパーキンソン病を発症し，神経内科外来でフォローアップ中．夫が仕事のため，日中独居の生活である．4年ほど前から簡単な調理などの家事ができなくなり，現在，介護保険の居宅サービス（訪問看護・訪問介護）を利用している．

昨日夕方より軟便の下痢状態となり，本日39.0℃の発熱と家庭用の血圧計で測定不能となった．夫の判断で救急外来受診．敗血症と診断され，入院となった．入院2日目に敗血症状は改善され，パーキンソン症状の治療とリハビリテーションを目的に神経内科病棟に転科．入院7日目には，病状も安定し，本人は自宅へ早期に自宅退院を希望している．

支援の方法

入院2日目「介入依頼」▶

主治医より，退院支援について介入依頼がありました．入院時スクリーニングシートでは，日中独居，ADLの低下により介入の必要性が高いと判断されます．退院支援の方針は，自宅での生活を支える在宅サービスの見直しを行うことが想定されました．

7日目「夫と面接」▶

本人と夫は自宅退院を望んでいますが，夫は今回のことから再び同じような状況にならないかと不安に感じているため，訪問診療などの利用について検討が必要と考えられます．関係機関へ，必要に応じて個人情報を提供することについて，同意を得られました．

今後，合同カンファレンスが必要と思われることについて説明し，本人と夫のカンファレンスへの参加についても，理解を得ることができました．訪問診療等の導入について必要性を理解していますが，本人はかなりのことは自分でできると考えています．

17日目「病棟カンファレンスの実施」▶

病状は安定傾向にあり本人の希望に沿った退院支援に向け，病棟でのショートカンファレンスを実施しました．出席スタッフは，主治医，担当看護師，リハビリスタッフ，MSW（退院支援担当者）としました．

主治医からは，継続的・日常的な医療管理が必要であるが，定期的な検査データに基

表7 退院支援・調整の流れとポイント／退院時カンファレンス事例

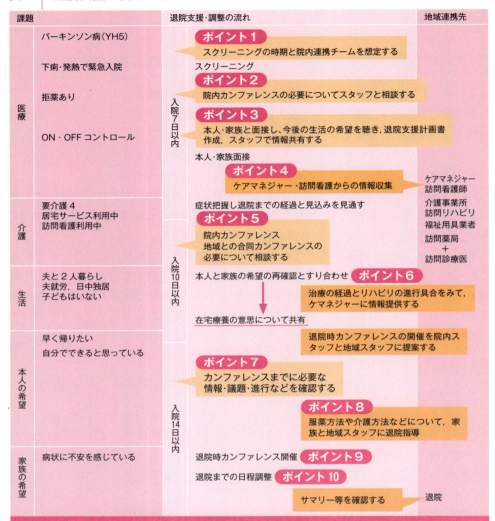

退院までの調整のポイント

- ポイント1：難病の緊急入院なので、早急にスクリーニングする
- ポイント2：退院調整部門がある場合には、病棟から情報提供する
- ポイント3：面接の際には、長い闘病生活への労をねぎらうなど、声掛けをする。ケアマネジャーなど地域スタッフと情報共有することの了解を得る
- ポイント4：担当ケアマネジャーから情報収集する。(本人・家族のこれまでの関係性や、今後も在宅生活を続けられる可能性などについても意見を求める)
- ポイント5：日常的な処方、全身管理のための家庭医や、訪問薬局、訪問リハビリの導入について院内・地域スタッフと検討する
- ポイント6：病状や在宅での支援体制について情報提供して、再度、意思の確認をする。不安が強いと思われるときは、軽減のための支援を院内・地域スタッフと相談できる環境づくりをする。退院後も、専門的治療や緊急時などには入院が可能であること、専門医と家庭医が連携することを伝える
- ポイント7：退院時カンファレンスの課題を整理して、司会・時間配分・議題と報告者など、役割分担を決めておく
- ポイント8：イラストや図表などを使って、服薬内容やケアの方法について退院指導する。地域スタッフにも指導内容を伝える
- ポイント9：本人・家族の意思を再確認、共有し、情報共有する。訪問看護や訪問リハビリ指示書などについて、どちらの医師が作成するか決めておく
- ポイント10：退院に向けて、本人・家族・地域スタッフと一緒に日程調整する。当日の移送方法の確認、手配などをする。退院時カンファレンスの内容を踏まえて、診療情報提供書、看護サマリー・リハビリサマリーなどを作成する

カンファレンスの目的

①本人と夫の希望する自宅退院を実現するため、人・家族の意思の確認と不安な点の整理を行う
②援助の方針とケアプランについて共通認識を持ち、退院に向けた準備を整えること

づく適切な診断と処方がされていないことが病状の急激な悪化の要因であると指摘されました．

担当看護師は，本人が定期処方薬を拒否することがあり，長年にわたり自己判断で服薬してきたことが影響しているとアセスメントしています．解決するには，訪問診療によって，在宅主治医を決定することが最優先されると結果づけ，2つのアプローチを決定しました．

> アプローチ1：主治医から，本人と夫に対して訪問診療の必要性について説明し，同意を得る
> アプローチ2：MSWが，訪問診療が可能な，在宅主治医を選定する

在宅移行には，退院後，訪問診療の利用など新規サービスの導入が予想されることから，退院前カンファレンスが必要と判断し，MSWが，退院時カンファレンスの準備を進めることとしました．

18日目「ケアマネジャーと連絡調整」▶

ケアマネジャーへ，入院前の生活状況と夫婦関係から在宅生活を続ける可能性についての評価と課題について意見を聞いたところ，夫婦の絆は強いと感じていること，ケアスタッフの支えによって在宅生活は可能であろうとの意見がありました．ケアマネジャーへショートカンファレンスの結果を報告して，退院前カンファレンスの実施について協議し，退院調整について，退院支援担当者が訪問診療機関と主治医間を調整，訪問看護と訪問介護の調整については，ケアマネジャーが担当することを決定し，必要に応じて情報を共有することを確認しました．

24日目「ケアマネジャーへ調整報告」▶

訪問診療の医療機関と在宅主治医を決定し，本人と夫に了解を得ました．この時点で，夫婦とも在宅生活を希望していることを再確認しました．訪問診療医療機関と在宅主治医についてケアマネジャーへ報告し，退院前カンファレンスの議題と，おおよその退院日を確認しました．退院前カンファレンスの日時の院内調整は，MSWが行い，ケアマネジャーにサービス計画の提案を依頼しました．

29日目「退院前カンファレンスの実施準備・調整」▶

退院予定が決定し，院内外の関係スタッフへ退院予定日と退院前カンファレンスへの出席を依頼しました．退院後のサービス提供事業所については，ケアマネジャーと分担して，依頼を行いまいた．サービス計画の原案の提示も同時に行いました．本人と夫へのサービス計画の説明は，退院前カンファレンスまでに行うことにしました．

35日目「退院前カンファレンスの実施」▶

本人，夫も参加し，病院のカンファレンス室にて退院時カンファレンスを実施しました．

【カンファレンス出席者】
病院スタッフ　　主治医，担当看護師，理学療法士，作業療法士，MSW
在宅スタッフ　　居宅介護支援事業所：ケアマネジャー
　　　　　　　　訪問診療クリニック：在宅主治医，看護師
　　　　　　　　訪問看護ステーション：管理者，担当看護師
　　　　　　　　訪問介護事業所A：サービス提供責任者，担当ヘルパー
　　　　　　　　訪問看護事業所B：サービス提供責任者，担当ヘルパー

【カンファレンスの目的の確認】
　カンファレンスの目的「本人・家族の意思の確認と不安な点の整理」と退院支援の方針をMSWが説明し，退院後のサービス計画の最新版を資料として配布し，カンファレンスを開始しました．出席スタッフの自己紹介を行いました．

【病状の悪化時の入院の受け入れについて】
　在宅主治医から，入院加療が必要となった場合の入院受け入れと，パーキンソン症状に対する専門治療について相談があり，病院主治医からパーキンソン症状の悪化や緊急対応に対して，入院加療や検査入院が必要な場合は在宅主治医の要請があれば，受け入れが可能であることを確認し，本人・家族は，加療目的の入院を承諾されました．

【ケアの状況について】
　病棟看護師より，食事はペースト食で，摂取量は波があり意欲が低く食事介助を必要とすること，投薬の拒否時には，無理せずに形状の変更など主治医に相談して対応し，ADLのオンとオフの時期とサイクルについて，説明がなされました．
　訪問介護事業所のホームヘルパーからの質問に対して，ペースト食のとろみの対応は必要であると説明がありました．

【在宅時のニーズについての確認】
　今後は，病状のチェックをはじめとする医学的な管理を担うために，訪問診療を新たなサービスとして，導入する必要性について説明しました．

【ケアプラン案の確認】
　ケアマネジャーより，本人と家族の意向に基づく，支援方針とサービス計画案が示され，支援の方針と長期目標，短期目標と，具体的なサービス計画の，説明がなされました．

その後の結果

入院40日目に退院となりました．

（宮本　博司）

カンファレンスでの問題整理とチーム形成のコツ

アドバンス編

井上 健朗

ポイント

★ 退院前カンファレンスですべての問題を解決することは困難であるため、解決できることと引き続き地域で検討しなければならないことをわけて考える
★ 多機関・多職種が集まるカンファレンスは貴重な場．時間を有効に使って効果的なカンファレンスを行うには、ファシリテーターの役割が鍵となる
★ 院内と地域におけるチームアプローチのポイントは、①院内外にチームを形成する、②退院前カンファレンスなどで地域とのズレを修正する、③地域ケアミーティングを開催、活用する、④退院前カンファレンスを行い、退院したケースのフォローアップを行う、⑤社会資源の情報をデータ化するなどがある

ここでは、地域との連携場面で、主に退院前カンファレンスの運営を行うファシリテーターの役割を担うことになった病棟の看護師や退院支援を行うMSWを想定して、短い時間で目的を明確にして効率的・効果的なカンファレンスを開催、運営するための問題整理とチーム形成の要点について紹介します．

出席者が共有できる言語を使う

地域での生活支援では、医療・保健・福祉・法律など各領域からのアプローチが求められています．その専門基盤は多種多様で、退院に向けて、患者・家族の生活基盤を整えるカンファレンスには医学用語などに親和性の低い支援者も参加しています．患者・家族や医療職ではない援助者など参加者の状況を見極めながら、出席者が理解しやすい用語を用いるように工夫されるべきです[1]．

また他職種の意見を非難したり、医学、医療の知識がないことを厳しく指摘したりすることは避けなければなりません．医療職ではない援助者にとっては、病態の変化など、医学的な兆候を把握することは難しく、どのような変化が起きたら、医療機関への連絡などのアクションを起こすべきか判断に困ることがあります．このような点をわかりやすく共有することが重要となります．

近年、国際生活機能分類（ICF：international classification of functioning：**図1**）を用いて、「生活の困難」のとらえ方に共通言語をもって、多職種が連携して退院支援を行う

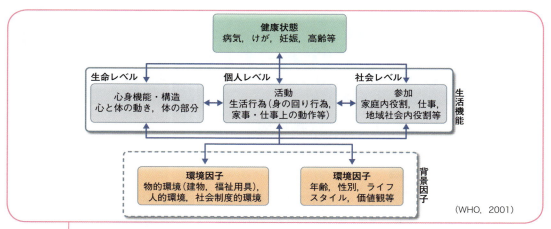

図1 国際生活機能分類／ICF

ツールとして活用する実践が多く報告されています[2),3)].

ICFは生活機能モデルとも呼ばれ，単なるADL（日常生活動作能力）や機能障害を見る指標ではなく，＜心身機能・身体構造＞＜活動＞＜参加＞の3つのレベルを軸に生活の構造全体とそれぞれの相互作用をとらえ，人が生活する全体性・複雑性を把握するモデルとなっています.「生命レベル」「個人・生活レベル」「人生・社会レベル」ともいいかえることもでき，この3つの軸の全体を人が生活していく機能（生活機能）としています．この生活機能の各レベルに影響する項目として病気やけがなどの「健康状態」，背景因子として「環境因子」「個人因子」を設定しています（**図2**）．

上越医師会[4)]では，このICFをベースにした，地域連携連絡票（**図3**）を作成し公開

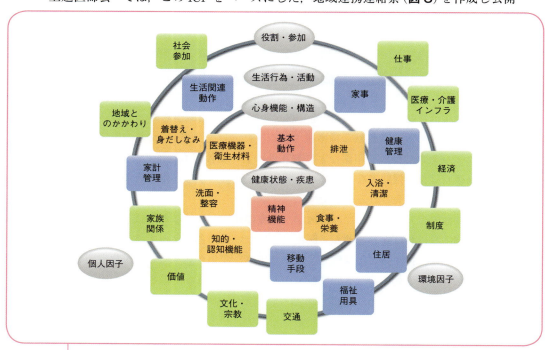

図2 多様な在宅療養生活の生活課題

退院支援の実際　第2章

地域連携連絡票（介護給付用）

氏名	様	生年月日	○歳		かかりつけ医	○○病院 ○○先生→ ○○病院 ○○先生
住所	○○市○○○	電話番号			ケアマネジャー	○○○○【○○事業所】
要介護度	申請中	認定期間	～		記載日	平成○年○月○日
					記入者	ケアマネ ○○○○

健康状態（原因疾患・発症日等）と経過
- #1. 左脳梗塞・左硬膜下血腫（H　）
- #2. 糖尿病・高血圧（H　） HbA1c 6.2%　血圧コントロール良好
- #3. うつ病（H　） 一時抗うつ剤使用、現在なし
- #4. 非定型抗酸菌症（H　） CLD継続でコントロールされている

経過：平成○○年○月○日 あきらかな麻痺はないが、言語や理解に障害あり。○○病院へ受診しそのまま入院となる。上記#1の診断で、血腫除去術、左側頭葉に脳梗塞所見あり、麻痺が起きた際に転倒し、外傷性に硬膜下血腫を呈したのではないかと考えられる。当初は発話も少なく聞き取れなかったが、現在は大きな支障なし、意識状態良好。左上肢に麻痺あり。日常生活に支障をきたしている。現在も悲観的な言葉が聞かれる。

身体所見：○cm　体重：○kg（入院時○kg）　血圧：○/○mmHg　脈拍：○/分（整）

家族状況などの特記事項：
夫と二人暮らし
長男は県外／長女は隣市

廃用症候群の程度：（寝たきり度）A2
- 筋萎縮：軽度
- 拘縮：なし
- 精神面：（抑うつ・自発性低下）中度
- 食欲低下：中度

目標とする生活（参加／活動）：本人／家族
1. 安定した歩行とズボンの上げ下げができるようになり、1人でトイレに行きたい
2. ハッキリとしゃべれるようになりたい
3. また編み物ができるようになりたい
4. 健康管理を行い、病気を防ぎ、少しでも元気に過ごしたい
5. ご主人の介護負担を減らして自宅での生活を楽しみたい

認知症の程度：（認知症自立度）Ⅰ
- 短期記憶：問題なし
- 見当識：問題なし
- 判断能力：やや困難
- 周辺症状：なし

日常生活活動能力		自立	見守り	声かけ	一部介助	全介助	行わず	使用用具 介助内容
移動	屋内		●					歩行器
	屋外			☆			●	
	段差（5cm）	●						
	階段昇降（20cm）							手すり
起居	寝返り	●						
	起き上がり	●						
	布団の操作	●						
	座位保持	●						
	起立（床から）			☆	●			
	起立（椅子から）	●						
	移乗	●						
食事	食事摂取	●						スプーン・バネ箸
	嚥下							
排泄	排尿（中）							リハパン・パッド
	排尿（夜間）							リハパン・パッド
	排便	●						
入浴	浴室内移動				●			座位浴
	浴槽出入り				●			
	洗体				●			
更衣	上着			☆				
	下着			☆				
	靴下			☆				
	靴の着脱	●						
整容	洗面			☆				
	歯磨き			☆				
	整髪			☆				
コミュニケーション	伝達		●					
	理解		●					
家事	買い物					●		
	食事作り					●		
	掃除					●		

●：実行状況　☆：目標とする状況

内服薬など／薬剤コンプライアンス：
- アレピアチン（100）2錠　朝・夕
- メルビン（250）3錠　朝・昼・夕
- セイブル（50）3錠（食前後）朝・昼・夕
- クラリシッド（200）2錠　朝・夕
- バナルジン（100）1錠　朝
- ビオフェルミンR 2g　朝・夕
- ※看護師管理にて指示どおり服用
- かかりつけ薬局：○○○調剤薬局

特別な医療処置（褥瘡／留置カテーテル／酸素療法）
特になし

感染症：なし
- 視力障害：軽度　白内障（両眼）
- 聴力障害：なし
- 皮膚疾患：なし
- 痛み：なし

食事内容：
- 主食 米飯　副食 刻み
- 水分トロミ 不要

現在通院中の医療機関：
- ○○病院脳外科入院中
- ○月○日退院予定
- →退院後は○○医院

今後の課題・問題点→対策

健康管理（心身機能）		日常生活・活動	参加
運動器の機能向上	有	現在はベッドで過ごすことが多い。入院前は、料理、編み物、健康教室参加など活動的だった。	退院後、体力や身体機能の向上とともに、外出や交流の機会が増えるとよい
口腔の機能向上	有		
栄養改善	有		
認知症・抑うつ対策	有		

◇排泄などの介助を受けることについて、ご本人は負担に感じている

介護負担・経済的負担など
- 移動や排泄に介助が必要な状況で、ご主人の負担が大きい
- 調理が大変だが、娘さんの協力を得て頑張っていこうと考えている（配食検討）

総合的課題と具体的目標
1. 室内の移動が不安定で排泄・入浴動作に介助が必要
　→歩行、排泄、入浴の動作訓練・右上肢の機能向上
2. 構音障害・失語症がある
　→テレビ・会話の機会・ゆっくり短い言葉で話しかける・口腔清掃・発音練習
3. 環境整備→住宅改修（段差／手すり）・福祉用具貸与（ベッド／歩行器／夜間PWC）
4. 健康管理→定期診察・服薬管理・食事水分・健康チェック
5. 抑うつ予防→外出で気分転換社会交流・不安の解消・趣味
6. 介護負担軽減→通所訪問サービス利用・介護者支援（相談助言）・配食サービス検討

利用予定のサービス
- 通所リハビリ：○○リハビリ（週3回→2回）・福祉用具貸与：○○レンタル（歩行器）
- 訪問看護：○○訪問看護（週1回）・住宅改修：○○建設（段差／手すり）
- （手持ちの介護ベッド／ポータブルトイレあり）

専門職からの留意事項・要望

医療面（薬剤含）：	言語障害も軽度で、意識状態良好。右上肢に麻痺があり、現在リハビリ中。悲観的な言葉が聞かれるので、精神面の支援が重要。退院後1か月経過したところで検査するので、脳外科外来を受診してください。
看護面：	トイレ動作は自立しているが、夜間は付き添いにてトイレ使用。入院時の体重は46kgで入院中−6kg。食欲低下があり摂取量が少ない。1日1500kcal程度摂取しても欲しいと指導するが、在宅でも引き続きアドバイスと栄養評価が必要だと思われる。すこしずつでも食べる量を増やして体力をつけてほしい
リハビリテーション：	PT：持久力低下のため歩行器使用はよいが、下肢麻痺はなく短距離なら独歩可能。床からの立ち上がりを練習中、つかまるところがあれば可能。手すりで20cmまでは昇れるが、30cm手するでも昇るのは厳しい。病棟内でのトイレは自立した。 OT：右上肢の麻痺あり。補助手レベルが現実的。右手の巧緻運動を実施。右麻痺でバランス力が低下しているので、浴槽のまたぎは手すりが必要。左上肢の洗身や蛇口をひねるなどの細かい同察に介助必要。食事に柄の太いスプーン使用。バネ箸の練習も行っているので、状況をみて購入してほしい ST：嚥下障害や失語があったが、手術後改善傾向にある。運動性失語なので、思いついている言葉が出てこない状況。身振りでフォローする練習を実施。コミュニケーションで支障をきたしたような失語はない。ゆっくり、短い言葉で話すようにし、テレビを見たり話したりする機会を作ってもらいたい。

図3　地域連携連絡票の例

上越医師会：地域連携連絡票（介護給付用），2009
http://www.joetsu.niigata.med.or.jp/guideline/conf_kaigo.pdf

していますので参考にするとよいでしょう．

　この用紙は，医療機関と介護領域のサービスとの連携を意識したものになっており，身体的な側面について比重の高い情報内容ではありますが，日常の生活活動や社会活動に結びつけて整理してあり，介護領域にも理解しやすい記載内容になっています．

　病院という特殊な環境で成立していたケアをどう地域において一般化させることができるか，環境因子などを考慮して伝えやすい情報としてまとめるように心がけましょう．

「支援のリレー」を意識する連携へ

　退院前カンファレンスの議題を，患者・家族の退院後の「生活」に焦点をあてるものとすれば，極めて複雑な要素が対象になっていることを念頭に置いておく必要があります．カンファレンスの議題も，多岐にわたってしまう可能性があります．病棟生活で見い出されたすべての問題点をこの会議で（あるいは入院中に）解決しようとしても困難なことが予測されます．その場合，このカンファレンスで「解決できること」と「引き続き地域で検討されなければならないこと」など線引きし，問題の特性を意識しながら，課題の解決まで至らなくても，問題意識が共有できたことや共通認識ができたことを到達点として確認しながら進めていくことが有効なときもあります．優先順位をつけながら，退院前に対処しなければならないことを確認していくとよいでしょう．

　医療の機能分化が進み，病院完結型医療から地域完結型への移行が進むなか，入院中に見出された生活課題はかぎられた入院期間にすべてをクリアに解決できるものばかりではなく，地域に引き継いで継続してかかわりをもってもらう「支援のリレー」が必要な事例が多くなっています．

多様な在宅療養生活の課題を整理する

　図2に示すように，生活は多様で複雑な様相を呈しています．この図はICFの考えをもとに作成されていますが，「健康状態・疾患」「心身機能・構造」「生活行為・活動」「役割・参加」「個人因子」「環境因子」など取り上げられている課題がどの要素と結びついているか，1対1の関係だけでなく相互作用も考えながら力動的に理解整理をしてみましょう．一度俯瞰してみてみることで，どの課題に標準を合わせるのか，介入するポイントや方法，カンファレンスで議題にすべき点などがみえてくる場合があります．

　疾病の発生や入院前から続いている経済や住宅，家族関係の問題などは，入院期間や「退院まで」というタイムスケジュールのなかで解決がつかないことが多いものです．とくに慢性疾患の在宅や地域での管理は食事や服薬，そして日常の活動性など生活のあり方が問われることになります．

　病院からの退院の場面では，身体・健康管理が強調されることになります．しかし退院後は，入院中のようには医療職の目の行き届かない場所（家庭や施設など）で管理され

ることになります．疾患管理の課題は続いていく，しかし入院中とは異なった環境へ引き継ぐことが，カンファレンスの前提にあります．あせらず，物品の準備，人やサービスの手配など，退院までに必ず解決すべきこと，継続して地域ケアのなかで取り組むことなどに選別して考えるようにします．

ファシリテーター（司会）の機能と役割

多機関・多職種が集まっての貴重なカンファレンスの時間を有効に使って，効果的な退院時カンファレンスを行うためファシリテーターは，以下の点に留意します．

1 ファシリテーターが留意したい点

①カンファレンス開催の目的の再確認をしましょう

どのようにして，このケースが退院支援の対象となったかのスクリーニングチェックの内容や，実際にどのような支援や調整が必要かを検討したアセスメント内容，患者自身や家族の希望など，これまでのかかわりのプロセスを再度把握するようにしましょう．

②退院後必要な医療，介護サービスについての確認と提供方法など選択肢を事前に確認し，カンファレンス・メンバーを決めましょう

ファシリテーターによる事前のチェックポイントを**表1**に示します．このようなポイントを確認しておくことで短時間かつ目的に合ったカンファレンスの開催が可能になります．

表1 ファシリテーターによる事前のチェックポイント

1	退院後に必要な医療内容とその連携先を確認する
2	退院後に必要な介護内容とその連携先を確認する
3	患者・家族の退院後の療養についての考え方を把握する
4	新たな専門職の導入の必要性を確認する

③時間配分に留意して司会進行を行うようにしましょう

実際のカンファレンスでは，タイムキーパーを意識する必要があります．忙しい院内スタッフや地域の支援者たちをカンファレンスで長い時間拘束してしまうと，次回からのカンファレンスへの参加に躊躇が生まれます．カンファレンスの所要時間を大まかに決め各職種の発言時間などを調整しましょう．

④発言の大筋を考えておくようにしましょう

「最初に，病棟側が『退院後自宅での療養で予測されること』などについてその対処方法などを中心に話す．そのあと，地域ケアスタッフが質問したり発言したりする時間を設ける」など大まかなカンファレンス進行の展開を考えておくとよいでしょう．また冒頭で会議の流れを全体に伝えておくことで，参加者は発言のタイミングを理解しながら

会議に参加することができます．

⑤議事の内容や決定事項を確認するようにしましょう

急変時の対処や連絡方法の確認など，決定した事項について手短かにまとめて，参加メンバー全員の理解を確認して終わるようにします．参加したメンバー全員が，これからのケアチームのなかでの役割をそれぞれが理解し，とるべき行動が決まったことを確認します．

参加者にとってカンファレンスに参加した意義の確認となるので，ここは重要なポイントです．ここをおろそかにせず，簡潔に確認してカンファレンスを終えるようにします．

院内と地域におけるチームアプローチ

1 院内・外における「チーム形成」

地域との連携の局面に限定されることなく，退院調整の全過程において，チーム形成は重要な支援内容となります．地域との連携の局面で考えるべきことは，この患者・家族にとって「よき支援チーム」が形成されることを支援することです．このように考えると退院時カンファレンスは，単に情報が共有される場ということだけではなく，その方を支える支援チームが結成されるチーム形成発足の場として意識されることになります．

地域との連携の局面で，院内のチームアプローチの状況を再確認しておきましょう．院内各職種のかかわりの状況や介入ゴールの達成状況の確認と共有は地域との連携時の事前の確認事項となります．患者・家族や地域ケアスタッフへ説明する際に職種による差が生じて，足並みが揃っていない状況は，地域や当事者からの不信感を喚起します．

機能訓練を実施している患者の退院に際して，リハビリテーションの進捗状況を確認しないまま退院調整を始めることは本来ありえないことです．急性期病院においては，継続したリハビリテーション訓練の実施による機能改善の可能性を残した状態で退院日を迎えることもありますが，こうした課題をどう地域ケアに結びつけるべきかについてのリハビリテーションの担当者との話し合いが重要になります．

複数診療科にまたがる治療を受けている場合や褥瘡や皮膚疾患を合併しているケースなどでは，入院中に行われているおもな診療科以外の治療方針などを整理しておくことは，地域ケアに移行する前に確認しておくべき事項になります．

2 地域との「ズレ」を修正する

退院前カンファレンスで，さまざまな医療・福祉の連携の課題が噴き出してくる場合があります．「退院までの時間が短すぎる」など時間的制約に対して不満が表明されたり，「病態の安定」について「まだ退院できる状態ではないはず」など，病院と地域との間に退院に向けての感覚の「ズレ」が生じていることがあります．病院としてはこの状態であれば地域ケアへ移行できるとする状態と，地域として引き受けることができる状態やタイ

ミングについての足並み合わせは，退院支援の円滑さに大きな影響をもたらします．
　このような課題は，個別ケースのカンファレンスだけで解決できる課題ではなく，地域で共有していくべき継続課題となります．カンファレンスの積み重ねと地域ケア・ミーティングやネットワーク会議などでこの地域の在宅ケア移行の仕組みづくりなどの課題として共有し，気づきを得ていくことが重要です．これは地域と病院で「型にはめた支援」をするということではなく，患者・家族の希望を中心にして，個別のケースで一つひとつていねい調整が行われるべきことが前提です．退院支援・調整を行う「土台作り」を行っておくことが推奨されているのです．
　近年，地域における「退院支援のルールづくり」が進められており，各地でモデル事業も実施されています[5]．ひとつの病院だけでなく地域ぐるみで一定の退院基準や退院支援連携の手順の定型化を目指した試みが始まっています．「地域にある病院」として，退院手順をどのように地域ケアに位置づけるかを考える時代となっています．

❸ 地域ケア・ミーティング（ネットワーク会議）の開催と活用

　病院の所在する地域の医療機関，訪問看護ステーション，居宅介護支援事業所，地域包括ケアセンターなど地域ケアにかかわるメンバーで，在宅ケアなどに関する定期的な会議を行い，普段からの情報交換，共有，顔合わせを行っておくことで，よりスムースな連携ができるようになります．
　オープン形式の会議も増えている傾向にあるので，病院の連携担当者や代表者だけが出席するのではなく病院の様々な職種がそれぞれの立場で出席し知見や交流を広めましょう．病院の機能訓練の担当者と地域リハビリテーションの担当者が連携したり，病院の薬剤師と地域の調剤薬局の薬剤師が連携したりするなど病院と地域の専門職同士の連携を強化することも退院支援の質をあげることにつながるでしょう．

❹ フォローアップ

　退院前カンファレンスを行って，退院したケースのフォローアップを心がけます．退院前カンファレンスで検討された課題に対するサービス調整の結果，解消や軽減が図れたかについて関心を持ち確認をしましょう．経過について関係機関から入院病棟へは連絡が入らないこともありますから，退院調整部門や地域連携室など他機関との調整窓口になっている部署と密に連携をとり情報を得るようにします．
　とくにかかわりが困難であった事例などでは，フォローアップを心がけると地域の対処能力やさまざまな工夫，新しい社会資源，患者・家族の思いもよらない「力」の存在などを知ることができ，豊かな学びの機会となります．退院後は，患者・家族の退院後の状況についてできるだけ情報を共有するようにしましょう．

5 社会資源のデータ化

　実際の退院支援や地域との連携で活用した，あるいはフォローアップで知ることができた社会資源について，データとして蓄積するとよいでしょう．医療保険制度や介護保険制度などの基本的な制度を土台として行われる支援のさらに細かな情報（24 時間対応や各事業所の特色や得意分野），公的な制度の他にボランティアや NPO などの民間団体などが行っている支援の情報など，一つひとつ個別の退院支援ケースで生活課題の解決のために活用された社会資源の情報は共有できるようにデータ化することができます．

　データ化することで次の退院支援に活かすことができ，退院支援の質の向上につながります．退院支援部門の看護師やソーシャルワーカーと共同でデータ化することにより，院内全体で活用できる社会資源情報とすることができます．社会資源の情報は常に更新することが求められます．院内のさまざまな職種がこの情報に触れ，新しい情報が入るたびに更新されていく仕組みがのぞまれます．

まとめ

　医療と介護と福祉は，一見「利用者のケア」という同じ目的を扱いながらも，制度的にはまったく違う仕組みをもっています．機能を集約している病院でのケアとは異なり，地域ケアにはさまざまなステークホルダーがいて，担っている役割や責任も異なるのです．このように，地域ケアは非常に複雑な側面をもっています．

　しかし，普段のカンファレンスやケア介護，ネットワーク会議の積み重ねから，地域のなかのどの機関が，どんな問題をどこまで，どのように解決して，あるいは引き受けてくれるのか，また自分の属する医療機関は，どのようなときに，何を引き受けるのか，などを相互に理解するようになれば，カンファレンスでの問題把握もチームのなかの役割形成など解決策と結びつけて展開されるようになります．

引用・参考文献
1）笹井智子：ストーマ保有者の退院支援・退院調整-ケーススタディ 2 退院前カンファレンスで何を決める？，泌尿器ケア 15（5）：57-60，2010
2）中村栄一ほか：生活機能向上をめざして-ICFの保健・医療・介護・福祉での活用　平成17年度厚生労働科学研究推進事業研究成果発表会，2006
　　http://www.dinf.ne.jp/doc/japanese/resource/icf/nakamura/index.html　より2014年5月14日検索
3）藤田伸輔：退院支援におけるICF評価の試み．生活機能分類の活用に向けて-共通言語としてのICFの教育・普及を目指して，厚生労働省主催シンポジウム報告書，2010　http://www.mhlw.go.jp/shingi/2010/02/dl/s0217-10b_4.pdf　より2014年5月14日検索
4）上越医師会：地域連携連絡票（介護給付用），2009
　　http://www.joetsu.niigata.med.or.jp/guideline/conf_kaigo.pdf　より2014年5月14日検索
5）厚生労働省老健局老人保健課：第8回　在宅医療推進会議資料　在宅医療・介護連携の推進を中心に，p15，2014

第2章 退院支援の実際

6 地域サービス・社会資源との連携
②地域への情報提供

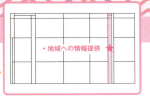

基本編

看護師による「看護サマリー」が鍵

平原 優美

ポイント

★ 退院支援のための情報提供の目的は、「継続医療・看護がスムーズに行われること」
★ 地域で活用できるのは、数値化されたデータではなく、患者・家族が安心して在宅療養できるためのQOL向上につながるような入院中のケア情報である。病院の看護師は電子カルテの情報のなかから適切な情報を地域に送ることが大切
★ 看護サマリーで訪問看護師が把握したい情報は、「家族」「ケア・医療機器」「環境整備」「リハビリ」「在宅への受け止め」「薬剤」「医療処置・備品」等に関するもの
★ 看護サマリーは訪問看護師に加え、自院の外来看護師にも提供すると、継続した看護ケアが病棟・外来・在宅で提供できる

　「地域居住の継続」のための退院支援における地域連携は、患者の身体状態、医療処置の必要性、家族状況によって連携すべき事業所、専門職が変わってきます。また、すでに地域でこれまで患者・家族を支えてきた地域のケアマネジャーや介護職、医療職の在宅チームがあれば、提供する情報も入院中に変化した医療情報だけで、在宅移行はスムーズにいきます。しかし、そのような在宅チームもなく家族も介護力が乏しく、退院を機に新たに地域で在宅チームづくりを行うときには、**看護師が作成する看護サマリーが、重要な役割を担っています。**

訪問看護ステーションに何をつなぐか

1 地域のなかの訪問看護ステーション

　病院の看護師は，地域との連携にどのようなイメージをもっているでしょうか．病棟の看護師であれば，広範囲の地域から入院してくる患者の住所から類推して，その地域の社会資源の違いまでを理解することは難しいでしょう．

　近年，保険者である区市町村は，介護保険や地域包括ケアシステムを全力をあげて構築しようとしています．実際には，地域包括支援センターを中心とした多職種連携の事例検討会を開催したり，区市町村ごとに在宅医介護医療連携推進会議を設置したりして，医師，訪問看護ステーション，歯科医師，薬剤師，リハビリテーション3療法士（理学療法士・作業療法士・言語聴覚士），ケアマネジャー，保健所の医師，地域の病院といった医療・保健・福祉の専門職と民生委員など地域住民の自治活動のキーパーソンを交えて，今後，地域の医療・介護サービスをどのように保障しようかと画策しています．

　そこでは，病院内チーム医療のように同じ組織で同じ理念をもったなかでの多職種連携ではなく，まったく違う組織に属する者同士の多職種連携となるため，意識的にお互いの相違をお互いに理解することから始めています．そして患者・家族の暮らしを多職種の在宅チームで支援しています．

　その多職種チームのなかでも重要な役割を担っているのは，在宅療養支援診療所[※1]や訪問看護ステーションなどです．超高齢社会，多死時代では，「ピンピン，コロリ」と往生することはできず，多くの高齢者は亡くなるまでの一定の期間，障害をもちながら介護を受けて生活することが想定されています[1)]．

　地域で病気や障害をもちながら暮らしていくには，これまでの臓器別医療，救命・延命のための治しきる医療だけではなく，治らない病気や障害を支える医療も必須です．そして，その人の自然治癒力を最大限に引き出してセルフケア能力を高め，暮らしを含めた環境の調整で患者・家族の病状改善につながるケアを提供する看護は，重要な役割を担っています．つまり**訪問看護師は，地域の医療と介護の連携を進めるうえで重要な役割をもっているのです**．

　退院支援のための情報提供では，継続医療・看護がスムーズに行われることが目的です．病院から適切な情報提供することで，退院後，患者・家族は在宅チームからの安全なケアを受けて安心して暮らしを継続できるのです．

2 入院は「人生の分岐点」

　患者・家族は，私たち同様，それぞれの地域で個別の暮らしを送っています．患者・家族の暮らし方は，長い人生をその地域で送ってきたなかで培われたものです．医療につ

[※1] **在宅療養支援診療所**　24時間365日往診や訪問看護を行う診療所．自宅療養される方の診療について責任をもってサポートする

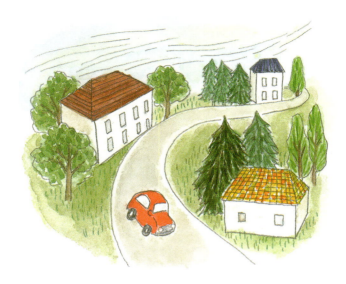

いての考え方や価値観も，その地域の文化や風習に影響を受け，「死」についても宗教によってそれぞれのとらえ方が違っています．

入院中の患者・家族は，「死」を隣り合わせに感じるなどの危機を体験しています．入院中は自分のこれまでの暮らし方を再度考え直す機会となり，これからの生活への不安が大きい時期でもあります．退院時，患者・家族は自分の価値観が揺らいでいる状態に置かれています．これまでの暮らし方に自信がなくなり，自分の身体的変化や本来の患者・家族の意思決定能力も弱くしてしまいます．

これが高齢者の二人暮らしや独居であればなおさらです．このように自分たちに合った暮らし方について患者・家族自身が揺らぐ場合，在宅で引き続きケアを提供する在宅チーム支援者は困ってしまいます．その際，ヒントとなるのが，これまでの患者・家族が暮らしてきた地域特性や実際の暮らし方，入院前の患者・家族の価値観が理解できる情報なのです．

❸ 訪問看護師につなぐこと

訪問看護師も，病院看護師も，全人的ケアを目指して日々奮闘しています．その全人的ケアを行ううえで，患者・家族の価値観がわかるような情報はとても貴重です．

たとえば，主治医から抗がん剤の効果がみられないと説明を受けたあとの患者の受け取り方や感じ方などは，複雑な病気への想いや今後どうなりたいかを知ることができる貴重な情報です．ベッドサイドで処置をしているときなどに患者がどのような言葉で不安を語り，看護師のケアによってどのように自分の気持ちを整理していったかなどのプロセスをぜひ訪問看護師に伝えてほしいのです．患者・家族の葛藤がどの程度解決し，または反対に大きくなったのかなど，看護師が患者とかかわったなかで見えていること

を教えてほしいです．

　不安が強い患者が，足湯をしているときは穏やかな表情になるなどの患者の変化や，同室の患者との会話内容のなかで患者の価値観が表れた言葉なども気になります．

　もとの暮らしに戻る不安や身体的苦痛に対して，看護師のどのようなアプローチがもっとも患者の癒しとなり患者の力が引き出されたか，その看護を訪問看護師も在宅で継続できたらと考えます．

看護師にとっての情報とは

❶ 情報とデータ

　退院支援において情報といった場合，それは「患者情報」であると考えるのが一般的です．病院における患者情報には，複雑で高度な多量の情報が含まれています．その病院の電子カルテのなかにある情報を，看護師は退院支援を行う際に適切に地域へ情報として送らなければならないのですが，実は，大変なことであると考えられます．看護サマリーとして訪問看護師に渡される書面には，ときどき患者のこれまでの「データ」が記載されているだけのサマリーもあり，退院後の在宅療養にまったく生かすことができなかった経験もあります．

　ここで，あらためて情報について考えてみましょう．情報とは広辞苑によると「ある事柄についてのしらせ．判断を下したり行動を起こしたりするために必要な種々の媒体を介しての知識」とあります．一方，データとは「立論・計算の基盤となる既知のあるいは認容された事実・数値．資料．与件」となっています．このように情報とデータは別の内容を指すのですが，病院では，「データ」を看護の情報源としてケアしていることが多いのかもしれません．

　アメリカ看護師協会（ANA：American Nurising Association）は，データや情報について，指針のなかに4つの概念を示しています[2]．
①データとは，解釈なしで客観的に示される個々の存在（もの）
②情報とは，解釈され，整理され，構造化されたデータ
③知識とは，相互の関係が明らかにされ，多くの人に認められるように統合された情報
④知恵とは，人間に関する問題を処理し，解決するための知識の適切な用い方．知恵は複雑な問題や特定のニーズに対処するために，知識をいつどのように使えばよいか知っている．

❷「看護サマリー」の例

　たとえば，病院から受け取る看護サマリーのなかで検討してほしいものとして，「経過：入院時38度の高熱，胸部レントゲンと血液検査の結果肺炎と診断．抗生物質○○を5日間投与．その後，血液検査上CRP2.2となった．入院3日目夜間せん妄あり」などと

記され，電子カルテからそのまま印刷した5枚くらいにわたる薬の処方内容の画面，看護診断の#をあげたせん妄の問題や誤嚥性肺炎のリスクがあげてあり，最後に担当看護師と病棟師長の名前で印鑑がついてあるものなどです．

おそらく入院中は，毎日ルーチンで測定するバイタルサインのデータや検査データ，食事量・点滴などの治療内容といった莫大な量のデータを電子カルテのなかに保管して治療に利用しているのでしょう．もちろんデータの正確さに間違いはないでしょう．しかし，データを情報にするときに大切なことは，利用目的を明確にすることです．その目的にかなった情報こそが，価値ある情報となりうるのです．

このような看護サマリーを手にしたとき知りたいこととして，入院中の看護ケアはいったいどのようにされてきたのだろうかということがあげられます．たとえば清拭について，患者に入院中，どのような方法でケアを受けていたかを聞くと，「入院中数回タオルを渡され（自分で身体を拭い）た」あるいは「看護助手に拭いてもらった」などと答えが返ってくることがあります．**退院支援において価値ある情報とは，入院して医療的治療を受け，身体的・精神的・経済的な変化に揺れている患者・家族が安心して在宅療養できるための情報であり，患者・家族のQOLの向上につながるような情報です．**そうした情報のなかには，おのずと看護ケアの質が反映されていると考えます．

リンパ浮腫によって聞き手である右手が曲げられない患者の看護サマリーに，日常生活がすべて「自立」とだけ書かれていた場合，その方への看護を想像することは容易ではありません．

退院支援において価値ある情報とは

1 情報の価値

病院でも在宅でも看護実践を行ううえで重要なことは，データや情報をいかに収集し理解するかです．その情報をもとに看護診断をし，個別の看護ケアが提供できます．**その情報が患者固有のものであればあるほど，患者に合った看護が提供でき，結果QOLが向上するのです．**

しかし，情報は多ければよいというものでもなく，**看護実践にとって価値ある情報を入手できることが重要であり**，それが患者の安全につながり，さらに看護の質を向上してくれるのです．

情報源は患者だけではなく，入院前の在宅チームからの情報はもちろんのこと，家族あるいは病院内の多職種も重要な情報源となります．病棟看護師が把握している患者の様子と，リハビリスタッフが把握している患者の機能が違うことはよくあります．さまざまな電子カルテに記載されている情報や地域からの情報をもとに，**在宅療養継続の目的のもと，情報を整理し，構造化し，解釈することが必要です．**

患者自身からは，退院し在宅療養を開始するにあたり，**言語的情報**（訴えや質問の回答，語りなど），**非言語的情報**（口調，表情，姿勢など），バイタルサインを含めた計測値，

全身状態や疾患からきたす身体的変化，機能などを傾聴や聞き取り，観察，計測，診査，察知や気づきなどで情報を得ることが必要です．病院のなかで最も患者と接する時間が多いのは看護師です．多くの意図的な情報を，多職種が理解できる共通用語で記録することが求められています．

2 情報の柱になるもの

患者・家族がこれから在宅療養を開始する際に最も大切なことは，医療従事者から十分な説明を受け，その内容を理解し，納得し，同意をしたうえで療養場所を在宅に決定したプロセスです．

どのような病気や状態でも患者・家族はよくなりたい，元気になりたい，もとの生活にもどりたいと願っています．

退院支援が必要な患者・家族は，多くが完全に治癒することはなく，医療の継続が必要であり，生活障害も入院前と比較して大きいことが特徴です．「そのことをどのように理解し合意形成できたかのプロセス」と，「合意できなかった部分は何か」がその後の在宅療養に影響します．

「退院サマリー」で訪問看護師が把握したいケア情報

1 訪問看護師が望む情報

平均在院日数の短縮は在宅での医療依存度の高い患者を増やし，そのうえ急な退院調整のため訪問看護の依頼が退院前日となることも多くなりました．退院前カンファレンスを開催せず，「明日退院なので，サマリーと訪問看護指示書を持たせます」と電話で連絡があり，ケアマネジャーとあたふたしながら調整するというケースも多くなりました．

在宅移行の連携を強化し看護の質を向上するために訪問看護師が望んでいる情報は，在宅での介護の中心となる家族の情報です．医療処置やケアのほか，家族に医療機器の指導をどのように行ったのか，環境はどこまで整備されているのか，病院でのリハビリテーションはどこまで行った結果のADLの自立度なのか，などが有効な情報と考えます（**表 1**）．

2 退院時サマリーは外来看護師にも提供する

退院後，在宅療養の継続のために，在宅チームと病院の外来とが連携して患者・家族を支えることも多くなりました．がん患者の場合，外来化学療法に定期的に通院し，地域の在宅療養支援診療所で週1回の訪問診療を受けている患者は，たとえば，火曜日に訪問診療で採血をして，その結果，白血球数の減少などあれば金曜日の外来化学療法を

表1 退院サマリーにおいて訪問看護師が把握したいケア情報の構成要素

因子	ケア情報
家族	・介護疲れ，時間的余裕，健康状態（主訴），介護意欲 ・家族への介護協力者の有無（近隣の住民，親戚） ・家族と患者の人間関係 ・家族の経済力
ケア・医療機器	・医療処置に関する患者・家族への病院での指導内容 ・皮膚の観察 ・現在の一番つらい症状への対応方法 ・訪問看護師に継続してほしいADL介助 ・介護に関する患者・家族への病院での指導内容 ・医療機器名と使用方法 ・使用物品の供給方法
環境整備	・在宅生活に必要な物品の取り付け・改修が必要な場所 ・家族構造の現状 ・必要な介護用品 ・住居環境を快適に維持していく力
リハビリ	・患者に使用する補助具の使用方法・留意点 ・今後のリハビリの方針・目標 ・リハビリ関する患者・家族への病院での指導内容 ・訪問看護師に継続してほしいリハビリ内容 ・リハビリに対する患者・家族の希望
在宅への受け止め	・医療に対する患者・家族の希望 ・病気の説明に対する患者・家族の反応 ・今後起こりうる病状の変化 ・在宅療養に対する患者・家族の受け止め方
薬剤	・薬剤指導に関する患者・家族の理解状況と残された課題 ・訪問看護師に継続してほしい内服管理に関する指導
医療処置・備品	・訪問看護師に継続してほしい医療内容 ・医療処置に関する患者・家族の理解状況と残された課題 ・チューブ類に関する情報

大木正隆ほか：訪問看護師が認識する病院から在宅への移行期におけるケア情報とその活用時期に関する研究―脳血管疾患高齢者に焦点を当てて．日本在宅ケア学会誌 9（1）：94-103.2005をもとに筆者作成

行うかどうかを病院の主治医と相談してもらい，患者が受診しないですむこともあります．血液検査上，治療ができないときは，患者の体調も悪く，病院受診もつらい状態でしたが，この病診連携で患者・家族はかなり体力を温存できているようです．

　訪問看護師も外来化学療法室の看護師と連携をとり，病棟の看護師，訪問看護師，外来看護師と変化する患者情報の共有を行うことが必要です．訪問看護師はじっくり住み慣れた自宅で1時間以上患者・家族の話を聞き，緩和ケアを提供できますので，全身の変化や副作用の対策指導などを患者・家族の暮らしに合わせて行うことができます．

　また，抗がん剤によって口内炎ができやすい患者には，外来看護師に治療前に氷を口に入れてもらうよう連絡をとったりし，個別の副作用対策ができることは，退院時だけではなく連絡ノートなどで継続看護ができると，患者・家族のQOL向上が図れるのではないかと考えます．退院時サマリーは訪問看護師と合わせて自身の病院の外来看護師へも同時に提供することが，継続した看護ケアが病棟・外来・在宅で提供できることにつながるでしょう．

地域の多職種への情報提供

　介護保険利用対象者であるがまだ利用申請していない場合は，まずは家族に住所に近い地域包括支援センターに介護保険申請を行っていただきます．
　医師の意見書を添えて申請した日にちにさかのぼってサービスが利用できますので，ベッドなどの福祉用具や退院時自宅の階段がのぼれない場合の訪問介護の支援が利用できる可能性があります．がん末期状態の患者はそれぞれの区市町村によっても異なりますが，最近は申請から1か月で認定決定できるような配慮されています．その場合は，スムーズに地域包括支援センターやケアマネジャーが調整できるように，患者・家族の在宅療養の意思，ADLの状態や機能などを伝えます．
　これまで述べてきたさまざまな点を考慮した『東京都退院支援マニュアル』の「地域への情報提供シート（看護サマリーシート）」(p226)は，退院支援のプロセスも含まれたケアの内容が見えるような情報内容となっています．

病院看護師も暮らしを支えるメンバー

　入院期間短縮化，感染症の減少，慢性疾患の増大，地域包括ケアシステムによる地域のなかでの医療機関の役割の明確化と連携システム構築，介護保険サービスの数と種類の増大化，多様なインフォーマルサービス・ボランティア活動の流れのなかで，病院看護師も患者・家族の暮らしを支えるメンバーの一員であることを明確にしています．
　病院の看護師は，地域のすべての市民の療養生活のセルフケアや行動変容の看護実践に責任を負っているのです．再入院してくる地域の患者の行動変容やセルフケア支援は病院だけでは難しく，地域のさまざまなネットワーク・在宅チームとともにケアしていくことが看護実践となるのです．

まとめ

　患者・家族のセルフケア支援は，すべてのチーム員共通のケアです．病院の看護師は広域の地域から入院してくる患者が看護の対象ですが，ぜひ基本的な知識として，その地域のシステムづくりの一員であり，情報提供する在宅チームとともに在宅療養の看護実践に大きな役割があることを自覚してほしいと考えます．

引用・参考文献
1）秋山弘子：長寿時代の科学と社会の構造．特集・高齢者3000万人時代の構築力，科学80（1）：59-64，2010
2）太田勝正：論点・看護における情報のとらえ方．看護管理学習テキスト第5巻「看護情報管理論」2012年度刷，第2版（井部俊子ほか監），p 17，日本看護協会出版会，2012
3）川越正平：家庭医療学・在宅医療総論　在宅医療の導入，家庭医療学・老年医学・緩和医療学の3領域からアプローチする在宅医療バイブル（川越正平編），日本医事新報社，p20-26，2014
4）東京都福祉保健局：地域への情報提供シート（看護サマリーシート）使用方法，東京都退院支援マニュアル−病院から住み慣れた地域へ，安心した生活が送れるために，東京都福祉保健局医療政策部，p70-72，2014

情報提供のあり方

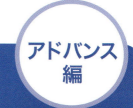
アドバンス編

宇都宮 宏子

ポイント

★ **入院前の暮らし「在宅療養情報」を地域で共有する**

患者は，入院前は自宅や自宅に代わる「住まい」で生活をしている．一時期，入院環境にいても，再び暮らしの場に戻っていくことが本来，当たり前のことである．入院前の暮らしぶりが，今回の入院病態や，ときに医療提供の結果どう変わるのか．「在宅療養情報」を，病院・在宅支援チーム・介護施設含め地域全体で何が共有することで，患者の暮らし・人生をつないでいけるか，という視点をもって「情報提供のあり方」を考えていく

★ **在宅療養移行プロセスを伝える**

患者の病態や状態像によって，「退院後も継続する医療上の課題・生活，ケア上の課題」には，特徴がある．入院中に，移行支援として実施した看護ケアマネジメントの過程が，在宅支援チームに伝わるよう工夫する

★ **提供する情報や記録物の工夫**

ケアマネジャーへの情報提供や訪問看護への情報提供など，誰に提供するかで書式を変えたり何枚も書類を準備することは，現場の看護師や退院調整部門も負担が多くなる．前述した「看護ケアマネジメントの過程」と合わせて，日々の支援記録が地域への情報提供書へつながるとスムーズ．在宅支援チームとともに地域のルールを一緒に共有していく

ツールを再考してみよう

「アドバンス編」では，地域包括ケア時代に向けた「情報共有のあり方」を考えていきます．退院支援が必要な患者に関する在宅支援チームへの情報提供では，多くの医療機関が「看護サマリー」を活用しているのが現状です．訪問看護や外来も含めて，この「看護サマリー」が退院後の患者にかかわる看護やケアチームが求めている内容になっていますか？

「看護サマリー」は，入院中の看護をまとめたものです．筆者が 2012 年に大学病院で退院支援を始めた際，記録担当の師長と相談をして**「看護情報提供書」**というシートを新たに導入しました．訪問看護やケアマネジャーへ「退院後，何を依頼したいか」を書き込むためです．この看護情報提供書は，転院の場合も活用できるようにしました．

また，退院調整部門からの**「在宅療養支援依頼票」（図 1）**を作成し，訪問看護や地域包

括支援センター,ケアマネジャー,ときに在宅医へも情報提供できるようにしました.
　「看護サマリー」という既存のツールにこだわらず,どのようなツールや方法があるのか,再考してみましょう.

在 宅 支 援 依 頼 票
〈氏　　名〉
〈生年月日〉　　年　　月　　日
〈住　　所〉
〈電話番号〉
〈家族構成〉
〈キーパーソン〉
〈疾 患 名〉
〈診 療 科〉　　　　　　　　　　〈主 治 医〉
〈これまでの経緯〉
〈現在の患者状況〉
〈Ａ Ｄ Ｌ〉
〈患者の意向・希望〉
〈介護者の意向・希望〉
〈在宅支援にむけてのアセスメントと依頼内容〉
《医療上の問題》
《生活介護上の問題》
《今後の予定》
年　　月　　日　担当

図１　在宅療養支援依頼票（京都大学医学部附属病院地域ネットワーク医療部作成）

2008年退院調整に関する診療報酬評価がついてから，在宅支援チームとの連携・協働に関する評価も増え，記録の記載，患者・家族・在宅支援チームとの共有が求められています．そのたびに現場の負担感が増していませんか？

入退院を繰り返す患者も多く，そのたびに在宅支援チームも病院も書類のやり取りをして，「何のために情報提供しているの？」と感じることはないでしょうか？

病院完結型から，在宅・病院・施設，地域全体で包括的に医療や看護，ケアが提供されるために，記録や情報提供のあり方を切り替える時代にきています．

在宅療養情報として，「入院時情報」である「入院前の暮らしぶり」「医療の受け方がどうであったか」に加えて，「入院中に起きたこと」「新たに必要になったこと」が，この情報にプラスされるという考え方をもちましょう．

ポイントⅠ：入院前の暮らし「在宅療養情報」を地域で共有しよう

『東京都退院支援マニュアル』を作成する委員会で，一番時間をかけて議論してきたのが「退院支援・退院調整フロー図」(p9)を完成させることでした．

横軸は，時間軸です．スタートは，「入院前の暮らしを知る」から始まります．

入院前の暮らしぶり「在宅療養情報」をベースに，今回の入院病態，予定治療内容によって，入院前と何かが変わる可能性がある人に，退院支援が必要になってきます．

縦軸は，「患者・家族に必要な支援」．外来，病棟，そして次の病院に転院した場合でも，「私が暮らしの場に帰るために受けたい支援」を書き出しました．

「方向性の共有・意思決定支援」「療養環境の準備・調整」です．

在宅療養情報も，この2つの視点をもって整理していきます（**表1**）．

表1　在宅療養情報を整理する際の2つの視点

■意思決定支援・方向性の共有
　・病状経過・患者，家族がどのように受けとめているか
　・患者，家族が今後に向けてどのような思いを描き，今後どのように過ごしていきたいのか
■療養環境の準備・調整
　◎医療上の課題
　　・入院前の医療管理について
　　　かかりつけ医，訪問看護利用の有無および介入内容，病院通院の有無，医療処置内容の有無，内容
　◎生活・ケア上の課題
　　・入院前のADL・IADL
　　・家屋状況
　　・患者の病状に伴う生活状況，経済状況
　　・家族構成，キーパーソン
　　・在宅サービス利用状況
　　・利用している社会保障制度

病院で，入院時，在宅療養情報はどのように収集していますか？　患者・家族から聞き取りをしたり，計画入院であれば事前に記載してもらうこともあります．

　入院時は本人の意思表示ができなかったり，高齢になると状況を理解されていなかったり，説明できないことも多いものです．また，同居していない家族に「入院前の暮らしぶり」を聞く場面が，実は家族にとって「把握していない自分を責める」場面にもなることがあるので，配慮していきましょう．

　在宅支援チームがあれば，「ケアマネジャーに聞いてみますね」と同意を取り，入院時，早期に連携を開始しましょう．

　入院前から介護サービスを利用している場合，ケアマネジャーからの「入院時情報連携」が大変有効です．サービスは利用していなくても独居や高齢世帯の場合，地域包括支援センターが「在宅療養情報」を把握していることも少なくありません．

　認知機能の評価（中核症状・BPSD：behavioral and psychological symptoms of dementia[※1]）については，入院環境下ではなく，暮らしの場でどのような状況かの情報を得ることで，悪化予防のための看護・ケアにつながっていきます．

　在宅療養情報では，地域との共有ツールや療養手帳のような在宅発信の記録物について，地域とともに入院時に持参する際のルールをつくっていきましょう．IT化できるとより効率的です．医師会や行政主導で活用している地域もあります．病院も地域の1つの資源ですから，一緒に活用していきましょう．

ポイントⅡ：在宅療養移行プロセスを伝える

　退院支援・退院調整の過程には，患者像（患者状態像）ごとに特徴があります．その特徴が，「在宅療養移行のための看護ケアマネジメント」であると考えます．

　がん患者は自立した生活を送りながら，それでも再発や転移という不安を抱え治療を続けます．そして最期の1〜2か月で急速に機能低下し，看取りの時期を迎えます．

　慢性疾患は，疾病管理・セルフケアを行いながら，在宅療養を続け，老いや病気の進行に伴い支援が必要な時期を迎えます．重度化・悪化予防の視点，生活（排泄や食べる・更衣・保清）への影響を予測し，「どこでどう暮らすか」につながる意思決定支援があり，その延長線に最期をどこで迎えたいか，アドバンス・ケア・プランニング（ACP）の視点が重要になってきます．

　退院時に，一度マネジメントすれば終わりということではありません．どのような課題に対して，どう考えマネジメントしたのか，そのプロセスを地域へつなぎましょう．

　「退院支援・退院調整のフロー図」（p9）縦軸の3つのブロックに整理することで，課題が整理され，必要な準備や資源もイメージしやすくなります．

　ここでは，がん患者の場合でイメージしてみましょう（表2）．

※1　BPSD　認知症の行動・心理症状

表2 | がん患者の場合

1）意思決定支援・方向性の共有
　①病気の経過・今後の予測を患者・家族にどのように説明をしているか
　②医療者が把握している患者・家族の受け止めや思い
　★家に帰って患者が望んでいることや家族の希望を伝えていきましょう
　★意思決定支援・家族支援は，退院後も継続します．不安や悲嘆を共有しておきます
2）療養環境の準備・調整
　●医療上の課題
　①いまの症状と緩和ケア（薬剤やケア）
　★麻薬等を使うことへの患者・家族の不安や受けとめ状況も共有しておきましょう
　②今後起こりうる緩やかな変化と急激に起きる可能性のある変化
　　そのときにできる方法　　DNRの有無
　　搬送する場合の医療機関と連絡方法
　③継続する医療処置・管理に対する患者，家族への説明・指導内容
　★サポートする部分が伝わるように指導内容も共有する（指導シート等）
　★在宅療養指導管理が必要な場合，管理する医療機関・提供する材料等
　●生活・ケア上の課題
　入院前との比較，そして変化予測を伝えましょう
　①食事　②排泄　③歩行・移乗・移動　④保清　⑤更衣　⑥コミュニケーション
　⑦視力　⑧聴力
　★排泄に関しては排便管理についても重要な情報
　★骨転移や脊椎転移・脳転移等がある場合，予測されることを共有しましょう
　★病室での様子だけではなく，リハビリ室での様子も伝えましょう
　　最期まで自分でトイレに行きたい，庭に出たい，といった希望を支えることが，
　　在宅療養では重要な目標になります

ポイントⅢ：提供する情報や記録物の工夫

　現場の負担感を少なくするためにできる記録の工夫をしましょう．ここでは，全国の医療機関で取り組まれている現場の工夫を紹介します．

❶「看護サマリー」から「在宅療養移行情報（看護情報提供書）」へ発展させよう

　看護サマリーは，入院中の看護のまとめです．**在宅支援チームが求めている情報は，継続する看護・ケアです**．在宅療養移行する患者については，看護サマリーではなく，看護情報提供書として作成するようにして，多くの書類作成をすることで負担にならないよう院内ルールを決めていきましょう．

❷ 病院（入院・外来）からの在宅療養移行時情報提供

　退院調整に関する診療報酬評価がついたことで，地域へ提供する書類の必要性が出てきました．

　ケアマネジャーとの連携は「介護支援連携指導料」，訪問看護や医師も含め多職種で退院前カンファレンスを開催したときには「退院時共同指導料」があります．情報提供する相手が誰なのかによって書類が変わってしまうと，現場の看護師は負担が多くなります．1人の患者が生活の場へ移行するにあたって必要な情報を提供することですから，「在宅療養移行時情報提供」として同じシートで書けるような工夫をしましょう．

　ケアマネジャーや自宅に代わる介護施設や住まいにいる介護職にもわかるような工夫も必要です．

❸ 外来からも「在宅療養移行情報」が見えることが重要

　在宅療養している患者は，高齢者も小児も入退院を繰り返します．その間の外来通院を診療所のかかりつけ医が診ている場合もありますが，まだまだ病院医師がかかりつけ医で，病院外来に通院しているのが現状です．

　外来看護師や医師が，前回退院時にどのような継続医療や看護ケアが必要で，どんな退院調整をしたのか，地域のどんな在宅医療やケアサポートを受けているのか，そして患者は何を願い，どのような暮らしを送っているのか，外来から見えるでしょうか？

　入院記録を探さないとわからない病院もよくあります．これは救急の現場でも同じです．在宅で延命治療は望まず，療養していても家族が不安になるなど，なにがしかの理由で救急車を呼んでしまうことはあります．救命のために患者の望まないつらい延命処置を提供してしまうことは，患者だけでなく，医療者の疲弊にもつながると考えます．

　病院完結型時代のカルテから，地域包括ケア時代に向けたカルテのあり方へ変革する時代です．看護部だけではなく院内の記録委員会等で議論し，改革していきましょう．

まとめ

　老いても病気になっても住み慣れた地域で暮らし続ける「地域居住の継続（aging in place）」は，地域包括ケアシステムが目指す社会です．そのことを可能にするための大切な分岐点が，入院という機会だけではなく外来受診も含めた病院で起きています．

　記録のあり方も，病院完結から地域全体へと大きく転換する時代にきています．組織を超えて，職種を超えて，地域でともに考えていきましょう．

引用・参考文献
1）宇都宮宏子ほか編：看護がつながる在宅療養移行支援 病院・在宅の患者像別看護ケアのマネジメント，日本看護協会出版会，2014
2）宇都宮宏子ほか編：これからの退院支援・退院調整 ジェネラリストナースがつなぐ外来・病棟・地域，日本看護協会出版会，2011

コラム

これだけは押さえておきたい！

制度・社会資源に関する知識

平岡 久仁子

傷病・障害対象の社会保障制度

　退院支援においては，療養中や退院後の生活の不安を軽減して自分らしい生活をするために，さまざまな社会資源・制度を活用できるよう相談支援することが必要です．病院内で，社会資源に関する相談支援の専門職は医療ソーシャルワーカー（MSW）ですが，ほかの専門職も制度などを理解して，患者が望む生活にあった制度利用ができるよう支援することが求められています．

　ここでは，病気の進行による生活の変化に対応する，経済保障と医療介護ケアに関する制度について説明します（**図1**）．金額については，2019年8月31日現在のものとします．

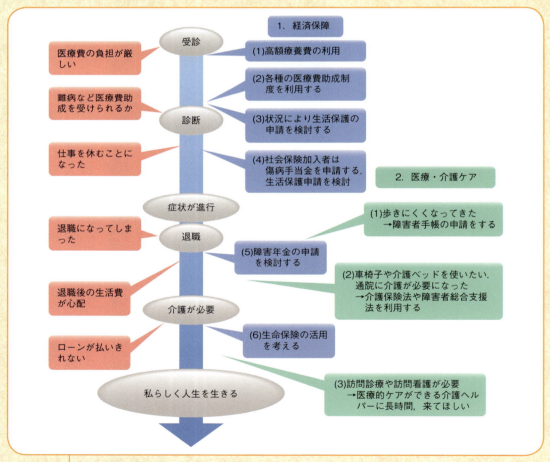

図1　経済保障と医療・介護ケアのタイミング

東京都福祉保健局：傷病・障害への経済的保障制度の利用．東京都退院支援マニュアル，p43，東京都福祉保健局，2014を参考に筆者作成

経済保障の制度

医療保険には，国民健康保険・社会保険・共済保険・後期高齢者医療があります．医療費の自己負担は原則3割ですが，70歳以上の前期高齢者医療は原則2割，後期高齢者医療は1割負担（現役並み所得の場合は3割負担）となっています（図2）．

総医療費の7割は保険者負担	3割は自己負担
（労災や公害，戦傷病者，原爆被害者等へは全額国が負担．交通事故では自賠責などが負担する）	自己負担額が軽減される制度 ①高額療養費 ②各種の医療費助成制度

図2 医療保険のしくみ

1 高額療養費

保険医療機関の窓口で支払った額（院外処方や訪問看護等を含む・入院時の食費負担や差額ベッド代は含まない）が，暦月（月の初めから終わりまで）で，以下の表の金額を超えた場合に，その超えた金額を支給する制度です．70歳以上と70歳未満では，所得によって自己負担の限度額が違います．なお，70歳以上の場合には，外来だけの限度額も設けられています（表1）．

表1 高額療養費の1か月の自己負担の限度額

＜70歳以上の場合＞

所得区分	外来（個人ごと）	1か月の自己負担の上限額（世帯ごと）
年収約1,160万円～ 標報83万円以上　課税所得690万円以上	252,600円＋（医療費－842,000円）×1% 〈4か月目～多数該当：140,100円〉	
年収約770万～約1,160万円 標報53万円以上　課税所得380万円以上	167,400円＋（医療費－558,000円）×1% 〈4か月目～多数該当：93,000円〉	
年収約370万～約770万円 標報28万円以上　課税所得145万円以上	80,100円＋（医療費－267,000円）×1% 〈4か月目～多数該当：44,400円〉	
年収約156万～約370万円 標報26万円以上　課税所得145万円未満等	18,000円 [年間上限144,000円]	57,600円 〈4か月目～多数該当：44,400円〉
Ⅱ住民税非課税世帯	8,000円	24,600円
Ⅰ住民税非課税世帯（年金収入80万円以下など）	8,000円	15,000円

＜70歳未満の場合＞

所得区分	1か月の自己負担限度額
ア．標準報酬月額83万円以上	252,600円＋（医療費－842,000円）×1%（4か月目～多数該当：140,100円）
イ．標準報酬月額53万～79万円	167,400円＋（医療費－558,000円）×1%（4か月目～多数該当：93,000円）
ウ．標準報酬月額28万～50万円	80,100円＋（医療費－267,000円）×1%（4か月目～多数該当：44,400円）
エ．標準報酬月額26万円以下	57,600円（4か月目～多数該当：44,400円）
オ．被保険者が市町村民税非課税	35,400円（4か月目～多数該当：24,600円）

（注1）同月月に複数の医療機関に受診した場合や，同一世帯で同じ保険に加入している家族の医療費の自己負担を合算することができ（各々21,000円以上のとき），この合算額が自己負担の限度額を超えれば，高額療養費の支給対象となる．
（注2）直近の12か月間に，3回高額療養費の支給を受けて4回目になった場合，その月以降の自己負担の限度額が引き下がる（多数該当という）．
（注3）扶養家族の数などによって世帯の年収計算が違うので，健康保険の窓口で確認するとよい．
（注4）70歳以上の方は，ひとつの保険医療機関等での自己負担上限額を超えない場合でも，同じ月の別の機関等での自己負担を合算することができ，上限額を超えれば，高額療養費の支給対象となる．

2 障害者・難病患者等への医療費助成制度

障害者への医療費助成制度

- **身体障害者手帳・愛の手帳・療育手帳の所持者の場合**

  自治体によって対象の障害等級や助成の範囲が違うので担当部署に問い合わせるとよい

- **精神科通院中の場合**

  障害者総合支援法に基づき「自立支援医療」を申請して、外来通院医療費の助成を受ける

難病の場合

難病の医療費助成制度は「難病の患者に対する医療等に関する法律」に基づき333疾患が指定されています。以下のように自己負担上限額が定められています(表2)。

小児の難病は、16疾患群762疾病が指定されました。

その他

- 乳幼児・児童生徒などに対する医療費助成制度(子ども医療助成制度など)がある。助成の内容は市区町村の担当部署に問い合わせるとよい
- 国が医療費を10割負担するものは、労災事故、公害補償、戦傷病、原爆被害等の認定をうけた患者が対象になる
- 結核や感染症、特別な施設へ入所している場合など、医療費助成の対象になることがあるので、担当部署に問い合わせるとよい

表2 難病患者への医療費の助成と自己負担上限額

階層区分	階層区分の基準 (括弧内の金額は、夫婦2人世帯の場合における年収の目安)		外来 ＋ 入院		人工呼吸器等装着者 (注2)
			一般	高額かつ長期(注1)	
低所得 Ⅰ	市町村民税 非課税世帯	本人年収 〜80万円	2,500	2,500	1,000
低所得 Ⅱ		本人年収 80万円超〜	5,000	5,000	
一般所得 Ⅰ	市町村民税課税以上　7.1万円未満 (年収約160万円〜約370万円)		10,000	5,000	
一般所得 Ⅱ	市町村民税 7.1万円以上　25.1万円未満 (年収約370万円〜約810万円)		20,000	10,000	
上位所得	市町村民税　25.1万円以上 (年収約810万円以上)		30,000	20,000	

自己負担割合:2割　(高齢者で1割負担の場合は、1割で計算して上限額まで)

食事：全額自己負担

(注1)高額かつ長期：月ごとの医療または介護(訪問看護・訪問リハビリテーション等を含む)費総額が5万円を超えた月が年間6回以上ある場合(たとえば、医療券をもって2割負担額の金額が1万円を超える月が年間6回以上、6回を超えたかについては、医療機関にたずねて数えてもらうとよい)

(注2)人工呼吸器装着者：人工呼吸器使用の場合は、次の①〜③までの要件すべてに該当する患者。①一日中施行している、②離脱の見込みがない、③全介助または部分介助を要する状態
体外式補助人工心臓(ペースメーカーではない)を使用している末期心不全等の患者

3 生活保護

受給の要件

生活保護は生活に困窮した国民に対して，憲法25条に規定される「健康で文化的な最低限度の生活」を保障するものです．本人または家族などの申請に基づき，福祉事務所の担当者が面接・実態調査をして，保護の可否や開始時期などが判断されます．入院中で，相談に出向けない場合には，入院先へ訪問して調査を行います．また，意識障害などで本人の意思確認ができない場合などには，調査の上で福祉事務所の職権で生活保護を開始することがあります（職権保護という）．

保護の原則は以下の4点です．

● **申請保護の原則**
保護を必要とする者，その被扶養家族またはその他の同居の家族の申請にもとづいて開始する

● **基準および程度の原則**
厚生労働大臣の定めた基準により最低生活費を支給する．収入や資産が基準額を下回る場合は，その不足分が給付される

● **必要即応の原則**
保護を必要とする者の，実際の必要性を考慮して即応する

● **世帯単位の原則**
世帯を単位として，保護の要否及び程度が決まる（状況によっては，世帯分離を適用する場合もある）．

生活保護で支給される扶助

生活保護で支給されるものには，8種類の扶助（生活扶助・医療扶助・住宅扶助・介護扶助・教育扶助・出産扶助・生業扶助・葬祭扶助）があり，それぞれに，支給の基準額が定められています．

医療扶助

生活保護を受給している患者が受診する際には，医師が作成した医療要否意見書を社会福祉事務所が確認したのち「医療券」が発行され，受診や入院時にはそれを指定医療機関に提示します．原則として，保険診療として認められた範囲の診療費が，指定医療機関に直接支払われます．

ただし，コルセット・眼鏡などは現金での給付ではなく，医師の要否意見書により判定を受けてから，取り扱い業者を通して現物給付として受け取ることになります．また，おむつ代は被服費として一時扶助の対象となり，月額20,600円を限度に給付されます．業者や病院を通して現物給付される場合と，領収書を添付して申請し，現金給付として返金される場合があります．

相談申請窓口

市区町村の社会福祉事務所が，相談と申請の窓口です．

4 傷病手当金（社会保険加入の場合）

社会保険に加入している被保険者が，業務外の理由による病気やケガの治療のため，休業しているときに傷病手当金が支給されます．

支給の要件
① 業務外の理由による病気やケガの療養のため休業していること
② 仕事に就くことができないこと
③ 連続する3日間を含み，4日以上仕事に就けなかったこと（**図3**）
④ 休業した期間について給料の支払いがないこと．ただし，給料の支払いがあっても，傷病手当金の額よりも少ない場合は，その差額が支給される

```
例1）  休  2日出勤  休  1日出勤  休 休 休  1日出勤  休 休 休 休
                              連続する3日間      ↑傷病手当金受給開始

例2）  休  3日出勤  休 休  2日出勤  休 休  1日出勤  退職
                          連続3日間を含み4日以上の休業にならないため受給資格なし
```

図3 支給の要件③の例

申請書類
申請書に，会社の証明・医師の証明を記載してもらい，手当金の振り込み口座番号を記入して，社会保険の担当部署へ申請します．

支給金額
支給される額は，標準報酬日額の3分の2に相当する額です．ただし，支給開始前の保険加入期間が12か月未満か以上によって違いがあります．もし給料が支給されても，その額が傷病手当金より少ない場合は，傷病手当金と給料の差額が支給されます．

支給期間
支給期間は，支給された日から最長1年6か月間ですが，その間に復職して再び同じ病気やケガのために休業した場合でも，復職期間は支給期間の1年6か月間に含まれます．

退職等により資格喪失したときには，資格喪失の前日まで被保険者期間が連続して1年以上あり，現に傷病手当金を受給しているか，支給の要件の①②③に該当する場合には資格喪失（退職等）後も受給することができます．ただし，一旦復職してその後さらに休業することになっても，傷病手当金は支給されません．

傷病手当金の支給停止
① 傷病手当金と出産手当金を同時に受けられるときは，出産手当金を優先します．ただし，傷病手当金の額が多ければ，その差額が支給されます
② 資格喪失後に傷病手当金の継続給付を受けている期間に，老齢（基礎）年金を受けられる場合は停止されますが，金額が傷病手当金より少ない場合は，差額を受給できます．
③ 同じ病気やケガで障害厚生年金を受ける場合は停止されますが，金額が傷病手当金より少ない場合は，差額を受給できます．
④ 労災保険の休業補償給付を受けている期間中に，業務外の病気やケガで休業しても，傷病手当金は給付されません．ただし，休業補償給付金額が傷病手当金より少ない場合は，差額を受給できます．

5 障害年金

病気やケガによる初診の日から1年6か月（その日を障害認定日という）経過しても症状が続き，また障害が残ったときには，障害年金を受給できる場合があります（図4）．

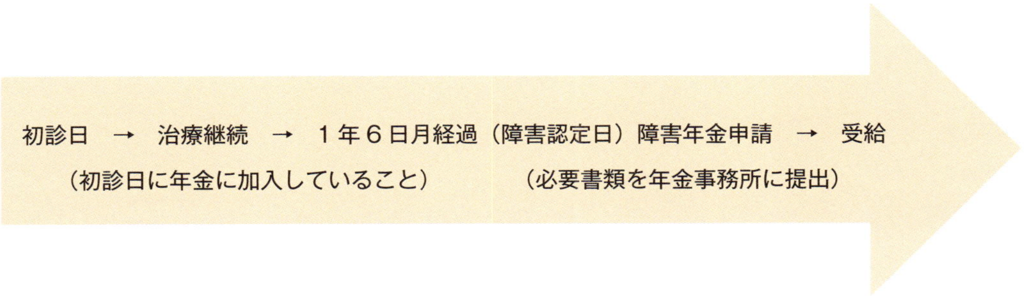

初診日 → 治療継続 → 1年6日月経過（障害認定日）障害年金申請 → 受給
（初診日に年金に加入していること）　　（必要書類を年金事務所に提出）

- 初診日とは：病気やケガで初めて医師の診察を受けた日．20歳以前や60歳以上65歳未満で日本国内に住む間に診療を受けた日．
- 障害認定日とは：初診日から1年6か月経過した日．ただし，四肢の切断などによって障害が固定したとみなされれば，その日を障害認定日として支給開始される場合もあります．また，20歳以前から障害がある場合には，20歳時を障害認定日とします．

図4　障害年金受給の流れ

提出書類等

裁定請求書・年金手帳と障害認定日から3か月以内の障害年金申請用の診断書，年金加入期間や扶養家族の有無などを証明する書類を年金事務所に提出します．

支給決定

年金事務所での裁定を受け，障害等級1，2級（厚生年金加入者は3級もある）に該当すれば裁定通知（開始時期・年金額が記載されている）が来ます．支給は年6回，偶数月の15日に前2か月分が支給されます．

却下される場合

年金加入期間外の初診日である，1年6か月経過していない（ただし，人工透析，人工関節，心臓ペースメーカー，人工肛門，人工膀胱，咽頭全摘出，在宅酸素療法等は除く），障害の程度が障害年金に該当しないなどの理由で却下されることがあります．決定に不服の場合は，不服申し立てができます．長い療養期間の間には，初診日を証明できない場合もありますが，記憶をたどって，当時受診していた医療機関の調査を依頼してみると証明できることがあります．

6 生命保険

生命保険商品は多種類あるので，それぞれの契約内容をよくみて判断することが重要です．とくに，長期療養を要する慢性疾患や難病などの場合には，先の生活の見通しが立たないため，早い時期に生命保険を解約してしまうことも見聞きしますが，一定の範囲内で借り入れをしたり，障害が残ったら高度障害給付の対象になることもありますので，あわてて解約などせずに慎重に検討することが必要です．

医療・介護ケアの制度

1 障害者手帳の申請

障害には身体・知的・精神障害があり，それぞれに障害を証明する手帳があります．手帳は，障害者が障害福祉サービスを利用する際の身分証明となります．障害の程度によって，利用できる内容が違います．

身体障害（身体障害者手帳）

対象の障害の種類：

障害名		等級	診断書作成
肢体不自由	上肢	1～6級 （7級が2つの場合には 合算して6級になる）	診断書・意見書は，身体障害者福祉法 15条の指定を受けた医師の作成による （指定医師は役所の担当課に確認すること）
	下肢		
	体幹		
視覚		1～6級	
聴覚又は平衡		聴覚：2・3・4・6級	
		平衡：3・5級	
音声・言語またはそしゃく		3・4級	
心臓・腎臓または呼吸器		1・3・4級	
ぼうこうまたは直腸		1・3・4級	
小腸		1・3・4級	
ヒト免疫不全ウィルスによる免疫不全		1・2・3・4級	
肝臓		1・2・3・4級	

申請先：市区町村の担当部署
申請書類：申請書，指定医師が作成した障害診断書・意見書，顔写真（タテ4cm×ヨコ3cm）

知的障害（療育手帳・愛の手帳）

対象の障害の種類：

	等級	程度	診断書作成	備考
療育手帳	最重度	IQが概ね35以下	18歳未満は児童相談所． 18歳以上は福祉センターなど．	社会生活の能力も含めて 総合的に判定する．
	重度			
	中度	IQが概ね50以上70以下		
	軽度			

申請先：市区町村の担当部署
申請書類：申請書，医師が作成した障害診断書・意見書，顔写真（タテ4cm×ヨコ3cm）
＊都道府県ごとに手帳判定の基準が多少違っている．また，名称も各県で違っていて，たとえば東京都や神奈川県は，名称を「愛の手帳」としている．

精神障害（精神障害者保健福祉手帳）

対象の障害の種類：

	等級	程度	備考
精神障害者保健福祉手帳	1級	日常生活の用を弁ずることを不能ならしめる程度	診断書作成医師の指定はとくにない．手帳は，2年ごとに更新する
	2級	日常生活が著しい制限を受けるか，日常生活に著しい制限を加えることを必要とする程度	
	3級	日常生活または社会生活が制限を受けるか，制限を加えることを必要とする程度	

申請先：市区町村の担当部署
申請書類：申請書，医師が作成した障害診断書・意見書，顔写真（タテ4cm×ヨコ3cm）

2 介護保険法と障害者総合支援法の利用

病気や障害の進行により，福祉用具や介護ヘルパーなどを利用する場合には，介護保険法と障害者総合支援法に基づくサービスを利用できます．患者・家族がサービスの内容をよく理解して，自分たちの望む生活を作りあげられるように支援しましょう．

介護保険法

65歳以上と，40歳以上で次の16の特定疾病に該当する場合で，要介護・要支援状態にあると認定された人が介護サービスを利用できます．

1. がん末期（医師が一般に認められている医学的知見にもとづき回復の見込みがない状態に至ったと判断した場合）
2. 関節リウマチ
3. 筋萎縮性側索硬化症
4. 後縦靱帯骨化症
5. 骨折を伴う骨粗鬆症
6. 初老期における認知症（法第5条の2に規定する認知症をいう）
7. 進行性核上性麻痺，大脳皮質基底核変性症およびパーキンソン病
8. 脊髄小脳変性症
9. 脊柱管狭窄症
10. 早老症
11. 多系統萎縮症
12. 糖尿病性神経障害，糖尿病性腎症および糖尿病性網膜症
13. 脳血管疾患
14. 閉塞性動脈硬化症
15. 慢性閉塞性肺疾患（肺気腫・慢性気管支炎・気管支喘息・びまん性汎細気管支炎）
16. 両側の膝関節または股関節に著しい変形を伴う変形性関節症

①利用の流れ

介護保険の申請から利用までの流れは，以下のようになります（図5）．介護保険利用に関する相談窓口は市区町村や地域包括支援センターです．

退院までに介護度が決定しない場合でも，地域包括支援センターと相談して，"介護度が決定する見込み"として退院に間に合うように「暫定ケアプラン」を作成して，サービスを利用開始することができます．

その場合，決定すると思われる介護度を想定して「暫定ケアプラン」を作成実施しますので，想定より低い介護度が出てしまった場合は，自己負担が発生することがあります．

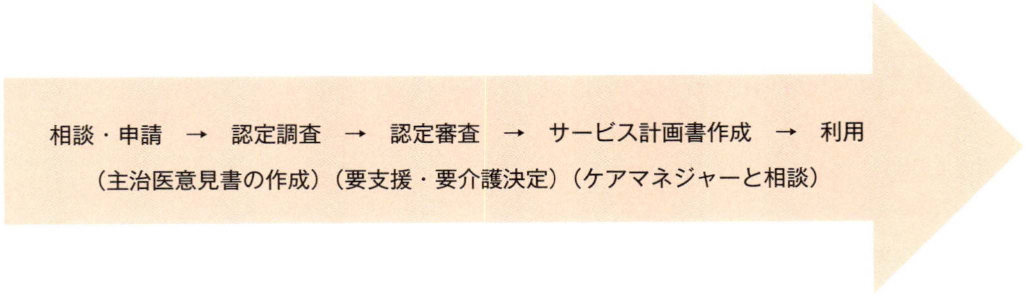

相談・申請 → 認定調査 → 認定審査 → サービス計画書作成 → 利用
（主治医意見書の作成）（要支援・要介護決定）（ケアマネジャーと相談）

図5 介護保険利用の流れ

②利用できるサービス内容

介護保険サービスの内容は以下のようになります（**図6**）．

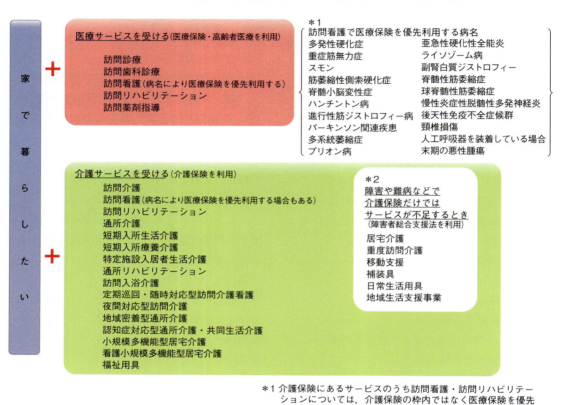

図6 介護保険サービスの内容
出典：東京都保健福祉局作成：「東京都退院支援マニュアル」（平成26年3月）

障害者総合支援法の申請・利用

身体障害者手帳をもっている方，知的障害・精神障害・難病のある方が障害福祉サービスを利用できます．介護保険法により要支援・要介護認定を受けている場合には，まず，介護保険を優先的に利用します．介護保険にないサービスや，長時間の介護が必要となり介護時間を介護保険内では十分確保できない場合などには，障害者総合支援法による障害福祉サービスを受けることができます．

①利用の流れ

申請から利用までの流れは，以下のようになります（**図7**）．障害福祉サービス利用に関する相談窓口は，区市町村または障害相談支援事業所です．

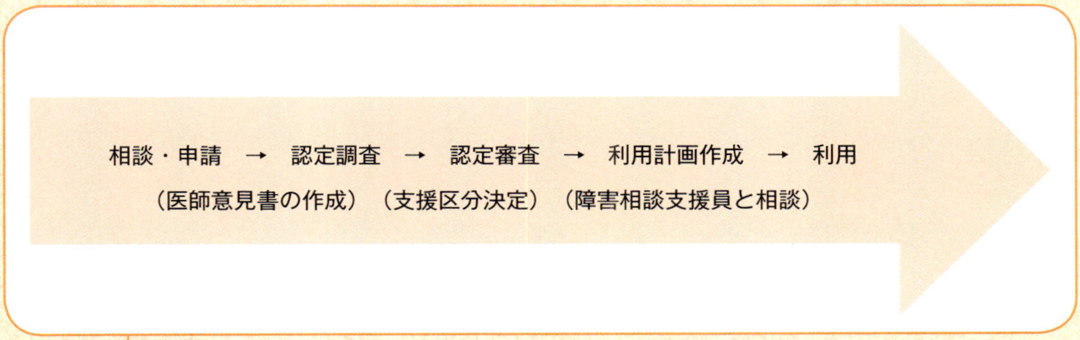

相談・申請 → 認定調査 → 認定審査 → 利用計画作成 → 利用
(医師意見書の作成) (支援区分決定) (障害相談支援員と相談)

図7 障害者総合支援法の申請から利用までの流れ

②利用できるサービス内容

障害者総合支援法で利用できるサービスは図8のようになります．

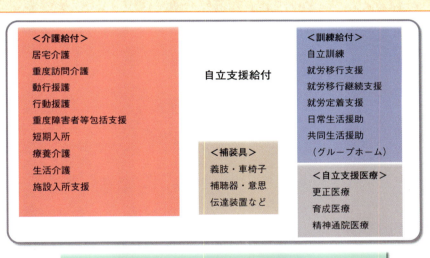

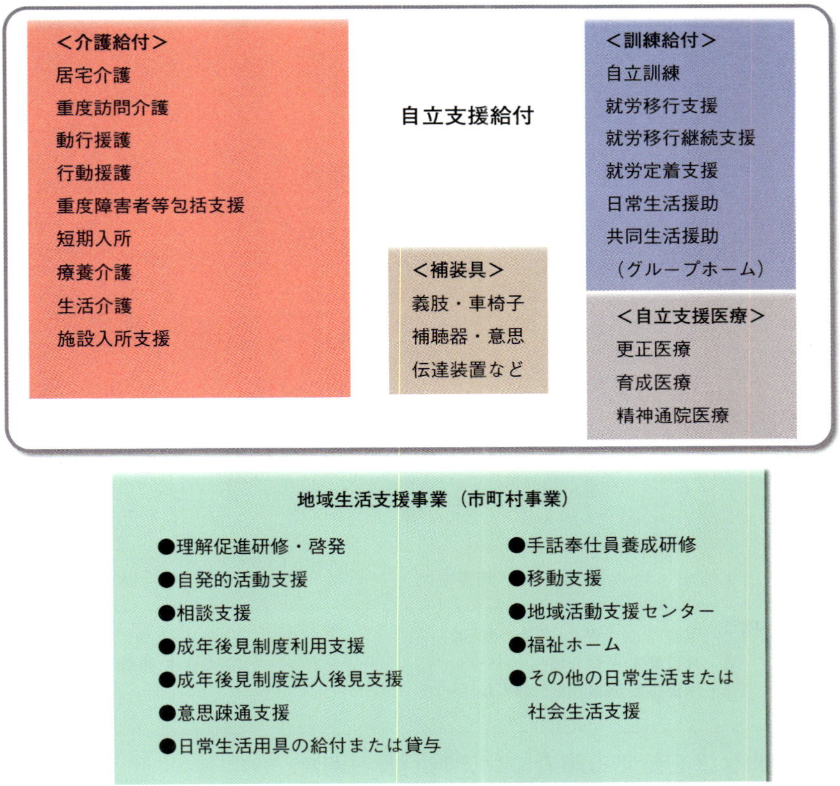

図8 障害者総合支援法で利用できるサービス

3 在宅での医療的ケアが必要になった場合のサービス

2012(平成24)年度に「社会福祉士及び介護福祉士法」が改訂されたことにより，一定の医療的ケアの研修を受けたヘルパー等介護者が，喀痰吸引・胃ろうなどの経管栄養の注入を行うことができるようになりました．これによって，医療的ケアがあるために在宅療養が難しかった患者が，希望すれば自宅へ帰れる可能性が広がりました．ただし，医療的ケアの研修を終了した介護者はまだ数が少なく，地域によって大きな格差があるので，行政を含め多くの支援機関や専門職同士が情報を共有して支援体制を構築しなければなりません．

また，医療的ケアを要する患者は，夜間も含めた長時間の介護や医療機器・衛生材料の管理などを要する場合が多く，医療保険制度と介護保険制度と障害者福祉制度を組み合わせて利用することになります．そのため，退院支援ではそれぞれの専門職と行政などの担当者・医療福祉機器の業者など，多くの専門職や機関との連携調整がとくに重要です．

参考までに，医療的ケアを要する患者のケア時間表を図9に示します．

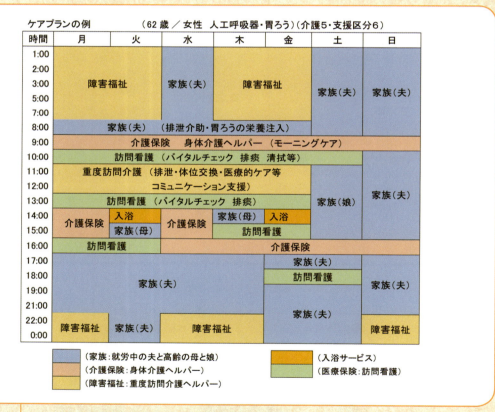

図9　医療的ケアを要する患者のケア時間表（例）

参考文献
1) 退院後，行き場を見つけづらい高齢者への支援の構築プロジェクト編：高齢者退院支援の手引き．東京都社会福祉協議会，2012
2) 東京都福祉保健局：東京都退院支援マニュアル．東京都福祉保健局，2014
3) 東京都福祉保健局：2016社会福祉の手引き．東京都福祉保健局，2016
4) 石原ゆきえほか：時系列でみる！多職種協働事例で学ぶ退院支援・調整．日総研出版，2014
5) 新保祐光：退院支援のソーシャルワーク．相川書房，2014

第3章

地域の関係者と協働して「困難事例」に向き合う

1 地域におけるネットワーク構築
　　——「困難事例」にどう対応するか
2 「困難事例」への支援
　　——関係機関の取り組みから学ぶ

※本章の事例は，すべて実例をもとにした創作事例です．

第3章 地域の関係者と協働して「困難事例」に向き合う

1 地域におけるネットワーク構築
―「困難事例」にどう対応するか

山本　繁樹

困難事例とは

　困難事例の要因は複合的であることが少なくありません．サービス利用者本人に起因するものだけではなく，本人を取り巻く環境に要因がある場合もあり，また相談支援を行う支援者自身に起因する場合，および支援者を取り巻く環境に要因がある場合もあります．さらには本人や家族と支援者の関係性に起因する場合もあるでしょう．

　ここでいう環境要因とは，居住環境，家族環境，地域の自然環境等のみならず，広く地域文化，社会資源の整備状況，制度・施策の変化等も含む幅広いものです．これらは世界保健機構（WHO：World Health Organization）の国際生活機能分類（ICF：International Classification of Functioning）における，人の生活機能に作用する環境因子の分類の幅広さによっても理解できます．とくに昨今の日本社会における家族構成数の減少による介護力の低下，生活格差の広がりや民間サービスの増大を背景とした金銭負担能力の有無，制度・施策の変遷等が支援に与える影響も大きいでしょう．

　支援者側には，**対人援助専門職としての知識・技術・価値の成熟度**が問われます．それと同時に，人の生活の総合性や多様性に応じた**チームアプローチやネットワーク構築が必須である地域生活支援**にあたって，所属組織内におけるチームアプローチやネットワークの状況，さらには組織外の地域の多様な社会資源とのネットワーク構築の状況も，支援上の環境要因として支援者および本人・家族に相互作用することとなります．

支援の土台となる病院内ネットワークと地域ネットワーク

■ 社会資源とのネットワーク構築の取り組み

　地域包括ケアシステムにおける退院支援の取り組みにおいては，病院のなかでの相談支援部門の整備，チームアプローチ・多職種協働が基盤となるとともに，**病院が存在する地域における幅広い社会資源とのネットワーク構築の取り組みが必要となります**．たとえば，地域関係者による「地域ケア会議」（p195「コラム」参照）において話題にあがることの多い，身寄りがない認知症独居世帯への支援においては，訪問介護による通院同行や訪問診療・看護の導入といった医療アクセスの保証とともに，通所ケアによる社会

交流とリハビリテーション，生活援助（家事支援）による生活環境の整備，介護やリハビリによる生活機能の回復等の取り組みが生活ニーズに応じて必要となります．

同時に，サービス導入の前提となる財産管理や契約行為の支援を行う必要性があり，地域の総合相談窓口である地域包括支援センター，自治体担当課，社会福祉協議会が実施している日常生活自立支援事業，成年後見制度推進機関等といった地域の権利擁護システムとの連携が必須となります．また，独居者の地域生活支援においては，安心して居住できる住まいの確保，近隣住民の見守りや支え合いの促進も必要となります．これらの生活ニーズに応じた社会資源間の調整が，退院支援の過程においても求められます．

■ 予防的介入としての介護者支援

家族構成数が減少する状況のなかで家族介護力が低下している世帯が増えており，本人支援とともに，介護者支援が取り組み課題となっています．**予防的介入として，退院支援における介護者へのケアの知識・技術の伝達や心理的サポートがますます重要となります．**

介護負担が大きいときは虐待のリスクも高くなるため，予防的なサポート体制の整備が必要となります．虐待の危険性が高いときや虐待発生時には，**高齢者虐待防止法，障害者虐待防止法，児童虐待防止法，DV防止法**等に基づく行政責任のもとに，自治体の福祉保健担当部署，地域包括支援センター，子ども家庭支援センター，障害者虐待防止センター等の支援機関が協働して本人の権利擁護と養護者等への支援を行っていくこととなり，地域の医療機関との連携は必須となります．

本人・家族の選択を支えていくために

支援に必要となる多様な社会資源を本人・家族が活用できるようにしていくためには，専門職・機関として生活課題を抱えて困惑している本人や家族とともに課題を明確化し，対応方法をともに考えます．また，生活の再建に向けた自己決定ができるように多様な地域の社会資源をわかりやすく説明し，本人・家族の選択と心構えの形成への支援を行っていかなければなりません．その前提として，**病院関係者には地域にある多様な社会資源を「把握する」「活かす」「つなげる」「改善する」「創造する」といった取り組みが求められています．**

各地域には独自の社会資源や環境があり，社会保障の共通基盤にもとづいたうえで，地域の特色を活かした「地域で支えるしくみづくり」が期待されており，**医療機関としての地域関係者との協働が求められます．**同時に，**地域包括ケアにおいては主人公である地域住民の理解の深まりや主体的な取り組みが重要となるため，地域のしくみや社会資源を地域の人々に理解しやすく伝えていく必要があります．**それらの取り組みの総体が，支援困難と考えられている事例への対応の土台となっていくでしょう．

高まる地域包括ケアネットワーク構築の重要性

　今後の日本社会における独居者の増加，高齢者どうしの介護世帯の増加，家族構成数の減少に伴う親族による支援の減少といった状況においては，これまでよりも支援が難しいケースが増加していくことが予想されます．退院支援においても，支援が難しい事例が増加していくことが予想されます．支援体制構築に向けては，地域の多様な社会資源が結びついたネットワークの構築による支えあいのしくみづくりが求められています．

　地域には多様な支援ネットワークが構築されていかなければなりませんが，地域ケア会議等の手法を用いて，地域包括支援センター等の相談支援窓口職員と医療機関の職員が地域課題に対して相談し合うことができる関係づくりは，今後の地域包括ケアネットワーク構築に向けた大きな土台となっていくでしょう．地域住民の福利の向上を目的として，医療関係者と行政，地域包括支援センター，社会福祉協議会等とのさらなる協働が必要とされています．

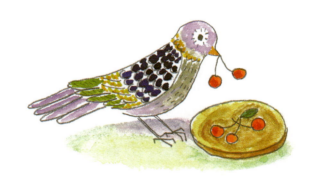

引用・参考文献
1）厚生労働省老健局：地域ケア会議実践事例集，p15，2014

第3章 地域の関係者と協働して「困難事例」に向き合う

コラム　地域ケア会議

■ 地域ケア会議の機能

　地域ケア会議は，地域包括支援センターまたは区市町村が主催し設置・運営する「地域の関係者から構成される会議体」です．地域包括ケアシステムの実現に向けた1つの手法であり，高齢者個人に対する支援の充実とそれを支える社会基盤の整備を同時に図っていくことを目的としています．同時に，個別ケースの課題分析等を通じて地域課題を発見し，地域に必要な資源開発や地域づくり，さらには介護保険事業計画への反映などの政策形成につなげることを目指しています[1]．

　地域ケア会議のおもな機能は，①個別課題解決機能，②ネットワーク構築機能，③地域課題発見機能，④地域づくり・資源開発機能，⑤政策形成機能の5つにまとめられ，これらの機能は相互作用することとなります（図1）．

　筆者の活動する地域では，行政の高齢福祉部門，介護保険部門，健康推進部門，保健所，地域包括支援センター，社会福祉協議会，消費生活センター，シルバー人材センター等も含めた市内の高齢者関連の相談窓口となる関係機関・団体による市域全体の地域ケア会議が毎月1回定例開催されています．市内関係機関が，相談対応の状況や事例を

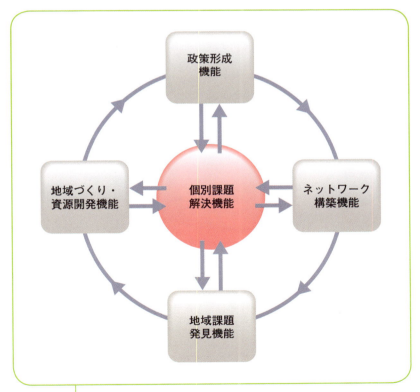

図1　地域ケア会議の主な機能
地域ケア会議マニュアル作成委員会：地域ケア会議の役割，地域ケア会議運営マニュアル，p23，長寿社会開発センター，2013より引用

簡潔に報告し合い，地域全体の相談支援体制づくりのノウハウの蓄積に役立てています．相互の取り組みの情報交換を行うとともに，地域課題の把握から今後の基盤構築のヒントを得るといった，個別支援と地域支援の円環的な取り組みが意識されています．

　この会議には，市内の入院ベッドをもつ主な医療機関の医療福祉相談室，地域医療連携室の職員も毎回参加しています．病院関係者と地域包括支援センター等の地域の相談支援窓口職員が顔を合わせて地域課題を共有する機会を定期的にもつことによって，病院への入院時および退院支援時のお互いの連携が取りやすくなるといった効果が出ています．

　また，生活圏域レベルの地域ケア会議は2か月に1回隔月開催され，地域関係者のネットワーク構築と地域課題の検討が行われています．介護支援専門員や民生委員等の地域関係者からの相談にもとづく個別ケース検討の地域ケア会議は，相談発生時に随時開催されています．いずれもそのときの会議のテーマや課題の必要に応じて医療関係機関が参加することになっています(**図2**)．

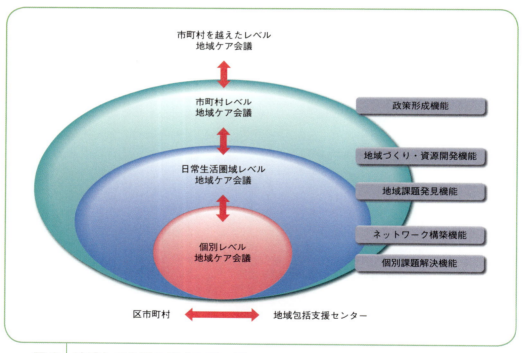

図2 地域ケア会議の構成モデル例
厚生労働省老健局：地域ケア会議実践事例集, p21, 2014より引用

第3章 地域の関係者と協働して「困難事例」に向き合う

2 「困難事例」への支援
―関係機関の取り組みから学ぶ

事例1
身寄りがない人の住まいの確保への支援

髙橋 智子

キーワード

医療，頼れる家族の不在，独居，認知症，退院後の住まい，権利擁護
➡金銭管理，法定後見制度，補助申立

事例の紹介

■概要

　Aさん，70代男性．糖尿病の治療放置による病状悪化のため，救急入院．合併症による神経障害はあるが，入院加療終了後は，在宅生活調整（介護，食事管理や服薬・インスリン注射・運動療法の継続等糖尿病へのケア含む）により，在宅での生活が可能な状態である．

■背景

　20年以上前に離縁した妻と娘がいるが，Aさんは「また迷惑をかけるわけにはいかない」と，かかわりを頑なに拒否している．
　Aさんは独居で生活することに不安があり，退院後は「世話が受けられるような高齢者向けの住まい」に住むことを希望している．また，経済的に余裕がなく，低価格の物件を希望している．

■退院支援のかかわり

　入院先の医療機関の退院支援調整として，契約する際の条件（「身元保証人不要」「低価格」）を満たす住まい（遠方の介護サービス提供が一体化された「高齢者向け賃貸マンション」）を紹介．入院中，認知症が疑われる状況があったが，本人契約で入居が決まった．
　医療機関の支援は，退院後の医療的フォローの調整として，住まいが連携している在

宅医療機関への紹介を行い，終了した．

本人の判断能力等の認知機能に不安があるなか，転居先の住まいに関する十分な情報収集，情報提供ができない状態で，紹介を行い決定してしまった，自己決定支援の不十分さが課題である．

■ 地域関係者のかかわり

退院後の本人の生活は，希望する介護保険サービスの利用は制限され，金銭管理も自由に行えない状況になっていた．介護保険の認定調査の際，不審に思った調査員が行政に相談したことから問題が明らかになり，その後，地域包括支援センターが，行政と連携しながら本人の権利擁護支援を行い，最終的には法定後見制度を活用して，本人が望む生活を送ることができるようになった．

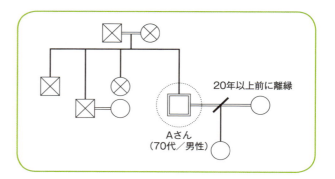

事例の課題

この事例のように，血縁者が死亡して存在しないわけではないが，さまざまな理由から「頼れる家族がいない」状況におかれているという意味での「身寄りのない人」は，少なくありません．このような状況の人が高齢期になると，生活上に新たな問題が生じることがあります．その1つが，医療や介護が必要となった場合の利用契約上の問題です．そして，生活を送るうえで必要不可欠な「住まいの確保」の問題があります．

Aさんのように，病気を抱え一人での生活には不安があり，医療的なサポートや世話・支援を受けなければ生活を営むことが難しく，そのうえ頼れる家族もいない．さらに，経済的にも低所得等で余裕がなく，認知症も疑われるという状況では，支援者としては，「安価・単身高齢者でも可能，身元保証人不要，法的なサービス以外にも日常的な見守りや支援が受けられる，医療的依存度が高くても受け入れが可能」といったニーズを満たすような住まいを何とか探し，本人へ情報を提供し，自己選択・決定の支援をしていく対応が，現状として多いのではないでしょうか．

しかし，一般的に考えて，受け入れが難しいニーズに簡単に応えられる住まいが，その人にとって本当に安心で安全な場所となるのかという「視点（気になる目）」をもって，住宅の確保支援にあたることが重要です．

そして，住まい選択時に関連する公的な諸制度（家賃債務保証制度や入居保証制度等）の情報提供や活用支援，権利侵害にあいやすい認知機能や判断能力の低下がみられる場合の権利擁護システム（成年後見制度や日常生活自立支援事業）の活用支援，本人の生活状況を把握できる地域の相談窓口へのつなぎ支援がポイントとなります．

支援方法

■ 受け入れ可能なことと本人の希望の相違

　本人は，初めての土地で相談できる友人もおらず，唯一かかわりのある人は，住宅関係者だけです．人との交流を求め，デイサービス利用希望をケアマネジャーに伝えましたが，「家族がいない人は，ここを出たら住むところを見つけるのは難しい」と言われ，「追い出されては大変」と思い，自分の要望を我慢するようになっていきました．

　たまたま介護保険の認定調査員が訪問し，住宅関係者を除いて本人と2人で話をする場を設けられたことにより，本人は日頃不安に思っていることや，「できれば別のところに住みたい」という意向を話すことができました．

　行政は，認定調査員から「本人の意思に基づかない，金銭管理やサービス提供がされている可能性がある」と相談を受け，地域包括支援センター職員とともに本人宅を訪問．住宅関係者による経済的搾取とネグレクト（必要な介護を受けさせない）の疑いも視野に入れ，本人の権利擁護（自己決定支援と権利侵害からの救済や防止）に必要な支援を開始しました．

■ 具体的な権利擁護の支援

　具体的な権利擁護の支援は，以下のとおりです．

①本人の判断能力，認知機能の評価の実施（専門的な診たて，医療機関の受診支援）．
②本人申立による法定後見制度（補助）の申立てを実施（地域包括支援センターによる申立てに向けた支援）．
③「高齢者虐待の防止，養護者に対する支援等に関する法律」にもとづく事実確認（行政から住宅側に，金銭管理状況の説明を求めた⇒出納帳の確認，金銭管理契約書の確認等）．結果，本人希望により，金銭管理契約の解約，本人へ通帳返却をさせた．
④本人以外の居住者についても，権利侵害の可能性がないかを確認する必要性があると行政が判断．地域包括支援センターの業務である「実態把握」により，各戸訪問を実施（被害拡大の防止）．
⑤十分な判断能力がない，孤立している等，支援が必要と思われる居住者に対して，本人の支援と同様に，権利擁護支援を開始（権利侵害の予防）．
⑥介護サービスの抱え込みの実態や，ケアプランの見直しの必要性が出たため，介護保険事業者指導所管と連携し対応（介護サービス事業者への指導の必要性を確認）．
⑦「賃貸借契約書」「金銭管理契約書」の契約内容についても，違法性がないかについて，行政から消費生活センターに相談．
⑧住宅側から本人への圧力や脅し等の防止のため，民生委員による見守りを調整，地域包括支援センター職員と民生委員による，定期的な見守り支援を計画した（役割分担）．
⑨住み替えについては，補助人が選任され次第実施できるよう，地域包括支援センターが本人と補助人候補者に必要な情報提供を行った（住まい選択支援）．

　その後，Aさんには，家庭裁判所から補助人が選任され，新たな住まいへの転居と

介護・医療サービスの契約がなされました．退去した住宅に対しては，実態把握として行政や地域包括支援センター，民生委員の目が入ることになり，適正な契約履行への体制見直し，入居者の孤立予防，サービスの抱え込み抑制につながりました．

考察

　身寄りのない（頼れる家族のいない）人の退院支援においては，「権利侵害にあいやすい」という視点をもった「地域へのつなぎ」が重要です．今後の生活において，本人のことを知っているのが特定の利害関係者（関係機関）だけにならないよう，本人の権利利益を最大限に考えて支えられる「チーム」づくりをイメージした地域への「つなぎ支援」が実践できるよう，日頃から地域と顔の見える関係づくりを意識したいと考えます．

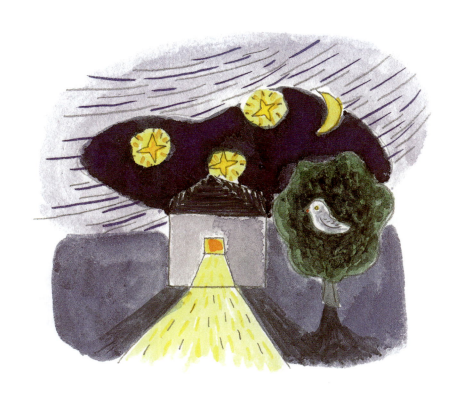

第3章 地域の関係者と協働して「困難事例」に向き合う

事例2
身寄りがない人への支援

川端 伸子

キーワード

身寄りがない，判断力あり，心疾患あり
➡ 医療同意　身元保証，任意後見契約

事例の紹介

■ 概要

Bさん，70代前半女性．肺炎で入院．関節リウマチあり．加療中に心疾患も見つかり，冠動脈バイパス手術を受けたほうがよいことが判明．

■ 背景

Bさんは，単身で所有している4階建てマンションの2階に1人暮らしをしている．亡夫の遺族年金や自身の厚生年金，不動産収入があり，経済的に余裕がある．一人娘を早くに亡くしており，また亡夫の甥は行方がわからなくなっている状態で，ほかに頼れる身寄りはいない．

■ 退院支援のかかわり

心疾患の主治医は「リスクを伴う治療であるため，万が一のことを考えると，できれば家族に医療同意を得ておきたい．これもいい機会だから甥を探すことはできないか」と言っている．また，「肺炎の加療は終了しているので，いったん家に帰り，甥を探してはどうか」という提案もあった．

Bさんは，「心臓が急に痛くて動けなくなったときに，1人暮らしだと怖い．階段で昇り降りをしなければならない自宅は，足も痛いし，もうつらい．万が一のことを考えて，自宅も整理しておきたい．安心できる老人ホームみたいなところにお世話になれないだろうか」との意向．現時点のBさんは自立しており，要介護度がつかないため，医療ソーシャルワーカー（MSW）はすぐに，医療連携がしっかりしている有料老人ホームやサービス付き高齢者向け住宅をあたったが，「身体状況としての受け入れは可能．ただし『身元保証人』がほしい」という返答であった．有料老人ホームやサービス付き高齢者向け住宅から身元保証会社を一社だけ紹介されたが，身元保証から財産管理，遺言までお願いするというパックになっていて，数百万単位のお金がかかるものであった．

Bさんに医療同意や身元保証をしてくれる親族がいないことで，適切なサービスや住

まいの選択ができなくされてしまうことが退院支援上の課題となった.

■ 地域関係者のかかわり

最終的に,MSWとして地域包括支援センターに相談することをBさんに提案し,専門職団体から紹介された候補者と任意後見契約等の契約を結んで,「身元保証」に置き換えた.

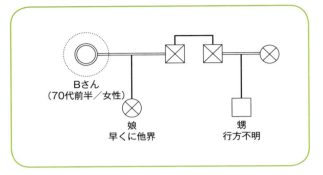

事例の課題

■ 医療同意とは

頼れる親族がいないのは,Bさんの責任ではありません.しかし,**医療同意や身元保証をしてくれる親族がいないことによって,Bさんはサービス提供を受けにくい状態に置かれています**.

「医的侵襲行為を伴う医療への同意」通称「医療同意」は,患者本人の一身専属的権利[※1]と解されるものです.判断能力の低下が患者本人にある場合には,家族による代行決定がありますが,Bさんのように認知症等のない判断力のしっかりしているご本人の同意があるならば,本人の同意によって選択されるべきものです.ただし,医療行為にはリスクを伴うことが多く,もしものときの遺族の提訴のことや亡くなった後の遺体の引き取りや支払い等(通称「死後の事務」)をどうするのかといった問題が生じやすいため,この主治医のように,家族の同意を加療の前提として求めることも少なくありません.

■ 身元保証とは

「身元保証」とは,1933(昭和8)年に制定された「身元保証に関する法律」がベースになっています.これはそもそも雇用主に対して,雇われる人の身元を保証するためのもので,およそ高齢者の介護サービス,住宅サービスの提供にはなじまないものです.しかし,緊急連絡先の確保,支払いの確保,死後の事務のために「身元保証人」「身元引受人」を求めるサービス提供者は多く,Bさんのように心身の状態や経済状況からみれば受けられる医療・介護・住宅サービスがあるにもかかわらず,「身元保証人」がいないことが理由に,有料老人ホームやサービス付き高齢者向け住宅などのサービスを受けられない状態(受けにくい状態)に置かれてしまうことがあります.

ちなみに,介護保険の施設である特別養護老人ホーム等は,「正当な理由」なく利用を拒むことができないため,身元保証人がいないことを理由にサービス提供の制限をすることは,本来はできないことになっています.Bさんの場合は,適したサービスが介護

[※1] **一身専属的権利** 一身専属権は,権利のうち相続者に継承されない例外的に権利者個人に専属するもの.その人でなければ成立しない,または認められるべきではないような権利や義務をさす.

保険の施設の対象外になっているところに困難が生じています.

さらに，この事例では有料老人ホームやサービス付き高齢者向け住宅が「身元保証」をしてくれる団体を「指定」しています．サービス提供をしているところが，身元保証団体を「指定」することには，サービスの透明性の確保がされにくく，利益相反にもなりかねない問題があります．また，求めているのは「身元保証」だけであるのに，「財産管理や遺言等もパックになっている」ことにも疑問があります．

支援の方法

■ 地域包括支援センターからの説明

MSWとして，有料老人ホームやサービス付き高齢者向け住宅が紹介してきた身元保証団体の話をしたところ，Bさんは「数百万も支払って『身元保証』をしてもらい，サービス付き高齢者向け住宅を利用することに不安を感じる」とのことでした．そこで，MSWとして，地域包括支援センターに「権利擁護」の相談をすることを提案しました．

地域包括支援センターからは，Bさんに下記の説明がありました．

- サービス提供者側は，身元保証人に「緊急時の連絡先」「支払いの確保」「死後の事務」を求めていると考えられること
- よって，「身元保証」という漠然としたものではなく，「緊急時の連絡先はどこになるのか」「もしもBさんが自分で支払いをすることができない状態になったときには誰がどうしてくれるのか」「亡くなった後はどうするのか」といったことがクリアになれば，有料老人ホームの入居やサービス付き高齢者向け住宅を借りる交渉が可能となること
- その方法として，「任意後見契約を結ぶ」（図1）という方法が考えられるが，任意後見

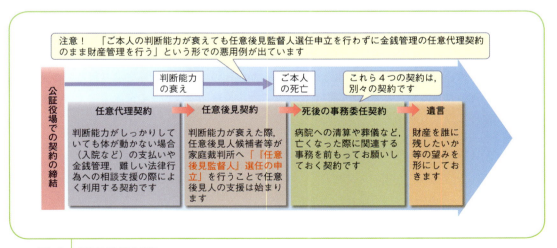

図1 任意後見制度

清水敏晶：ガイドブック成年後見制度 そのしくみと利用法（成年後見センター・リーガルサポート監），p 19-23，法学書院，2006を参考に筆者作成

制度を悪用する事例も起こっているため，公的機関をとおして候補者を紹介してもらうほうがよいこと
・死後の事務や遺言などのすべてを任意後見受任者（判断能力が低下した時に任意後見人として活動してもらう予定の人）にパックでお願いしなくても，別々の人にお願いすることも可能であること（そうすることで，それぞれに相互に監視してもらうことが可能）
・住宅を借りる場合には，一般財団法人高齢者住宅財団が行っている「家賃債務保障制度」を有料老人ホームやサービス付き高齢者向け住宅の家主に紹介し，活用してもらうことも可能であること
・身元保証会社を利用するという場合でも，消費生活センター等に，契約を締結する前に，あらかじめ契約内容を確認してもらい，おかしな条項がないかをチェックしてもらうとよいこと

■ 任意後見契約の締結

　これらの説明を受けたBさんは，専門職団体から任意後見契約の受任候補者を紹介してもらうという方法を選択しました．最初に紹介された候補者には納得せず，ほかの候補者を紹介してもらい，最終的に司法書士と移行型の任意後見契約を締結しました．
　任意後見受任者が身元保証や医療同意まですべてを代替するわけではありませんが，緊急時の連絡先や支払い，死後の事務について説明することができたため，サービス付き高齢者向け住宅に入居することができました．また，主治医も納得し，冠動脈バイパス手術を受けることもできました．さらに，任意後見受任者の司法書士が行方不明だった甥も探してくれたため，時間はかかりましたが，甥と再会して交流することもできるようになっていきました．

考察

　この事例では，不安を感じているBさんに身元保証団体の利用を強く勧めず，地域の公的相談機関である地域包括支援センターに相談したことが大きなポイントでした．身元保証が求めていることがどのようなことなのか，どのような選択肢を取り得るのかを正確に知ったうえで，Bさんが「選択」できたこと，最終的には甥との交流までできるようになったことも成果となりました．

事例3
高齢者虐待への対応

川村 孝俊

キーワード

要介護2，褥瘡があり，夫のアルコール依存，高齢者のみ世帯
➡家族関係調整，本人の意思確認，医療・介護環境の整備，ネットワーク

事例の紹介

■ 概要

Cさん，70代前半女性．歩行困難があり要介護2．褥瘡がある．

■ 背景

夫（70代前半）はアルコール依存傾向があり，長男は近県在住だが交流がなく，長女（近県在住）は，Cさんのことを心配しときどき訪問するが，父親とは話さない．

70代の高齢者のみ世帯で，要介護2の妻を夫が介護している．夫は若いころからアルコール依存傾向があり，褥瘡の世話が必要な妻に対して十分な世話ができていなかった．何度か入院を繰り返しており，病院も在宅生活を継続しようと支援をしてきたが，夫は短気な性格と医療不信もあり，医療機関とたびたびトラブルを起こし，在宅生活の継続が困難となっていた．

■ 退院支援のかかわり

要介護状態であり褥瘡治療で入院したにもかかわらず，Cさんの意思に反して治療に不満を訴える夫が強制的に自主退院させているなど，介護・療養の機会が奪われているという状況を「高齢者虐待」と判断した．

今後，夫への虐待の告知とCさんの適切な療養環境をどう整えていくかが課題だった．

■ 地域関係者のかかわり

Cさんへの安定した療養生活を確保するため，行政による強制介入支援と病院や協力的な親族との連携で本人を保護し，療養に専念

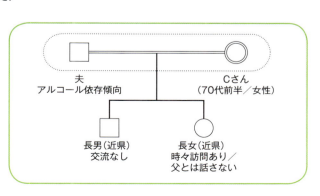

できる環境づくりを目指した．Cさんの保護に長女の協力が不可欠であり，長女への支援が必要とされた．また，夫の課題に関しては，関係機関の支援をコーディネートすることが担当に求められた．

事例の課題

　Cさんは自己主張をすることが少なく，専業主婦で夫に従属した生き方をしてきたようです．自分がどういった生活をしていきたいか，どのような介護を受けたいか等を自ら話すことが少なく，支援者側が本人の意思を把握することが難しい状況がありました．

　夫は，現在無職で毎日朝から飲酒しており，介護や褥瘡の世話については，介護保険サービス利用をするもいろいろと苦情を言い短期間で利用をやめるなど，妻が継続的に介護を受けられる環境をつくろうとしませんでした．

　近県に住む娘がCさんのことを心配しているのですが，父とは従来折り合いが悪く，相談しあえる環境をつくれない状態でした．娘は日中就労しており，一緒に住みながら介護することは困難で，Cさんが継続して療養できる方法を工夫することが課題となっていました．

　褥瘡は好転せず，放置すると危険な状態であることと，積極的に治療するには夫の協力が必要であるにもかかわらず，夫は治療には積極的な理解を示そうとしませんでした．

支援の方法

■ 高齢者虐待の認定

　A病院から行政に以下のような相談通報がありました．

　「A病院に入院し，褥瘡の治療をしていましたが，夫が『一向に治らない』などと苦情を言い，強制的に家へ連れ帰ってしまった．夫が家で本人の介護は無理だと思うので行政もしくは地域包括支援センター（以下，地域包括）で訪問するなどの対応をしてほしい」というものでした．

　相談・通報を受け，「高齢者虐待（放棄・放任）[※1]」の疑いということで担当地区の地域包括が訪問し，実態把握を行いました．介護保険サービス（訪問看護等）の利用を進めても夫は拒否気味でした．

　継続的に訪問し，状況把握をしていこうとしていたところ，CさんがB病院へ入院したことが判明したため，地域包括はB病院へ行き，A病院での事実を説明し，今後本人の処遇について連携をとりながら対応していくことを確認しました．

　Cさんは無口であまり語ろうとしなかったため，キーパーソンとして近県に住む長女と面談を重ね，今後について病院と地域包括と三者で相談を続けていきました．

[※1] **高齢者虐待（放棄・放任）**　「高齢者虐待の防止，高齢者の養護者に対する支援等に関する法律」（高齢者虐待防止法）では，身体的虐待・心理的虐待・放棄放任・性的虐待・経済的虐待が規定されているが，この事例では，養護者である夫が妻に対して適切な医療受診や必要な治療をさせなかったこと，適切な介護を受けさせなかったことなどの理由で，「放棄・放任」と判断した．

地域の関係者と協働して「困難事例」に向き合う 第3章

夫はアルコール臭をさせながら来院し，病院への苦情を訴えていましたが，病院は，前回のこともあるので受け流していました．

■ 病院，娘を交えた協議

病院は，夫の強制的な連れ帰りを防ぐことと，今後の安定した療養環境を整えるため，①行政による介入的支援の可能性，②娘からの協力をどの程度得られるかについて，協議する機会をもちました．

娘も，病院へは積極的に面会に来て，話し合いに参加していました．

行政からは，夫の行動によっては高齢者虐待と判断し，「やむを得ない事由による措置[※2]」で一時的に介護施設等に保護することも可能であるとの意見が出されました．

娘からは，一緒に住むことは難しいが，自宅近くの施設入所等のキーパーソンとしての協力は可能と意見が出されました．

夫の介護力が望めないことから，もとのように2人での生活は困難であろうと思われていたことと，夫が再度強行に退院させようとする動きが見えたことなどから，長女の住居地の老人保健施設へ入所する方向で調整することになりました．

Cさんへも度重なる説得で納得していただき，夫から離れて施設での療養生活を受け入れてくれました．Cさんが入所した老人保健施設については，Cさんの希望で夫へは知らされず，娘からCさんの様子を報告するという方法がとられました．

夫へは，アルコール依存の傾向があることから，市の保健師が面接を試みましたが受け入れ拒否が続き，結果的に治療にいたることはありませんでした．

Cさんの保護で，別居状態となり夫は1人暮らしをすることになりましたが，相変わらず飲酒は続いていました．定期的な地域包括支援センターの見守りやアパートの管理会社がときどき訪ねて話し相手をするなどの付き合いを続けています．市役所へ頻繁に行き，苦情を言い続けていましたが，長女からの報告でCさんの様子がわかり，次第に1人での生活を受け入れていきました．

考察

患者の病気を治療することは病院に課せられた命題ですが，退院後の生活課題を整理し，解決することも大切です．

そのために地域のネットワーク活用が重要となります．介護保険のネットワークや行政・地域包括等の地域で支援するネットワーク等いろいろな方法を検討し協力体制を築いていくことが必要となります．

※2 **やむをえない事由による措置** 虐待を受けている高齢者の身体・生命に危険があるまたはそのおそれがある場合には，老人福祉法の「やむを得ない事由による措置」として施設入所等で被虐待者を強制的に保護できるとされている．この法律では，被虐待者への支援のみならず，養護者への支援を謳っていることが特徴で養護者の疾病を抱えている場合等はそれも考慮した支援を行うこととされる．

第3章 地域の関係者と協働して「困難事例」に向き合う

事例4
判断能力の低下した人の自己決定支援

進藤 祐貴子

キーワード

独居，高次脳機能障害，判断能力の低下
➡金銭管理，日常生活自立支援事業，支援者の視点，本人の意向，自己決定の支援

事例の紹介

■ 概要

Dさん，60代男性．独居．脳梗塞により入院し，高次脳機能障害と右片麻痺を発症．介護保険の申請をしたところ要介護1の認定となり，退院後は在宅サービスが利用できるようになった．

■ 背景

Dさんには結婚歴はなく，兄は他界，他県に住む70代後半の姉とは疎遠．

■ 退院支援のかかわり

医療ソーシャルワーカー（MSW）からは，高次脳機能障害のために物忘れが多いことや，判断能力の低下により1人では金銭管理ができないのではないかという心配があるため，退院後に日常生活自立支援事業（**表1**）を利用できるか検討してほしいとの相談があった．

退院に向けたカンファレンスに参加し，Dさんの意向を確認すると，「早く家に帰りたい」とはっきりとした意思表示があった．しかし，高次脳機能障害のため言葉がうまく出てこないことも多く，こちらがDさんの言いたいことをくみ取ることができず，Dさんからもそれ以上言葉が出てこないときに「もういいや」という素振りで，話すことをやめてしまう場面がたびたびあった．

在宅サービスについて検討した際には，ケアマネジャーから，はじめのうちは買い物・掃除・洗濯など全般的にサービスがあるほうが安心ではないかという話や，病院

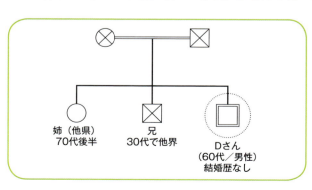

表1 日常生活自立支援事業と成年後見制度の対比表—両制度の相違点・特徴

	日常生活自立支援事業 （地域福祉権利擁護事業）	成年後見制度（法定後見）
法律（根拠法）	社会福祉法（第2条，第81条）	民法
担い手	・都道府県・指定都市社協の事業 ・事業の一部を市区町村の社協等に委託（専門員・生活支援員による援助の実施）	・補助人，保佐人，成年後見人 （親族，弁護士・司法書士・社会福祉士等の専門職，法人等から，家庭裁判所が選任）
対象者	「認知症や精神障害等により日常生活を営むのに支障があるもの」 ・契約を結ぶ能力がある方	「精神上の障がいによって判断能力が不十分な方」 ・判断能力が欠けているあるいは不十分な方・契約を結ぶ能力がない方
対象者の 判断能力の判定	・「契約締結判定ガイドライン」により，専門員が判定 （認知症の診断，障害者手帳等の有無は必須ではない） ・判定が困難な場合には，専門家からなる契約締結審査会で判断	医師の診断（診断書・鑑定）に基づき，家庭裁判所が判断
利用開始の手続き	・市区町村社協に相談・申し込み ・利用者本人と社協との契約	・家庭裁判所に申立，家庭裁判所の審判 ・申し立てできるのは，本人，配偶者，四親等以内の親族，市町村長等
支援の相違点	・本人と社会福祉協議会との契約による支援 ・本人の自己選択，自己決定のサポート 《福祉的アプローチ》	・裁判所の審判に基づく支援 ・法的に認められた代理人として，本人に代わり判断し，決定する 《法律行為》
どちらの制度を 利用するか （解決すべき課題）	1人ではうまくサービスを選べない，書類の整理や手続きが不安，小額な金銭管理等の課題	悪徳商法被害への対応，不動産管理，高額な財産管理等の課題
監視，監督	・契約締結審査会 ・福祉サービス運営適正化委員会	・家庭裁判所 （家庭裁判所が必要と認める場合は，別に監督人が選任される）
費用負担	・契約前の相談は無料，契約後の援助は利用者負担 ・生活保護受給者は無料	・申し立て費用は申立者負担が原則（本人に求償可） ・後見報酬は原則，本人財産から支払われる（家庭裁判所が額を決定する）
制度利用に伴う 資格制限	なし	保佐類型，後見類型には公務員になれない等の制約あり

東京都社会福祉協議会編：地域福祉権利擁護事業と成年後見制度の関係．地域福祉権利擁護事業とは，改訂第2版追補，p17，東京都社会福祉協議会，2013より一部改変

表2 援助の範囲からみた日常生活自立支援事業と成年後見制度の守備範囲

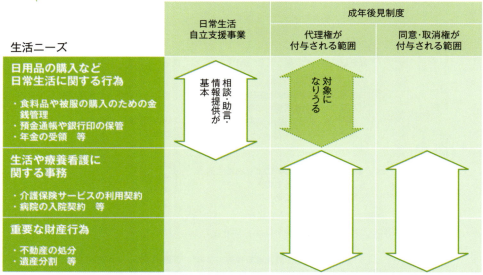

東京都社会福祉協議会編：地域福祉権利擁護事業と成年後見制度の関係．地域福祉権利擁護事業とは，改訂第2版追補，p17，東京都社会福祉協議会，2013より一部改変

からは，言語リハビリにもなるので日中はデイサービスに通ってはどうかなどと提案があった．それに対しDさんは「お金もあまりないから，たくさんはいらないと思うけれど……」と言いながらも，支援者の意見に頷いている場面が多く見られた．

日常生活自立支援事業についても，福祉サービスの利用援助や日常的金銭管理サービスなどの支援ができることを説明したが（**表2**），「それを使ったほうが早く退院できるなら」「周りが使ったほうがよいというなら使ってみようか」という様子がうかがえ，支援に対するしっかりとした利用意思を感じることができなかった．

■ 地域関係者のかかわり

権利擁護センターとして本人の望む生活を達成する支援を行うために，判断能力や力量を正しく見立て，本人自ら安心して福祉サービスを選択・利用できるように相談や助言を行う．また解決すべき課題によっては成年後見制度の利用支援も行う．

事例の課題

在宅サービスを検討した際，病院側の視点は高次脳機能障害による判断能力の低下とそれに伴う金銭管理支援，リハビリの必要性などの部分に，ケアマネジャー側は片麻痺による日常生活動作の制限とそれを補うサービスの導入に視点があり，これらのニーズや支援内容はDさんが退院するためには欠かせない事柄でした．しかし，実際にDさんにお会いすると，初めて使うサービスへの戸惑いや，自分の考えが言葉にならずイライラし，伝えることをあきらめてしまっているところが気になりました．

医療機関や福祉関係者は，さまざまな経験や実践から得た知識があるため，Dさんの

退院後の生活をイメージし，必要な支援を考えることができます．しかし，Dさんにとって高次脳機能障害は初めての経験で，それまでとは違う退院後の生活を自分でイメージすることができずにいるようでした．

支援者の考えるニーズについて果たして本人自身はどう考えていたのか，退院したいという意向は確認できましたが，サービスや今後の生活に対する本人の意向は言葉にならない部分も多く，しっかりと確認ができているとはいえない状況にありました．

また，Dさんは高次脳機能障害の症状が重く，気をつけていないとこちらの話とDさんの話とのあいだにずれが生じてしまうことや，支援者側の思惑で話が進んでしまいDさんの意向が置いていかれてしまうおそれなどがありました．そうしたDさんの特性等を十分に考慮し，本人のペースに合わせながら，**再度本人の意向について確認していくことが必要である**と考えられました．

支援の方法

後日，MSWとともにDさんとお話しする機会があり，今後の生活に対する気持ちをもう一度確認することになりました．そうしたところ，買い物は自分で好きなものを買いたい，掃除や洗濯は手伝ってほしい，日中はなるべく自宅で過ごしたいことなどの希望を身振り手振りを交えて話してくれました．また，カンファレンスでの様子から，サービスを利用するにはどのくらい費用がかかるのか，支払いをしていけるのかということなどが不安なようにうかがえたため，「収支計算やサービスプランの確認を一緒に行うこともできます」と伝えると，「お願いしたい」というお返事でした．

そこで当面の支援は，Dさんと一緒に金融機関へ行き，現在の残高や収入・支出の確認を行うこと，それをもとに今後の生活プランを立てていくこととなりました．在宅サービスについては，Dさんの「自分でできる」という思いと，病後の「実際」とのあいだにどのくらい開きがあるのかがわからない部分も多かったため，一時帰宅をしながら，必要のあるものとないものについて，また本人の力量について，MSW，ケアマネジャーと連携をとりながら，正しく見極めていくこととなりました．

ケアマネジャーには一時帰宅中のDさんの様子確認と，退院後の生活の見立てをお願いし，MSWにはリハビリの状態や今後の経過予測についての情報をまとめていただき，再度カンファレンスを開催しました．その結果，病状やリハビリの経過，そこから考えられる今後のニーズに加え，Dさんの意向をしっかりと反映させた支援計画を作成し，退院を迎えることができました．

日常生活自立支援事業は本人の自己決定を支援していくことを1つの目的としています．何かしらの病気や障害，認知症等によって判断能力が低下した人に対する支援を行う際も，常にご本人と一緒に対応を考え，その人の力を引き出す支援をしていくことが大切です．

考察

　この事例の場合，当初課題と思われていたのは「金銭管理」でしたが，カンファレンスやその後の面談で本人と接するうちに見えてきた新たな課題は，支援者側の視点と本人の意向が同じ方向ではないのではないか，ということでした．

　退院に向けたサービス調整の場面では，支援者側の視点はどうしても，本人の「安全」「安心」というところに置かれてしまいがちです．しかし，「判断能力が低下している人」であっても，多くの人は「何も考えられず，何も決められない人」ではありません．退院後に実際に生活をしていくのは誰なのかということを考えれば，その生活を考えるうえでの主体は，あくまでご本人にあるべきです．そして，その際に私たち支援者側が大切にしなければならないのは，安心・安全ということだけにとどまらず「本人は何を求めていて，どうしたら『その人らしい豊かな生活』ができるか」という視点にたって，本人を理解していくことではないかと考えます．

　また，「その本人が希望する生活は実現可能なものか」ということや「本人の力量」についての査定，「実現するにはどのような援助が必要か」などについて，医療関係者，介護関係者，地域の支援者等が，それぞれの立場からの見立てを持ち寄り，意見のすり合わせをしていくなかで全人的にその人を理解していくことが大切です．そしてその理解を"チームとして共有"していくことを積み重ねていくなかで，今後より一層の地域関係者間の相互交流が可能となり，病院と地域の連携が図れるようになっていくことと考えます．

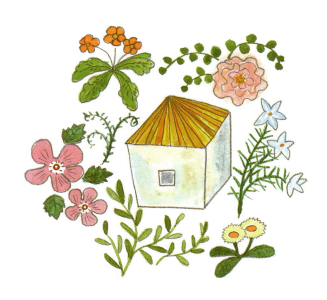

第3章　地域の関係者と協働して「困難事例」に向き合う

事例5
同居家族との関係性に課題がある人への支援

山城　実央

キーワード

認知症，同居の娘，母子の共依存
→娘以外の介護への拒否，病院スタッフと地域関係者との共同対応

事例の紹介

■ 概要

Eさん，80代後半女性，要介護5．認知症状が見られたが確定診断はない．

■ 背景

生活保護世帯で，エレベーターのない建物の5階に50代の娘との二人暮らし．外出ができないため，受診は月1回の訪問診療のみ．発語も曖昧でEさんの言葉の聞き取りは娘以外には難しい．

同居の娘は無職．これまで継続的な就労をした経験がなく，生活保護世帯だがEさんの介護のために就労支援も受けていない状況．介護に対してもこだわりが強く，自分なりのやり方でやらないと気がすまない．

介護保険サービスの利用は，訪問看護による週1回のリハビリのみ．娘の拒否によりサービス導入が滞っているなかで，訪問看護師より「不審なあざがある」と報告を受けた担当ケアマネジャーからの通報により，身体的虐待の疑いで高齢者虐待防止法に基づき高齢福祉課と地域包括支援センターが訪問して介入．顔面に殴られたようなあざが発見され，救急搬送にて入院となった．

■ 退院支援のかかわり

その後，施設入所を検討したが，Eさんと娘との共依存性があり，娘以外の介助による食事摂取を本人が拒むことが継続し施設入所の対応ができなくなった．そこで退院支援にあたり在宅生活で必要な介護サービスを娘に受け入れてもらうために，病院医師，医療ソーシャルワーカー（MSW），担当ケアマネジャー，地域包括支援センター職員，高齢福祉担当職員，生活保護担当職員で複数回のカンファレンスを重ね，娘へのアプローチ方法を検討し連携することで在宅復帰することができた．

今回は入院時から虐待ケースとして，行政と地域保活支援センターがかかわっていたため，病院もかなり積極的にかかわりをもち協力的であった．しかし，在宅復帰につい

ては，医師が決定事項として進めていった側面もあり，その後，関係者で対応を考える形となった．

■ 地域関係者のかかわり

娘には宗教的，政治的なつながりや相談者がいる様子．また建物内の自治組織にも加入している．

地域包括支援センター職員は高齢者虐待防止法に則り，虐待状態の解消に向けてケアマネジャーとともに複数回訪問，在宅サービスの必要性を説明するなどしてきた．入院後は MSW と連携し，自治体の高齢福祉課職員，ケアマネジャーとともに退院後の方針決めを行った．

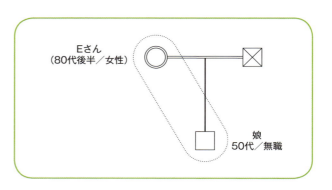

事例の課題

娘から E さんへの身体的虐待が疑われる事例でしたが，入院中に本人が娘以外からの介護を拒否し，食事を摂らなくなってしまったため，施設入所等のアプローチが困難になり，虐待リスクのある在宅へ戻さざるを得なくなりました．

支援の方法

■ 娘以外の介護を拒否

訪問看護師が支援に入った際に，E さんが顔面にあざをつくっているのを発見．ケアマネジャーを通じて地域包括支援センターに通報があり，救急搬送となりました．搬送先の病院にて，医師と面談を行い虐待事例として対応してきた経過から娘による身体的虐待の可能性が大きいため，分離という理由もあり検査入院となりました．

入院中，精密検査を行うもとくに継続的な治療が必要となる疾患や骨折などは見当たらず，退院後の対応について関係者によるカンファレンスを開催．今回のあざは介助中にできたあざとは考えづらく，これまでの支援拒否が続いていた経緯からみても，虐待の再発の可能性が高いため，在宅復帰は難しいと判断し，特別養護老人ホーム入所に向けて支援の段取りをとることとなりました．しかし，数日後，担当医師より「身体的異常はないが，入院以後食事の経口摂取が進まないため，現段階では退院させられない」との連絡があり，退院・施設入所は当面見送りとなりました．

入院後，食事量低下に加え，身体機能，認知機能にもレベル低下がみられていました．そこで娘も含めた関係者のカンファレンスを開催．娘から「本人は環境の変化に弱く，

私以外の介護を拒否している」との発言がありました．事実を確認するため，食事介助を娘が行うと，ほぼ全量摂取することができるようになりました．このことからEさんが娘以外の人間からの食事介助を拒否していると考えられ，完全に娘と分離することは本人の生命維持にかかわると考えられ，関係者も対応を決めかねていました．

■ サービスを導入し，在宅療法へ移行

　半月ほど経過ののち，病院から退院支援への協力依頼があり，担当医師から在宅復帰の提案がありました．Eさん自身は入院前より身体機能が低下しており，必要とする介護量も増しているため，在宅復帰のリスクは高いともうかがえましたが，娘以外からの食事介助の拒否という本人の行動，娘との共依存の状況を加味すると，在宅介護の体制整備を再度検討していくことが妥当だと考えられました．

　在宅復帰に向けてMSWが娘と複数回の面接を行い，娘の在宅生活における心配ごとをアセスメントし，どのような提案をすれば在宅での介護サービスの受け入れを促せるか検討しました．病院スタッフとの連携にもとづき担当ケアマネジャーが在宅の介護サービスを調整，娘が不安に思う陰部洗浄や痰吸引という自宅介護のニーズに対し，介護保険サービスによる支援を提案．娘が信頼を寄せ始めていた担当医師からもサービス介入の必要性を再度説いてもらいました．

　また，退院にあたっては入院中の病院の医師による訪問診療の体制を整え，万が一，在宅介護が困難になり娘が対応できない場合には再度入院等の支援体制を構築することも約束されたため，最終的には娘もサービスを導入しての在宅療養への移行を受け入れることができました．退院予定日前に，再度娘を交えて関係者でカンファレンスを開催．在宅では，これまで入っていた訪問看護に加え，訪問介護・訪問入浴・ショートステイを利用することを関係者全員で確認，自宅へ帰すことで合意を得ました．

　在宅復帰後，自宅に帰れたことでEさんの食事摂取も良好となり，身体状況が改善し，発語も増えました．娘もこれまで抱え込んできた介護をプロに任せることで家族としての役割に専念することができ，介護負担も軽減されました．

考察

　この事例では，退院に向けてMSWの存在がキーとなり娘とていねいな面談を行ったこと，在宅チームと医療チームとの度重なるカンファレンスで今後の支援方針や緊急時の対応の確認を行ったことが特筆すべき点です．本人と娘の関係を分断するのではなく，サービス導入によりほどよい距離を保ち，良好な関係を構築し直せたことが大きな成果であると考えます．

付録

退院支援関連シート
――『東京都退院支援マニュアル』より

スクリーニングシート
地域からの入院時情報シート
初期アセスメントシート
退院前カンファレンスシート
地域への情報提供シート(看護サマリーシート)

※付録として,『東京都退院支援マニュアル』より主要なシートを抜粋しています.「地域における社会資源情報・病院機能別情報シート」および「医療処置指導シート(指導シート)」の収載はありません.

スクリーニングシート

	I 入院時から●日以内 ＊退院支援計画書の作成着手7日以内		**II** 治療開始から ＊☑が入ったら退院支
医療面	□がん末期，難病疾患，誤嚥性肺炎等呼吸器感染症，認知症，脳血管疾患，心不全，精神科疾患のいずれかに当てはまる	→	□病状と今後予測される状態に□支援体制が組まれていない
	□再入院である ⇒心不全，糖尿病等で在宅療養が不安定	→	□支援体制が組まれていない □入退院が頻回または1か月以内
	□緊急入院	→	□疾病の病状管理が必要
	□病態によりADL／IADLが低下することが予測される ⇒脳血管疾患，骨折，認知症など	→	□退院後の生活様式の再編が必要
	□医療処置がある．または導入される	→	□医療処置の再始動が必要 □新たな医療処置の導入がある ⇒自己注射・褥瘡処置・経腸栄養 　開・人工呼吸器・吸引・在宅酸素 　ドレーン管理・疼痛管理・その他
	□薬剤管理が必要	→	□服薬管理が確実にできない □疼痛コントロールが必要
	□施設からの入院である	→	□もとの施設に戻れるかの確認か
介護面	□介護保険の認定なし	→	□退院後，介護サービスの利用か （在宅以外，介護施設や介護療
	□日常生活の自立ができない	→	□入院前の住環境に課題あり □独居または独居になる時間帯か □サポートできる家族が不在 □高齢世帯 □家族が要介護状態 □移動に介助が必要 □外来通院に介助が必要
	□排泄に介助が必要	→	□おむつ使用 □排便コントロールが必要

□退院支援は不要　□退院支援・調整が必要　退院支援計画書を作成：　月　日⇒□病棟での支援で可能

□カンファレンスのなかで主治医・病棟看護師・退院調整看護師，MSW等との検討を行う　□退院支援退院

安定期	
援・退院調整介入	
いての理解がない	
の再入院	
である	
中心静脈栄養療法・気管切 療法・人工肛門・尿路系管理・	
必要	
必要 養病床への転院にも必要)	
ある	

Ⅲ　退院支援・退院調整を開始

1. 患者・家族へのリアルタイムでのインフォームド・コンセント
（病状説明,今後の治療方針.入院予定期間の説明）:済（　月　日）
①患者・家族の思いの変化の有無を確認
②療養先の選択を確認（自宅・転院・施設）
③医療体制導入を説明

2. 居住環境・生活状況に応じた生活・介護指導
（食事・排泄・清潔・活動・服薬・睡眠・買い物・調理・洗濯・金銭管理等の自立度を見直す）
①介護保険を利用している場合
　●介護認定：要支援（　　）・要介護（　　）
　●ケアマネジャー：
　●利用しているサービス：
②介護保険申請を検討
③院内リハビリチームとの協働
④居住環境整備状況の確認

3. 医療処置は自立しているかを確認
　：自立　不可・可（　月　日時点）
①在宅で可能な方法の検討
②患者・家族の療養生活に合わせて統一した内容での医療処置の指導
③訪問診療・訪問看護の導入を検討

4. 薬剤師による服薬指導：済（　　月　　日）
①内服管理方法の決定
②在宅での服薬支援体制について検討

5. 施設の受け入れが困難な理由を確認：済（　　月　　日）
①施設側の受け入れ基準を確認
②医療管理上の課題を検討

6. 介護保険の説明：済（　　月　　日）
①申請：済（　　月　　日）
②介護支援体制の準備⇒地域との協働

7. 療養先の選択を確認（自宅・転院・施設）
①介護支援体制を検討
②入院前と現在のADLを比較し，必要な支援を検討する
③住宅環境の評価・調整⇒地域との協働
④生活支援や介護サポートの必要性を検討
⑤かかりつけ医の導入を検討する

8. 排泄の自立に向けた目標の設定：済（　月　日時点）
①介護者への説明
②自宅のトイレ環境の確認
③介護者へ患者・家族のセルフケア能力を考慮した指導
④生活支援や介護サポートの利用を検討
⑤訪問看護の利用を検討

□退院調整部門による介入が必要　□経過をみてからの判断が必要：　　月　　日頃　再評価

調整フローをもとに検討を行う

出典：東京都福祉保健局作成「東京都退院支援マニュアル」（平成26年3月）

地域からの入院時情報シート

入院時情報シート

作成日　年　月　日

医療機関名

◆シート作成元

事業所名	
所在地 〒	
	TEL　　　　FAX
担当者	

　　　　　　　　　　　　　　　　　　　　　　　　　様

※以下の情報は,利用者本人及び家族の同意に基づき提供しています.

フリガナ				生年月日
本人氏名		様	男・女	M・T・S　年　月　日生（　）歳
住所				TEL／FAX
				携帯 TEL
住居環境	1.持ち家・賃貸　2.戸建・集合住宅　3.自室(有・無)　4.その他・特記(　　)			
経済状況	国民年金・厚生年金・障害年金・生活保護　その他・特記(　　　　)			
障害等認定	身障(　), 療育(　), 精神(　), 難病(　), その他・特記(　)			

家族構成	住宅見取り図	これまでの職業,家庭生活,趣味,習慣など
◎:本人　□:男性　○:女性 ■●:死亡　☆:キーパーソン 主:主介護者　副:副介護者		

緊急連絡先(氏名)	性別	年齢	続柄	世帯	介護者	連絡先(TEL)ほか

◆受診状況　　　　　　　　　　　　　　　　　　　　　　　（主治医意見書作成者に☑）

現病歴	発症年月日	受診医療機関(診療科目・主治医名)　連絡先(TEL)
		☐
		☐
		☐
		☐
病歴・服薬状況・家族状況等の特記事項(※アレルギー,禁忌薬等が判明していればここに記入)		

【生活や療養についての本人の意向】	【生活や療養についての家族の意向】

◆介護保険情報

認定情報	未申請・申請中・認定済み	被保険者番号		保険者	
	要介護(平成　年　月　日～　年　月　日)			認定日	平成　年　月　日
障害高齢者の自立度(　)　認知症高齢者の日常生活自立度(　)				介護保険負担限度額認定(有・無)	
介護保険サービス利用状況(種別・頻度等)				介護保険外サービス利用状況(内容・頻度等)	

※退院に向けてのお願い
1) 退院が決まり次第,上記担当者へご連絡いただければ幸いです.　　3) その他・特記(　　)
2) 必要に応じて退院時の情報提供をお願い致します.

アセスメントシート

利用者氏名　　　　　　　様　　平成　年　月　日

分類	項目	内容	補足情報
健康状況	主疾病		
	麻痺・拘縮	なし・麻痺あり・拘縮あり　部位（　　）	
	痛み	なし　あり	
	褥瘡	なし　あり　治療中　部位（　　）	
	皮膚疾患	なし　あり　治療中　部位（　　）	
ADL	寝返り	1.できる　2.一部介助　3.全介助	
	起き上がり	1.できる　2.一部介助　3.全介助	
	座位	1.できる　2.一部介助　3.全介助	
	移乗	1.できる　2.一部介助　3.全介助	
	屋内歩行	1.できる　2.一部介助　3.全介助	
	屋外歩行	1.できる　2.一部介助　3.全介助	
	使用機器	特殊寝台・車椅子・歩行器・杖（　　）	
	更衣	1.できる　2.一部介助　3.全介助	
	身だしなみ	1.できる　2.一部介助　3.全介助	
	入浴	1.できる　2.一部介助　3.全介助	
食事	摂取状況	1.自立　2.見守り　3.一部介助　4.全介助	
	嚥下	1.できる　2.見守り　3.できない	
	食事形態	主食（　）副食（　）経腸栄養（　）	
	栄養状態	良　普　悪　不良　アレルギー　なし　あり	
	水分摂取	1.自立　2.見守り　3.一部介助　4.全介助	
	口腔状態	自歯　義歯：上　下　部分	
	口腔ケア	1.自立　2.見守り声かけ　3.一部介助　4.全介助	
排泄	排尿	1.自立　2.見守り　3.一部介助　4.全介助	
	排便	1.自立　2.見守り　3.一部介助　4.全介助　下剤の使用：あり　なし	
	失禁	尿失禁：あり　なし　便失禁：あり　なし	
	日中	トイレ　PT　尿器　おむつ　留置カテーテル	
	夜間	トイレ　PT　尿器　おむつ　留置カテーテル	
IADL	調理	1.できる　2.一部介助　3.全介助	
	掃除・洗濯	1.できる　2.一部介助　3.全介助	
	買い物	1.できる　2.一部介助　3.全介助	
	ゴミ出し	1.できる　2.一部介助　3.全介助	
	火気管理	1.できる　2.一部介助　3.全介助	
	金銭管理	1.できる　2.一部介助　3.全介助	
	薬の管理	1.できる　2.一部介助　3.全介助	
	電話の利用	1.できる　2.一部介助　3.全介助	
	交通機関の利用	1.できる　2.一部介助　3.全介助	
コミュニケーション	視力	問題なし・はっきり見えない・ほとんど見えない　眼鏡：なし・あり	
	聴力	問題なし・はっきり聞こえない・ほとんど聞こえない　補聴器：なし・あり	
	言語	問題なし・問題あり	
	意思疎通	できる・時々できる・困難	
認知と行動	物忘れ	なし　あり　認知症確定診断　あり・なし	
	意思決定	できる・特別な場合以外はできる・困難	
	行動・心理状況	抑うつ　不安　興奮　被害的　作話　昼夜逆転　同じ話の繰り返し　大声　介護拒否　落ち着きなし　収集　独り言　徘徊　その他（　　）	
介護力	介護者	あり（氏名：　　続柄：　　）なし	
	介護者の健康	健康　高齢　病身　介護者の負担感　あり　なし	
	介護の提供	常時可　日中のみ　夜間のみ	
社会とのかかわり	社会参加	なし　あり	
	対人交流	なし　あり　内容	
	地域の協力	なし　あり	
居住環境		問題なし　問題あり（　　）	
特別な状況		1.一人暮らし　2.日中独居　3.成年後見制度利用　4.生活保護　5.ターミナル　6.その他	

出典：東京都福祉保健局作成「東京都退院支援マニュアル」（平成26年3月）

初期アセスメントシート

医療に関する初期アセスメントシート

1. 病状確認・治療方針・今後の予測
   (1) 入院治療による回復の可能性，退院時の状態像の一致を図る
      ① 治療により，どの程度まで回復できるのか
      ② 症状緩和・緩和ケアは提供できているのか
      ③ 治療はいつまで続けられるのか
      ④ 退院後も継続するものであれば，どのように調整する必要があるのか
   (2) 病状の経過における患者のステージの一致を図る
      ① 進行・重症化を予防する指導・支援ができているか
      ② 今後起こりうる変化について予測し，その際どのような医療が必要となるかを準備調整する必要がある
      ③ 治療の効果は得られず，症状緩和あるいは緩和ケアへの移行の必要がある
   (3) 新たに必要となる医療処置・医療管理内容の一致を図る
      ① 在宅中心静脈栄養法　　　　⑥ 経腸栄養法
      ② 在宅酸素療法　　　　　　　⑦ 人工肛門造設
      ③ マスク式人工呼吸器　　　　⑧ 気管カニューレ使用による吸引
      ④ 膀胱留置カテーテル　　　　⑨ 血糖測定・インスリン自己注射
      ⑤ 在宅自己導尿　　　　　　　⑩ 疼痛・創処置管理

2. 患者・家族への説明内容・理解・受け止め状況
   (1) 病状について正しく理解されているのか
      ① 理解されていない場合，どのような調整を必要とするのか
   (2) どのように受け止めているのか
      ① 患者の病状のステージの受けとめ方にズレはないのか
   (3) 今後，どのようなことを希望しているのか
      ① 患者の病状と希望の内容にズレはないのか
      ② ズレがある場合，どのように調整することが必要なのか

3. 患者の自己管理能力・サポート体制の明確化
   (1) 自己管理はどの程度可能なのか
      ① 病状の理解度があがれば自己管理可能なのか
      ② 患者の制約条件で自己管理を阻んでいるものはないか
   (2) サポートできる体制はどの程度あるか
      ① 家族の理解度があがればサポート体制に変化が生じるのか
      ② 家族の制約条件でサポートを阻んでいるものはないか
      ③ 在宅医療によるサポートが必要か

ケアに関する初期アセスメントシート

1. 病状の変化に伴い ADL／IADL にどのような影響が考えられるかを明確にする
   (1) ADL／IADL の評価から，①している ADL，②できる ADL，③なりたい ADL 内容を明確にする
       ① 食事
       ② 清潔行為（入浴・洗髪・洗面・歯磨き）
       ③ 更衣・整容
       ④ 排泄
       ⑤ 運動・移動
   (2) ADL／IADL 評価をもとに今後治療やリハビリにより医療チームが目指すゴールを一致させる
       ① 患者自身が望む生活を目指すことができる病状なのか
       ② 患者・家族の思いと病状から考えられるゴールのズレは生じていないか
       ③ ズレが生じている場合，どのような調整が必要か

2. 家屋評価を行う
   以下の視点でアセスメントし，課題を抽出する
       ○ トイレ：段差の有無，広さ，手すりの有無，洋式またはウォシュレットの有無
       ○ 浴室：段差の有無・広さ・手すりの有無・浴槽の深さ・出入りの方法
       ○ 家屋内移動：玄関段差・患者用居室の有無ならびに位置・居室からトイレ，浴室および食堂への移動環境
   (1) 家屋状況から患者の退院時の状況をイメージし不都合が生じる点を明確にする
   (2) 不都合の点を解消するために必要な方法を選択する
       ① 物を揃えることで自立可能なのか
       ② 介助の方法の工夫で自立可能なのか
       ③ 家屋の改修を必要とするのか

出典：東京都福祉保健局作成「東京都退院支援マニュアル」（平成26年3月）

退院前カンファレンスシート

カンファレンス出席者・協議内容記載シート

氏名	
ID	
病棟	

実施日　　年　　月　　日

□退院時共同指導2(□＋医師共同指導・□＋3者共同指導)，□介護支援連携指導

院内	担当医　　（診療科　　　　　　　氏名　　　　　　　）
	病棟看護師（氏名　　　　　　　　　　　　　　　　）
	リハビリ　　（氏名　　　　　　　　　　　　　　　　）
	MSW　　　　（氏名　　　　　　　　　　　　　　　　）
	（職種　　　　　　　　　氏名　　　　　　　　　　）

本人・家族の希望や不安

希望や不安	

退院後の療養生活にかかわる注意点・確認事項・課題

- 食事（　　　　　　　　　　　　　　　　　　　　　　　）
- 排泄（　　　　　　　　　　　　　　　　　　　　　　　）
- 清潔（　　　　　　　　　　　　　　　　　　　　　　　）
- 服薬（　　　　　　　　　　　　　　　　　　　　　　　）
- 住居環境（　　　　　　　　　　　　　　　　　　　　　）
- 福祉用具等利用（　　　　　　　　　　　　　　　　　　）
- 移動・動作（　　　　　　　　　　　　　　　　　　　　）
- 医療処置と急変時の対応（　　　　　　　　　　　　　　）
- 外来受診（診療先と頻度　　　　　　　　　　　　　　　）
- 関係機関の役割確認（　　　　　　　　　　　　　　　　）
- その他（　　　　　　　　　　　　　　　　　　　　　　）

院外	かかりつけ医（医療機関名　　　　　　氏名　　　　　）
	訪問看護ステーション（ステーション名　　氏名　　　）
	（ステーション名　　氏名　　　）
	ケアマネジャー（事業所　　　　　　　氏名　　　　　）
	職種　　　　　事業所名　　　　　　氏名
	職種　　　　　事業所名　　　　　　氏名

本人	氏名　　　　続柄	氏名　　　　続柄
家族	氏名　　　　続柄	氏名　　　　続柄
	氏名　　　　続柄	氏名　　　　続柄

出典：東京都福祉保健局作成「東京都退院支援マニュアル」(平成26年3月)

地域への情報提供シート(看護サマリーシート)

地域への情報提供シート(看護サマリーシート)

退院時に必要な情報

1．氏名　　　　　　　　　　　　　男・女　　　　　　　生年月日(年齢　　　)

2．住所(現住所と訪問先が異なる場合，明記する)　　連絡先

3．病名　　　　　　　　　　　　既往症

4．今回の入院に至った病状と入院における病状経過(治療経過)

5．今後の方針(医師からの説明内容，告知の有無含む)

6．医師の説明に対する受け止めや病気の理解
　　本人：　　　　　　　　　　　　家族：

7．希望する最期の場所
　　本人：　　　　　　　　　　　　家族：

8．入院前の状況と変化した点(入院前　　　　→現在　　　　)
　　・自立度　　　・認知度　　　・PS(パフォーマンスデータ)

9．継続する課題
　(1)身体機能障害(麻痺，拘縮，言語，視覚，聴覚，嚥下，ほか)
　(2)認知障害，意思の疎通
　(3)感染症，アレルギー，禁忌
　(4)栄養状態，嚥下機能，食事・水分制限の有無，体重の増減，歯・口腔の状態
　(5)皮膚の状況(スキントラブル，褥瘡など)
　(6)排便コントロール(摘便の要否，最終排便日など)

10．家庭環境
　(1)介護状況：・単身，介護者，介護協力者，キーパーソン
　　　　　　　・介護力，介護可能な時間
　(2)家屋環境：・戸建，集合住宅　・エレベーターの有無
　　　　　　　・トイレ　・ベッド　・手すり

11．ADL・IADLおよびセルフケア能力：自立か，要介助かを明記
　(1)ADL：食事，排泄(トイレ，Pトイレ，おむつ)，保清(入浴，シャワー浴，清拭)，
　　　　　寝返り，座位，立位，歩行，移乗・移動
　(2)IADL：家事，意欲，金銭管理など
　(3)内服の管理能力(具体的に確認する)
　(4)リハビリの状況と目標や考慮すべきこと(杖や補装具の使用など)
　(5)介護者による介護方法の達成状況

12. 継続する医療および医療処置
    (1) 経管栄養(胃ろう・腸ろう・食道ろう・経鼻，栄養剤，量，注入時間，注入方法，カテーテルの種類やサイズ)
        HPN(輸液内容，量，間歇(けつ)か持続か，ポンプメーカー)
        点滴(末梢，CV，CVポート，内容，量)
        インスリン注射(薬剤名，量，時間，BS値)
        尿留置カテーテル(経尿道・膀胱(ぼうこう)ろう・腎ろう，カテーテル種類，サイズ，交換頻度と次回の交換日)
        ドレーン管理(挿入部，包交頻度，通常の排液量)
        疼痛管理(薬剤名，量，内服時間，貼付剤等交換時間，持続皮下注，レスキューの使用頻度)
        気管切開(永久気管孔，カニューレの種類，交換頻度)
        人工呼吸器(機種，設定，回路交換者)
        在宅酸素(流量，時間，機種，携帯ボンベの有無)
        ストマ，ウロスミー(部位，使用装具の詳細，交換頻度)
        透析(血液・腹膜，時間，透析液濃度，機器メーカー)
        褥瘡(部位，処置内容)
        吸引(吸引頻度)
    (2) 誰が医療管理を行うのか(誰に指導したか)
        どこまで指導できているか，その達成度はどうか
    (3) 今後の医療管理を担うところはどこか
        ・カテーテル交換等はどこの医療機関で行うか，次の交換予定日はいつか
        ・医療材料，衛生材料の準備，手配状況
        ・在宅療養指導管理料は，どこの医療機関が算定か，訪問看護指示書との関係はどうかを確認する必要がある

13. 今後の医療的サポートについて
    ・病院受診時の科と主治医は誰か，退院後のフォロー窓口はどこか
    ・今後かかりつけ医に依頼するか，介入予定のかかりつけ医はどこか
    ・訪問看護ステーションはどこか
    ・病状急変時の受け入れ病院はどこか

14. その他利用する必要性のあるサポート
    リハビリテーション，薬局，訪問介護，福祉用具など

15. 保険，公費情報
    要介護度，難病，身障，生保など

出典：東京都福祉保健局作成「東京都退院支援マニュアル」(平成26年3月)

索引

欧文

ACP …… 15, 19, 78, 82
ADL …… 41, 115
AHN …… 73
ANA …… 168
BSC …… 56, 81
DNAR …… 84
DPWN …… 35
DV防止法 …… 193
I.C …… 64, 82, 84, 92
IADL …… 41, 115
ICF …… 158, 192
MSW …… 12, 180
NHCAP …… 138
NHS …… 22
QOD …… 16, 54
QOL …… 16, 54
WHO …… 192

あ

アドバンス・ケア・
　プランニング …… 15, 19, 78, 82
アメリカ看護師協会 …… 168
アルコール依存 …… 205
意見交換会 …… 33
意思決定 …… 93
　──のプロセス …… 66
意思決定支援 …… 62, 78
　──の必要性 …… 62
移乗 …… 136
痛みのマネジメント …… 88
一身専属的権利 …… 202
移動・移乗 …… 126
医療・介護関連肺炎 …… 138
医療管理上の課題 …… 94
医療継続 …… 111
医療上の課題 …… 86
医療情報からのアセスメント …… 56
医療処置 …… 82, 94
医療処置指導 …… 95

　──シート …… 103
医療ソーシャルワーク …… 22
医療同意 …… 15, 201, 202
医療に関する
　初期アセスメントシート …… 65, 87, 223
医療の簡便化 …… 95
医療のシンプル化 …… 103
医療費助成制度 …… 182
医療扶助 …… 183
医療保険 …… 181
インスリン注射 …… 111
インフォームド・コンセント …… 64, 82, 84, 92
栄養管セット加算 …… 108
液化酸素装置加算 …… 107
エンド・オブ・ライフケア …… 72
延命治療の中止 …… 84
屋外アクセス …… 134
オピオイド …… 88

か

介護支援連携指導料 …… 25, 178
介護者支援 …… 193
介護保険制度 …… 23
介護保険法 …… 121, 187
外来看護師 …… 170
外来での意思決定支援 …… 79
外来での支援 …… 80
家屋評価 …… 126
　──項目 …… 127
喀痰吸引 …… 97
家族アセスメント …… 121
家族支援 …… 120
家族の要望 …… 47
家族の本音 …… 48
がん化学療法 …… 90
がん患者 …… 81, 177
環境調整 …… 132
間欠注入シリンジポンプ加算 …… 106
間欠導尿用
　ディスポーザブルカテーテル加算 …… 108
看護外来 …… 80
看護サマリー …… 165, 168, 177
看護サマリーシート …… 172, 226
看護システム …… 94

看護情報提供書 …… 173, 177
患者−看護者関係 …… 94
患者の受容 …… 93
がん性疼痛 …… 88, 99
がん末期 …… 90
緩和ケア …… 88
機能強化型在宅療養支援診療所 …… 112
教育プログラム運用 …… 26
教育プログラム内容 …… 28
共依存 …… 213
記録の工夫 …… 84
記録物の工夫 …… 173
金銭管理 …… 197, 208
クオリティ・オブ・デス …… 16, 54
クオリティ・オブ・ライフ …… 16, 54
暮らしの場 …… 79
　　　──への安定着地 …… 101
ケアに関する初期アセスメントシート …… 65, 224
経管栄養管理 …… 111
経口摂取 …… 138
経済保障 …… 180
継続看護 …… 22, 102
継続治療の調整 …… 89
携帯型ディスポーザブル注入ポンプ加算 …… 109
経腸栄養 …… 97
経鼻的持続陽圧呼吸療法用治療器加算 …… 109
血糖自己測定器加算 …… 106
権利擁護 …… 197
　　　── システム …… 198
更衣・整容 …… 125
高額療養費 …… 181
高次脳機能障害 …… 208
高齢者虐待 …… 205
　　　── 防止法 …… 193
高齢者ケアの意思決定プロセスに関するガイドライン …… 73
高齢者施設との連携 …… 130
高齢者の意思決定支援 …… 70
誤嚥性肺炎 …… 75
ゴールドプラン …… 22
呼吸同調式デマンドバルブ加算 …… 107
国際生活機能分類 …… 158, 192
国民保健サービス …… 22
コミュニケーション …… 93

コンドーム型排尿器 …… 124

さ

在宅悪性腫瘍患者共同指導管理料 …… 109
在宅悪性腫瘍患者指導管理料 …… 109
在宅改修 …… 132
在宅気管切開患者指導管理料 …… 110
在宅血液透析指導管理料 …… 107
在宅血液透析用特定保険医療材料 …… 107
在宅酸素療法 …… 96
　　　　　── 指導管理料 …… 107
在宅自己注射指導管理料 …… 106
在宅自己導尿 …… 97
　　　　　── 指導管理料 …… 108
在宅自己腹膜灌流指導管理料 …… 107
在宅持続陽圧呼吸療法指導管理料 …… 109
在宅小児経管栄養法指導管理料 …… 108
在宅人工呼吸指導管理料 …… 109
在宅成分栄養経管栄養法指導管理料 …… 108
在宅中心静脈栄養法指導管理料 …… 108
在宅寝たきり患者処置指導管理料 …… 110
在宅療養移行支援チーム …… 102
在宅療養移行情報 …… 177
在宅療養移行プロセス …… 173, 176
在宅療養支援 …… 80
　　　　── 依頼票 …… 174
　　　　── 外来 …… 79
　　　　── 診療所 …… 112
　　　　── 病院 …… 112
在宅療養指導管理料 …… 98, 105
在宅療養情報 …… 173, 175
在宅療養移行時情報提供 …… 178
酸素濃縮装置加算 …… 107
紫外線殺菌器加算 …… 107
自己管理 …… 94
　　　── 能力 …… 94
自己決定に対する支援 …… 19
自己決定の権利 …… 71
持続血糖測定器加算 …… 106
している ADL …… 115
児童虐待防止法 …… 193
自動腹膜灌流装置加算 …… 107
社会資源のデータ化 …… 164

シャワーチェア …… 135
手段的日常生活動作 …… 41, 115
障害者虐待防止法 …… 193
障害者総合支援法 …… 121, 187, 188
障害者手帳 …… 186
障害年金 …… 184
症状緩和への支援 …… 99
傷病手当金 …… 185
情報 …… 168
初期アセスメント …… 87
食事 …… 123
自立生活の支援 …… 18
事例検討会 …… 33
　　──── の進め方 …… 34
　　──── のアウトカム …… 33
人工呼吸器加算 …… 109
人工的水分・栄養補給法 …… 73
身体障害者手帳 …… 186
心不全 …… 82
診療報酬 …… 23, 151
スクリーニング …… 42
　　──── シート …… 41, 42, 86, 219
住まいの確保 …… 197
スライディングシート …… 136
スライディングボード …… 136
生活・介護指導 …… 118
生活・ケア上の課題 …… 115
生活保護 …… 183
精神障害者保健福祉手帳 …… 186
精神的サポート …… 88
成年後見制度 …… 198
生命保険 …… 185
世界保健機構 …… 192
摂食嚥下機能 …… 138
洗面・歯磨き …… 125
総合評価加算 …… 25
尊厳の保持 …… 17

た

退院援助 …… 22
退院後の環境調整 …… 130
退院サマリー …… 171
退院支援 …… 12, 78

　　──── ・退院調整の3段階 …… 13
　　──── ・退院調整フロー図 …… 6, 9, 63
　　──── アセスメントシート …… 84, 85
　　──── カンファレンス …… 15, 58
　　──── 教育プログラム …… 35
　　──── 実践自己評価尺度 …… 35, 36
　　──── における困難 …… 70
　　──── の必要性 …… 14
　　──── の歴史 …… 21
　　──── 方法論 …… 31
退院時共同指導 …… 69
　　　　　　──── 料 …… 25, 178
　　　　　　──── 料1 …… 151
　　　　　　──── 料2 …… 151
退院調整 …… 12, 78
　　──── 加算 …… 24
退院調整看護師 …… 70
　　　　　　──── の役割 …… 61
退院調整部門 …… 23, 59
退院前カンファレンス …… 69, 141
　　　　　　　　──── ・フローチャート …… 145
　　　　　　　　──── シート …… 225
　　　　　　　　──── での確認事項 …… 146
　　　　　　　　──── の参加メンバー …… 147
　　　　　　　　──── の進行 …… 148
退院前訪問 …… 130
　　──── 指導料 …… 130
代理決定 …… 71
地域からの入院時情報シート …… 41, 221
地域居住の継続 …… 20
地域ケア・ミーティング …… 163
地域ケア会議 …… 195
地域サービス・社会資源との連携 …… 165
地域ネットワーク …… 192
地域への情報提供 …… 165
　　　　　　──── シート …… 172, 226
地域包括ケア …… 16
地域包括ケアシステム …… 12, 16, 24
　　　　　　　　──── の基本理念 …… 17
　　　　　　　　──── の構成要素の関係性 …… 17
地域包括ケアネットワーク …… 194
地域包括支援センター …… 23
地域連携連絡票 …… 159
チームアプローチ …… 57, 58

チームカンファレンス …… 58
チーム形成 …… 157, 162
チアノーゼ型先天性心疾患 …… 107
注入器加算 …… 106
注入器用注射針加算 …… 106
注入ポンプ加算 …… 108, 109
定期巡回・随時対応介護看護 …… 113
データ …… 168
できる ADL …… 115
電子カルテ …… 84
トイレ …… 133
東京都退院支援マニュアル …… 6
透析液供給装置加算 …… 107
導入初期加算 …… 106
特別訪問看護指示書 …… 54, 104
独居 …… 197, 208

な

内服管理 …… 91
内服内容の簡素化 …… 91
なりたい ADL …… 115
難病 …… 182
日常生活自立支援事業 …… 198, 208
日常生活動作 …… 41, 115
入院時訪問 …… 130
──── 指導加算 …… 130, 131
入院前情報 …… 40, 54
入浴・洗髪 …… 125
任意後見契約 …… 201, 204
認知症 …… 72, 197, 213
ネットワーク会議 …… 163
脳梗塞 …… 128

は

パーキンソン病患者 …… 153
排泄 …… 123
排痰補助装置加算 …… 109
バスボード …… 135
バックアップ機能 …… 103
病院内ネットワーク …… 192
病棟看護師 …… 37
──── の役割 …… 61

ファシリテーター …… 157, 161
──── が留意したい点 …… 161
複合型サービス …… 113
福祉用具 …… 130, 132
腹膜透析液交換セット …… 107
服薬管理 …… 98
ブリストルスケール …… 124
ベストサポーティブケア …… 56, 81
方向性検討カンファレンス …… 58
方向性の共有 …… 62
法定後見制度 …… 197
訪問看護師 …… 167
訪問看護ステーション …… 112, 166
ポータブルトイレ …… 137
補助申立 …… 197, 199

ま

慢性疾患 …… 89, 90, 91
看取り …… 92
身元保証 …… 201, 202
面談 …… 47
目標設定 …… 88

や

薬剤指導 …… 98
家賃債務保障制度 …… 204
やむを得ない事由による措置 …… 207
輸液セット加算 …… 108
浴室 …… 134
浴槽用手すり …… 136
予定入院患者への退院支援 …… 80

ら

リーダー看護師の役割 …… 101
リハビリチーム …… 116
リハビリテーション総合計画評価料 …… 131
療育手帳 …… 186
療養環境の準備・調整 …… 86, 115
療養の選択 …… 15
リロケーションダメージ …… 18
倫理的判断 …… 71

退院支援ガイドブック
「これまでの暮らし」「そしてこれから」を
みすえてかかわる

| 2015年 8月 5日 | 初版 第1刷発行 |
| 2025年 5月16日 | 初版 第9刷発行 |

監　　修	宇都宮宏子
発 行 人	川畑　勝
編 集 人	小林 香織
発 行 所	株式会社Gakken
	〒141-8416　東京都品川区西五反田2-11-8
印刷製本	TOPPANクロレ株式会社

●この本に関する各種お問い合わせ先
本の内容については，下記サイトのお問い合わせフォームよりお願いします．
https://www.corp-gakken.co.jp/contact/
在庫については　Tel 03-6431-1234（営業）
不良品（落丁，乱丁）については　Tel 0570-000577
　　学研業務センター　〒354-0045　埼玉県入間郡三芳町上富 279-1
上記以外のお問い合わせは　Tel 0570-056-710（学研グループ総合案内）

©H. Utsunomiya 2015 Printed in Japan
●ショメイ：タイインシエンガイドブック「コレマデノクラシ」「ソシテコレカラ」ヲ
　　　　　　ミスエテカカワル

本書の無断転載，複製，複写（コピー），翻訳を禁じます．
本書に掲載する著作物の複製権・翻訳権・上映権・譲渡権・公衆送信権（送信可能化権を含む）
は株式会社Gakkenが管理します．
本書を代行業者等の第三者に依頼してスキャンやデジタル化することは，たとえ個人や家
庭内の利用であっても，著作権法上，認められておりません．

本書に記載されている内容は，出版時の最新情報に基づくとともに，臨床例をもとに正確
かつ普遍化すべく，著者，編者，監修者，編集委員ならびに出版社それぞれが最善の努力を
しております．しかし，本書の記載内容によりトラブルや損害，不測の事故等が生じた場合，
著者，編者，監修者，編集委員ならびに出版社は，その責を負いかねます．
また，本書に記載されている医薬品や機器等の使用にあたっては，常に最新の各々の添付
文書（電子添文）や取り扱い説明書を参照のうえ，適応や使用方法等をご確認ください．
　　　　　　　　　　　　　　　　　　　　　　　　　　　　　　　　株式会社Gakken

JCOPY　〈出版者著作権管理機構委託出版物〉
本書の無断複写は著作権法上での例外を除き禁じられています．複写される場合は，その
つど事前に，出版者著作権管理機構（電話 03-5244-5088，FAX 03-5244-5089，e-mail：info@
jcopy.or.jp）の許可を得てください．

学研グループの書籍・雑誌についての新刊情報・詳細情報は，下記をご覧ください．
学研出版サイト　https://hon.gakken.jp/